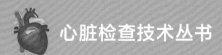

心脏检查技术丛书

U0255202

关注获取 免费视频

Dr.岩仓

心脏超声诊断
技巧图解

〔日〕岩仓克臣　编著

朱舜明　李国栋　孔令秋　主译

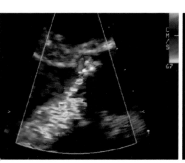
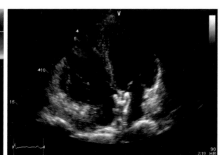
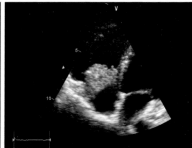

北京科学技术出版社

「Dr.岩倉の心エコー塾」岩倉克臣／著

Copyright © 2019 by YODOSHA,CO.,LTD.

All rights reserved.

Original Japanese edition published in 2019 by YODOSHA,CO.,LTD.

关于本书中记载的诊断方法及治疗方法，作者和出版社都以出版时的最新信息为基础，努力确保其正确性。但是，随着医学及诊疗技术的发展，部分内容可能并非完全正确。

因此，在实际的诊断与治疗中，对尚不熟悉或尚未被广泛使用的新药等医药品进行使用、检查及判读时，请首先阅读医药品附带的说明书、器械及试剂的说明书。诊疗技术需在深思熟虑的基础上进行。

随着日后医学研究和医疗水平的发展，本书记载的诊断方法、治疗方法、检查方法及适应证等可能会发生变化，若因此而导致医疗事故，本书作者及出版社概不负责。

著作权合同登记号　图字：01-2024-5595

图书在版编目（CIP）数据

心脏超声诊断技巧图解／（日）岩仓克臣著；朱舜明，李国栋，孔令秋主译. -- 北京：北京科学技术出版社，2025. -- ISBN 978-7-5714-3870-8

Ⅰ．R540.4-64

中国国家版本馆 CIP 数据核字第 2025KH8813 号

策划编辑：尤玉琢
责任编辑：钟志霞
责任校对：贾　荣
责任印制：吕　越
封面设计：申　彪
出 版 人：曾庆宇
出版发行：北京科学技术出版社
社　　址：北京西直门南大街 16 号
邮政编码：100035
电　　话：0086-10-66135495（总编室）　0086-10-66113227（发行部）
网　　址：www.bkydw.cn
印　　刷：雅迪云印（天津）科技有限公司
开　　本：710 mm × 1000 mm　1/16
字　　数：300 千字
印　　张：25.5
版　　次：2025 年 2 月第 1 版
印　　次：2025 年 2 月第 1 次印刷
ISBN 978-7-5714-3870-8

定　　价：268.00 元

京科版图书，版权所有，侵权必究。
京科版图书，印装差错，负责退换。

译者名单

主译 **朱舜明** **李国栋** **孔令秋**

译者 李国栋　西安培华学院人文与国际教育学院

曹长春　西安培华学院人文与国际教育学院

赵晓玲　西安交通大学外国语学院

王文蕊　西安交通大学外国语学院

刘美璇　西安交通大学外国语学院

侯梦斐　西安交通大学外国语学院

王雨濛　西安交通大学外国语学院

成依静　西安交通大学外国语学院

孔令秋　成都中医药大学附属医院

黄大军　成都中医药大学附属医院

李燕伟　成都中医药大学第二附属医院

伍　洲　成都中医药大学附属医院

许丽丽　成都市武侯区人民医院

朱舜明　陕西省人民医院

张小兰　陕西省人民医院

唐治国　陕西省人民医院

赵　凯　陕西省人民医院

张　翔　陕西省人民医院

杨　鹏　陕西省人民医院

梁　倩　陕西省人民医院

刘志远　陕西省人民医院

序　言

我之前出版的《心脏超声入门技巧图解》，是以"超声心动图检查者的生存指南"为主题的。那本书是为了那些即将迷失在超声心动图密林中的检查者而作，我认为只要掌握书中的知识，即使是初学者，也能继续前行。那本书能够得到大家的喜爱，我不胜感激。

从羊土社那里得到本书约稿时，我首先想到的是把这本书打造成为帮助进行超声心动图基本测量的人员进阶的书。既然是"进阶"，该朝哪个方向推进，我做了各种考量，最终我想到了"需要思考的超声心动图"。实际上，无论是初学者还是老手，所测得的数据都没有什么不同，而我认为老手之所以是老手，是因为他们可以通过数据来推测病情。本书把重点放在了如

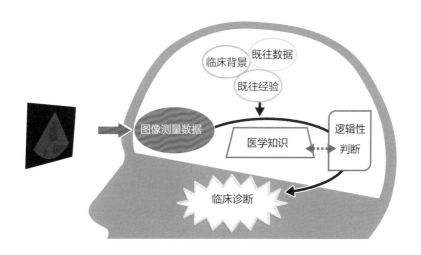

何利用超声心动图诊断"胸痛"和"心力衰竭"等经常遇到的症状的思考过程上。不管怎么说，本书的内容反映的都是我的诊断思考过程，所以本书也可以说是公开我的"脑内映射"的书。

上一本书可以像烹饪书那样单独引用各项目，而本书因为考虑到诊断流程的连续性，如果您能通读，我将感激不尽。因为考虑到读者中的初学者群体，所以有些地方我对基础内容特意进行了详细说明，如果是您已经了解的内容，阅读时可以适当跳过。

本书的完成离不开从上一本书出版时就鼎力支持的羊土社编辑部的铃木美奈子女士和沟井丽奈女士的帮助。我想借此机会向大家致谢。同时，对于每次交稿都很晚给大家带来的不便，我深表歉意。

如果各位读者能详细指出本书中您觉得奇怪的地方，我将感激不尽。如果本书对提高各位读者的技能有所帮助，这将是我莫大的荣幸。

樱桥渡边医院心脏·血管中心主任

岩仓克臣

2019年3月

略缩语一览

缩略语	英文	日语	汉语
心电图常用术语			
AcT/ET	Acceleration time/ejection time	加速時間／駆出時間	加速时间/射血时间
AoV	aortic valve	大動脈弁	主动脉瓣
AR	aortic valve regurgitation	大動脈弁逆流症	主动脉瓣反流
AS	aortic stenosis	大動脈弁狭窄症	主动脉瓣狭窄
AVA	aortic valve area	大動脈弁弁口面積	主动脉瓣区
AVC	aortic valve closure	大動脈弁閉鎖	主动脉瓣关闭
CI	cardiac index	心係数	心脏指数
CO	cardiac output	心拍出量	心输出量
CW	continuous wave Doppler	連続波ドプラ	连续波多普勒
DT	decceleration time	減衰時間	减速时间
DVI	Doppler velocity index		多普勒速度指数
DWS	diastolic wall strain	拡張期壁ストレイン	舒张期应变
Ea	effective arterial elastance	動脈エラスタンス	动脉弹性
EDPVR	end–diastolic pressure–volume relation	拡張末期－圧容量関係	舒张末期压力-容积关系
EF	ejection fraction	駆出率	射血分数
EOA	effective orifice area	有効弁口面積	有效瓣口面积
EROA	effective regurgitant orifice area	有効逆流弁口面積	有效反流口面积
ESPVR	end–systolic pressure–volume relation	収縮末期－圧容量関係	收缩末期压力-容积关系
ESV	end–systolic volume	収縮末期容積	收缩末期容积
ET	ejection time	駆出時間	射血期
GLS	global longitudinal strain		整体长轴应变
HL	high lateral branch	高位側壁枝	高侧支
IVC	inferior vena cava	下大静脈	下腔静脉
IVRT	isovolumic relaxation time	等容弛緩期時間	等容舒张时间
LAA	left atrial appendage	左心耳	左心耳
LAO	left postero–anterior oblique view	左前斜位	左前斜位视图
LFLG AS	low flow–low grade aortic valve stenosis		低流速主动脉瓣狭窄
LMT	left main trunk	左主幹部	左主干
LVDd	left ventricular end–diastolic diameter	左室拡張末期径	左心室舒张末期内径
LVDs	left ventricular end–systolic diameter	左室収縮末期径	左心室收缩末期内径
LVEF	left ventricular ejection fraction	左室駆出率	左心室射血分数
LVOT	left ventricular outflow tract	左室流出路	左心室流出道
MAC	mitral annular calcification	僧帽弁輪石灰化	二尖瓣环钙化
MAPSE	mitral annular plane systolic excursion	僧帽弁輪収縮期移動距離	二尖瓣环收缩期位移
MOD法	method of disc summation		
MPI	myocardial performance index		心肌做功指数
MR	mitral valve regurgitation	僧帽弁逆流症	二尖瓣反流
MS	mitral valve stenosis	僧帽弁狭窄症	二尖瓣狭窄
MVA	mitral valve area	僧帽弁弁口面積	二尖瓣区
OM	obtuse marginal branch	鈍角枝	钝缘支
PCWP	pulmonary capillary wedge pressure	肺動脈楔入圧	肺毛细血管楔压
PD	posterior descending artery	後下行枝	后降支
Pes	end–systolic pressure	収縮末期圧	收缩末期压力
PHT	pressure half time		压力减半时间
PISA	proximal isovelocity surface area	近位部等流速表面	近端等速表面积
PL	posterior lateral artery	後側壁枝	后侧支
PPM	patient–prosthesis mismatch		患者-人工瓣膜不匹配
PR	pulmonary valve regurgitation	肺動脈弁逆流	肺动脉瓣反流

缩略语	英文	日语	汉语
心电图常用术语			
PR-PG	pulmonary valve regurgitation-pressure gradient	肺動脈弁閉鎖不全-拡張末期圧較差	肺动脉瓣跨瓣压差
PVR	pulmonary vascular resistance	肺血管抵抗	肺血管阻力
PW	pulsed wave Doppler	パルスドプラ	脉冲波多普勒
PWT	posterior wall thickness	後壁壁厚	后壁厚度
RAO	right postero-anterior oblique view	右前斜位	右后前斜视图
RV	right ventricle	右室	右心室
RVFAC	right ventricular fractional area change	右室面積変化率	右心室面积变化率
RWT	relative wall thickness	相対壁厚	相对壁厚
SAM	systolic anterior motion	収縮期僧帽弁前方運動	收缩期前向运动
SV	stroke volume	一回心拍出量	每搏输出量
TAPSE	tricuspid annular plane systolic excursion	三尖弁輪収縮期移動距離	三尖瓣环收缩期位移
TGC	time gain compensation		时间增益补偿
TMAD 法	tissue motion annular displacement		组织运动瓣环位移法
TR	tricuspid valve regurgitation	三尖弁閉鎖不全症	三尖瓣反流
TR-PG	transtricuspid pressure gradient	三尖弁圧較差	三尖瓣跨瓣压差
TV	tricuspid valve	三尖弁	三尖瓣
TVI	time velocity integral	時間速度積分	时间速度积分
ULC	ultrasound lung comets	コメットサイン	肺部超声彗星尾征

缩写	英文	日语	汉语
疾病名、治疗法、机构名称等			
ACE	angiotensin converting enzyme	アンジオテンシン変換酵素	血管紧张素转换酶
ACEP	American College of Emergency Physicians	米国救急医学会	美国急诊医师学会
ACS	acute coronary syndrome	急性冠症候群	急性冠脉综合征
AHA	American Heart Association	米国心臓病協会	美国心脏协会
ARNI	angiotensin receptor neprilysin inhibitor	ネプリライシン阻害薬	血管紧张素受体脑啡肽酶抑制剂
ARB	angiotensin II receptor blocker	アンジオテンシン受容体遮断薬	血管紧张素 II 受体阻滞剂
ASE	American Society of Echocardiography	米国心エコー図学会	美国超声心动图学会
AUC	appropriate use criteria	適切使用基準	合理化使用标准
AVR	aortic valve replacement	大動脈弁置換術	主动脉瓣置换术
CKD	chronic kidney disease	慢性腎臓病	慢性肾脏病
COPD	chronic obstructive pulmonary disease	慢性閉塞性肺疾患	慢性阻塞性肺疾病
CRT	cardiac resynchronization therapy	心室再同期療法	心脏再同步化治疗
CTO	chronic total occlusion	慢性完全閉塞	慢性完全闭塞
EACVI	European Association of Cardiovascular Imaging	欧州心血管イメージング学会	欧洲心血管成像协会
ECMO	extracorporeal membrane oxygenation	体外膜型人工肺	体外膜肺氧合
HFmrEF	heart failure with mid-range ejection fraction	左室駆出率が軽度低下した心不全	射血分数中间值的心力衰竭
HFpEF	heart failure with preserved ejection fraction	左室駆出率の保たれた心不全	射血分数保留的心力衰竭
HFrecEF	heart failure with recovered ejection fraction	左室駆出率が改善した心不全（EF改善型心不全）	射血分数改善的心力衰竭
HFrEF	heart failure with reduced ejection fraction	左室駆出率の低下した心不全	射血分数降低的心力衰竭
HOCM	hypertrophic obstructive cardiomyopathy	閉塞性肥大型心筋症	梗阻性肥厚型心肌病
IABP	intra-aortic balloon pump	大動脈内バルーンパンピング	主动脉内球囊反搏
ICD	implantable cardioverter defibrillator	植込み型除細動器	植入式心律转复除颤器
INTERMACS	interagency registry for mechanically assisted circulatory support		机械辅助循环支持部门注册研究
LOS	low cardiac output syndrome	低心拍出量症候群	低心排血量综合征
LVAD	left ventricular assist device	植込み型補助人工心臓	左心室辅助装置
MRA	mineralocorticoid receptor antagonists	ミネラルコルチコイド受容体拮抗薬	盐皮质激素受体阻断剂
NSTEMI	non- ST elevation myocardial infarction	非ST上昇型心筋梗死	非ST段抬高心肌梗死
PCI	percutaneous coronary intervention	冠動脈インターベンション	经皮冠状动脉介入治疗
PCPS	percutaneous cardiopulmonary support	経皮的心肺補助	经皮心肺支持
RAAS	renin-angiotensin-aldosterone system	レニン▪アンジオテンシン▪アルドステロン系	肾素-血管紧张素-醛固酮系统
STEMI	ST elevation myocardial infarction	ST上昇型心筋梗死	ST段抬高心肌梗死
TAVI	transcatheter aortic valve implantation	経カテーテル的大動脈弁置換術	经导管主动脉瓣植入术
UAP	unstable angina pectoris	不安定狭心症	不稳定型心绞痛
VAD	ventricular assist device	心室補助装置	心室辅助装置
NYHA 分類	New York Heart Association 分類	ニューヨーク心臓協会心機能分類	纽约心脏协会心功能分级

目　录

第 1 章　超声心动图检查之前

第 2 章　胸痛疾病的分析技巧

1

第3章 诊断心力衰竭的秘诀

第1章

超声心动图检查之前

在进行超声心动图检查时
小用心，大成就

本章主要阐述了我在进行超声心动图检查时注意到的事项。这是我的个人经验，也是我在与超声心动图长期接触的过程中认为对读者有用的事项。下面将按照实际的超声心动图检查流程进行描述。

心得 1　超声心动图检查从患者进入超声检查室之前就已经开始

1) 诊断不能仅依赖超声心动图的数据，还应该综合分析所有数据。
2) 事先确认临床数据，掌握超声心动图检查的重点、要点。
3) 与之前的超声心动图检查结果进行比较，找出病情的变化。

超声心动图检查的目的不是"记录超声心动图"，而是根据超声心动图的检查结果把握患者的病情、确定正确的治疗方针。诊断不能仅依赖超声心动图的检查结果，还要综合分析所有数据，以明确病情。

首先确认患者的病历和检查结果

"所有数据"包含超声心动图以外的数据。虽然患者进行的是超声检查，但不能只根据超声心动图的结果来判断病情。**心电图、胸部X线摄影、血液检查、CT、MRI等检查的数据都可以用上。**这些数据不仅可以解释结果，还可以用于了解在超声心动图检查中需留意的要点。如果心电图提示疑似前壁心肌梗死，则超声检查中首先应该看的是前壁区域的运动异常，如果胸部X线片中有肺淤血和心脏扩大的表现，那超声检查的目标就是寻找心力衰竭的原因。

在没有胸痛的病例中，如果心电图如图1.1.1所示，则应该考虑的是肥厚型心肌病等有左心室肥大的表现。而心尖肥厚型心肌病，胸前导联会出现巨大的倒置T波，此时应详细观察心尖部。但很多患者的心尖部往往难以成像，如果意识不到这点，可能导致心尖部肥大被忽视。若在进行超声心动图检查前通过心电图意识到有可能是心尖肥厚型心肌病，在检查过程中就会仔细观察心尖部。

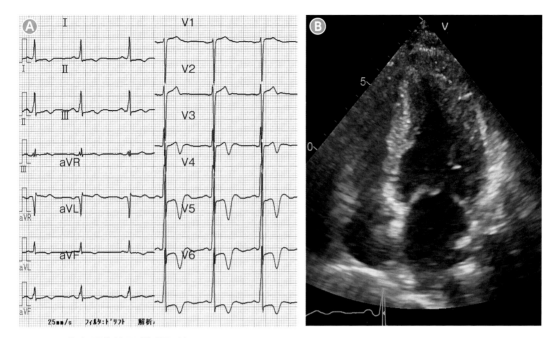

图1.1.1　心电图胸前导联倒置T波

无症状的47岁男性。Ⓐ：心电图观察结果为左心室肥大，同时在V3～V6导联中发现了倒置T波。Ⓑ：超声心动图诊断为心尖肥厚型心肌病

　　检查数据、既往病史、自觉症状、身体检查结果等也给检查顺序的确定提供了重要的信息。主治医师应该综合各种数据确定检查顺序，所有重要数据都应包含在病历的记录中（虽然这样的病历可能很少）。

　　既往超声心动图检查结果是宝贵的信息来源

　　既往超声心动图检查结果十分重要，根据既往数据可以推测病情的变化。如果可以动态观察，应进行更详细的比较。大部分医疗机构评价局部室壁运动异常，选择的都是17-节段牛眼图。笔者所在医院特意用手写草图来记录各切面的室壁运动异常区域，然后用扫描仪记录该手写观察结果（图1.1.2）。虽然这个方法很烦琐，但是比17-节段牛眼图能更详细且直观地呈现室壁运动异常的范围和程度。这个方法虽然不是任何机构都能做到的，但是对和以前的超声心动图结果的对比来说，是很有效的。

　　在患者进入超声检查室之前检查便已开始：首先通过患者的病历资料和相关检查结果，确定用超声心动图看什么、进行检查时应该把重点放在哪里。**另外，在写观察结果时，要意识到这对下次执行检查的医师来说是非常重要的资料。**

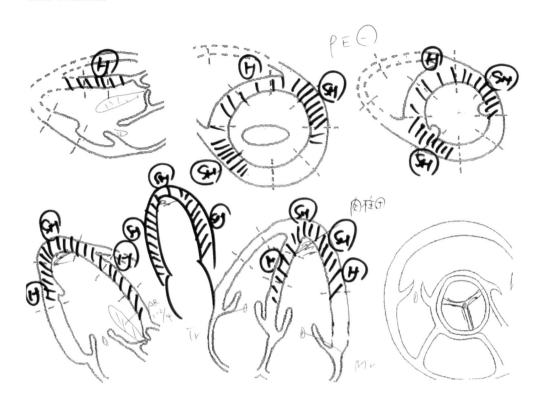

图1.1.2 笔者所在医院记录的超声心动图局部室壁运动手写草图

用手写草图呈现各切面中室壁运动异常的区域，用扫描仪将其纳入电子病历。图中斜线部分表示室壁运动异常的部位，H表示搏幅降低（低动力，hypokinesis）的部位，SH表示严重搏幅降低（严重低动力，severe hypokinesis）的部位

急诊超声与沟通

在进行急诊超声检查时，其他工作人员提供的信息非常重要。患者是在什么状态下发病的，有什么症状，生命体征如何？心电图和X线检查结果是怎样的？在紧急情况下，没有时间确认患者的病历资料时，要积极主动地向其他工作人员询问这些信息。但这种询问要适度，要在不触怒其他工作人员的前提下进行，问答应尽可能简明扼要。在急救现场进行超声心动图检查时，超声心动图所见也很重要。通过探头得知结果后，对于"前壁运动减低""EF值在20%左右"等**重要的观察结果，最好当场传达给急诊工作人员**。实时信息共享可以提高工作人员之间的交流效率，也可以鼓舞团队士气。

在急救现场，要求在短时间内完成超声心动图检查，并通过检查结果迅速判断病情，所以笔者认为这是磨炼超声心动图检查技术的大好时机，应尽可能参与急救现场的超声心动图检查，以提高自身技术水平。

心得 **2** 放置探头之前

1）一定要确认患者的身高、体重。

2）针对胸痛患者，确认检查时患者胸痛是否持续。

3）倾听患者的反馈，态度要温和，不能强行检查。

　　患者进入超声检查室后、检查医师应用探头扫查前，检查就已经开始了。开始检查之前的交谈中隐藏着重要的诊断信息。

必须确认患者的身高、体重及有无胸痛

　　绝不能忽略患者的身高和体重，因为患者的左心室容积等需要结合体表面积等进行校正。如果不知道患者的身高和体重，就不能得出正确的观察结果。住院患者通过其住院病历就能知道上述信息，但对于门诊患者，门诊病历中不一定会有体重的记录。（笔者感觉有不少患者少报了体重）

　　对于患者的症状，要确认其持续时间，**特别是在胸痛患者的诊断中，检查时胸痛是否持续是诊断要点**（第2章 秘传3 心得2）。重要的不是来医院时的症状，**而是记录超声心动图时的症状**，所以在现场要再次确认。如果知道胸痛的性质和详细部位（第2章 秘传1 心得3），则只需确认胸痛是否持续即可。

患者是重要的信息来源

　　确认胸痛以外的各种症状也非常有用。但是超声检查室不是诊室，问诊要简洁，不要超出必要的范围。很多人在检查的时候不喜欢被问来问去，因此要观察对方的表情，不要勉强对方（也有稍微搭一下话就滔滔不绝的人）。**在检查前，趁连接心电图设备的时候，若无其事地问出必要信息**可能是一种诀窍。

　　很多人对来医院就诊感到不安，此时温柔地向患者打招呼会让患者更踏实，很多人会因为说出自己的症状而感到安心，如果医生也能从中得到有用的信息，那这就是一举两得。总之，对待患者要温柔，绝对不要"高高在上"，重要的是要观察对方的表情、尊重对方的选择。

　　如果可以进行听诊，那么会得到更多的信息。与超声心动图检查相结合，也可以提高听诊的效率。若可能，请在超声检查室常备听诊器，如果是瓣膜病变，可以记录下特殊的心脏杂音。但也有不愿意接受听诊的患者，所以一定要在询问对方"我可以听一下您心脏是否有杂音吗"之后再进行听诊。

顺便说一句，经常有患者在做超声心动图检查时睡着了，进入深度睡眠甚至开始打鼾的也不在少数，可能是因为房间很暗。其中也有睡着时呼吸停止的患者。睡眠呼吸暂停综合征是发生心血管系统疾病的危险因素，所以要在观察结果中补充一句"有睡眠呼吸暂停综合征的可能"。

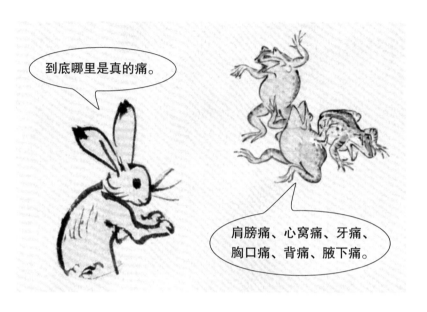

心得 3　伪像如何产生

1）超声波的反射、折射是形成伪像的原因。

2）在多重反射中，伪像有时会以等间隔排列的方式显示。

3）在心尖长轴像中，由于透镜伪像，测量结果有时会不准确。

在检查过程中存在的一个问题是，由于患者体形多变，在临床实践中，超声心动图不一定能得到像教科书中那样清晰的图像，此类情况的处理方案在"第2章 秘传3 心得1"中有总结。另一个问题是伪像的存在。很多情况下检查医师没有意识到存在伪像，依然可以进行正确的观察，这就是为什么伪像对诊断的影响很小。但话虽如此，伪像还是会影响诊断和测量，特别是对血栓和主动脉夹层的内膜和伪像的鉴别是一个重要的问题。

由超声波的反射、折射形成的伪像

伪像有的由超声波的反射、折射引起，有的则与超声波本身的特征以及超声仪器的设置相关。

　　超声心动图是利用超声波进行的检查。当超声波通过声阻抗不同的2种物质的接合面时，其中一部分被反射。生物体内不同组织的声学特性不同，组织与组织的接合面作为反射体反射超声波。超声波信号并不是全部被反射，一部分会直接前进或根据反射体的性质折射前进。这种现象与光照射水面时的反射和折射是相同的，折射角的大小由反射体和超声波的波长共同决定（**图1.1.3**）。这种反射和折射会产生多重反射、声影、镜面反射、透镜伪像等。

多重反射

　　假设从换能器发出的超声波束的行进方向上有2个邻近的反射体A、B（图1.1.4）。超声波撞击最初的反射体A，通过反射可以形成A的图像。一部分超声波通过反射体A被第2个反射体B反射。来自B的反射波比来自A的反射波延迟返回，根据这个时间差可确定A到B的距离，B的图像在比A更远的位置被显示出来。

　　假设被反射体B反射的超声波的一部分在返回换能器之前，再次被反射体A反射，该超声波的一部分再次被反射体B反射并返回换能器，则在A、B之间额外运动一次的超声波返回的时间势必会延迟，最后所呈现的图像便是**比反射体B更远的距离处有图像**。这就是多重反射产生的伪像。

　　A和B之间的反射不一定1次就结束，有时会重复2次、3次，这会导致出现新的伪像。相同的像以阶梯状等间隔多重出现，该间隔等于A—B的距离（**图1.1.4Ⓐ**）。多重反射在反射体和换能器表面之间也会发生，这种情况下，伪像至换能器的距离等于换能

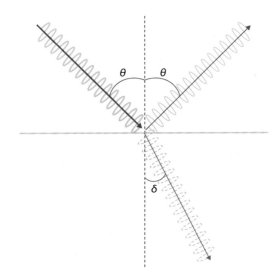

图1.1.3　超声波的反射和折射
超声波在不同物质中具有不同的声阻抗。在被两种物质的界面反射的同时，一部分折射行进。入射角 θ 与反射角 θ 相等，但不同于折射角 δ

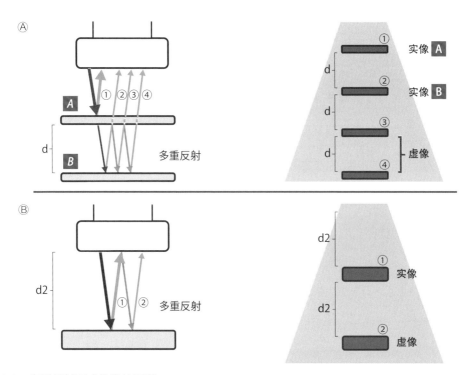

图1.1.4　多重反射形成伪像的原理

Ⓐ：超声波从最初的反射体A返回反射波（形成实像①）的同时，一部分透过反射体A被反射体B反射。一部分来自反射体B的反射波返回探头生成图像（实像②），一部分在再次被反射体A反射后才返回探头，形成虚像③。再反复反射，就会形成虚像④。各像之间是等间隔的。Ⓑ：反射体和探测面之间也会产生多重反射

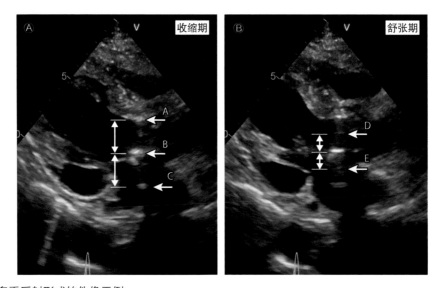

图1.1.5　多重反射形成的伪像示例

Ⓐ：主动脉瓣置换术患者。由于人工瓣环A和B之间的多重反射，左心房内发现人工瓣环A的伪像（C）。B—C的距离与A—B的距离一致。Ⓑ：在舒张期人工瓣关闭时，除了人工瓣环引起的伪像，还出现了由瓣尖（D）和人工瓣环之间多重反射引起的伪像（E）

器至对象物距离的2倍（图1.1.4Ⓑ）。图1.1.5展示了人工主动脉瓣的多重反射。

伪像的特征：当对象物移动时，伪像与其相应地向同一方向移动，其移动范围比原来的移动范围大。2个反射体的间隔小时，伪像呈直线状重叠，有时呈彗星尾样像，这种现象也会由人工瓣膜或钙化斑块造成。

多重反射大多由主动脉和肺动脉的血管壁、钙化病变、设备等引起，有可能被错误地判断为血栓和肿瘤。对于多重反射，可以通过降低增益、从其他切面观察等方法处理。肺超声检查中淤血特有的信号B线（**第3章 秘传12 心得1**）就是多重反射产生的伪像，这是多重反射在临床活用的例子。

声影

在目标物的反射能力较强的情况下，超声波的能量几乎完全被反射，此时其在目标物中脱落的部分就是声影。有时也会有多普勒回波，这也是人工瓣膜等情况下反流被低估的原因。在这种情况下，有必要采取从不同的切面观察、避开声影进行评价等方式。有时降低增益、调节时间增益补偿（time gain compensation，TGC）是非常有用的。

镜面反射

镜面反射指的是强反射体像镜子一样起作用，在反射体的另一侧形成对象物的镜像图像。来自强反射体的反射波撞击到对象物上，然后逆向通过相同的路径返回探头而产生伪像（图1.1.6）。伪像只出现在反射体的另一侧，其与反射体之间的距离与反射体和对象物之间的距离相同。就像实际的镜像一样，当对象物移动时，伪像向相反的方向移动。在胸骨旁左心室长轴切面和心尖四腔切面中，肺就是强反射体。

折射形成的透镜伪像

折射形成的伪像有透镜伪像。由某个目标物A折射的超声波，再次被对象物B反射，然后逆向通过同路径返回探头，B的虚像出现在超声波方向上A的后方（图1.1.7）。透镜伪像之所以被称为透镜伪像，是因为它与透镜的虚像一样由折射形成（伪影不是在放大时出现的）。在超声的胸骨旁系列切面和心尖部切面中，软骨、筋膜、脂肪组织、胸膜和心包表面起透镜作用。因为这些结构的影像常在远离解剖结构的位置出现，很多情况下能辨别是否是伪像，但在心尖长轴像中，心尖部的心包起"透镜"作用，声像图上会显示为双重心内膜，进而影响测量。此时可以通过从其他切面观察或改变探头扫查方向来避免。

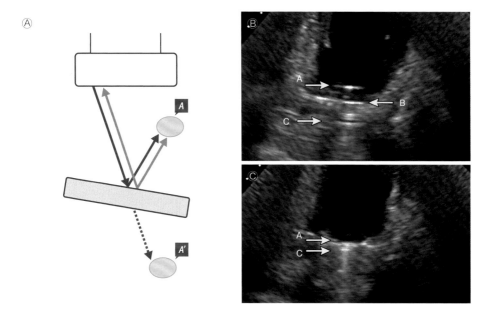

图1.1.6　镜面反射形成的伪像

Ⓐ：被强反射体反射的超声波碰到对象物A后，逆向沿相同的路径返回探头。但是从超声设备上看，超声波像虚线一样笔直前进，在反射体的另一侧显示A′的存在。Ⓑ、Ⓒ：二尖瓣的人工瓣膜置换术病例。Ⓑ：人工瓣膜的瓣环（B）作为反射体发挥作用，机械瓣尖（A）的镜面反射产生的伪像（C）出现在比瓣环更远的位置。Ⓒ：瓣叶（A）向下方移动（接近瓣环），伪像（C）向上方对称性移动

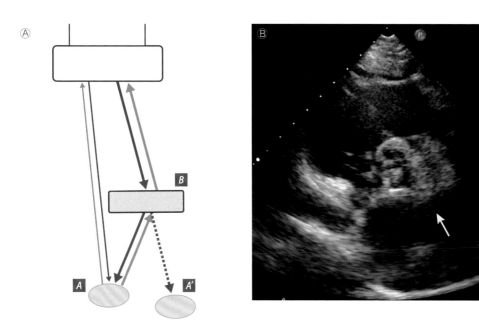

图1.1.7　折射形成的伪像（透镜伪像）

Ⓐ：击中反射体B后折射的超声波撞击对象物A，然后逆向通过相同的路径返回探头。由于超声装置无法判断此为折射所致，因此在超声波透过B直线前进的位置形成伪像（A′）。伪像与原来的对象物的实像分离，形成双重像（A′）。Ⓑ：胸骨旁短轴切面中，主动脉瓣出现双重图像，考虑为皮下组织起了透镜的作用

心得 4　伪像的类型和处理

1）旁瓣伪像常呈弧状分布在目标物的两侧。

2）声束厚度伪像位于扫描切面外侧。

3）在伪像中，有些是由超声波束的特性和超声仪器设置产生的。

旁瓣伪像

　　超声仪器控制超声波并将其聚焦在重点位置，使其从该处向更远的方向扩展。虽然大部分超声能量聚集在中心波束上，但是一部分能量会偏离中心向侧方扩散形成旁瓣（图1.1.8Ⓐ）。大部分旁瓣在组织内扩散，但是当其被心脏起搏器、钙化组织、心包等强反射体反射时，会形成超声仪器显示屏中的反射信号。由于超声切面是由多个超声波束的扫描产生的，所以多个旁瓣的反射信号重叠时，会在**目标物的两侧呈现弧形伪像**（图1.1.8Ⓑ）。

　　旁瓣伪像是由瓣环钙化或人工瓣膜引起的，因此它可能看起来像血栓或囊肿。

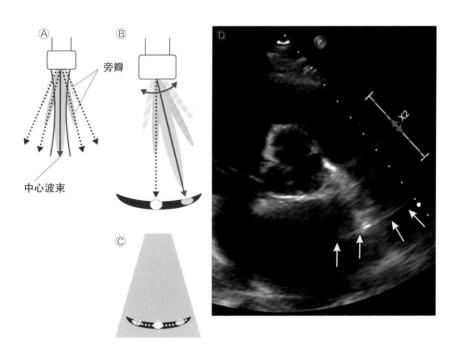

图1.1.8　旁瓣伪像

Ⓐ：超声波声能包括主声束和分散于侧方的声束，后者构成旁瓣。Ⓑ：旁瓣遇到强反射体时，超声装置会在中心波束位置显示信号。Ⓒ：受声束左右探查影响，旁瓣呈弧形。Ⓓ：胸骨旁左室短轴切面中主动脉瓣水平，肺动脉血管壁形成的旁瓣伪像（　　）表现为左右对称的弧状伪像

另外，如果主动脉窦管连接处的结扎部位形成旁瓣效应，则该伪像容易被误诊为主动脉夹层的内膜。

声束厚度伪像

离超声焦点越远，超声波束就越宽，随之侧方的空间分辨率就越低，彼此靠近的两点的分辨就越难。超声波在扫描方向上继续前进的同时，在与之垂直的方向上也会出现散射。在切面的外侧，当在侧方扩展的超声波被反射到本来不能显示的结构上时，由于空间分辨率低，有时看起来会像扫描面上有该结构一样，因此称为声束厚度伪像。与旁瓣伪像类似，如果该伪像是由瓣环钙化或人工瓣膜引起的，则血栓和囊肿的鉴别将成为问题（图1.1.9）。

近场杂波

这是回声装置本身产生的伪像，是在接近探头的心尖部、由探头自身的振动产生的伪像。虽然其在心尖部血栓的鉴别中有可能成为问题，但是由于二次谐波带来的画质的提高和探头技术的改进，该问题越来越少。

根据参考文献1总结了伪像的种类和对策（表1.1.1），以及伪像和真实结构的鉴别要点（表1.1.2）。

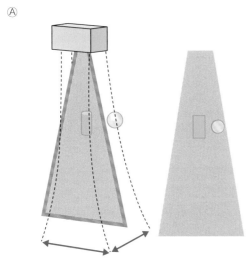
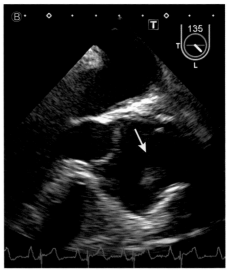

图1.1.9　声束厚度伪像

Ⓐ：超声波束实际上是有厚度的，所以有时反射波也会从扫描面外的对象物（黄色）处返回，但如果空间分辨率低，有时看起来像是存在于同一扫描面上。Ⓑ：经食管超声心动图显示扫描面外侧的主动脉壁，就像主动脉窦内的血栓一样，实际上该部位无法形成血栓，同时，已通过CT确认主动脉窦内没有占位

表1.1.1　超声心动图的伪像

	特征	处理方法
由超声波反射和（或）折射形成的伪像		
多重反射	●在比目标物更远的位置 ●与物体平行移动 ●慧星尾样回声：通过探头中心的直线	●降低增益 ●从其他切面观察
声影	●片状的无回声区域 ●通过强反射物的远侧或探头中心的直线	●从其他切面观察 ●降低增益 ●调节时间增益补偿
镜面反射	●在比目标物更远的位置 ●向与目标物相反的方向移动	●降低增益
折射形成的伪像 （透镜伪像）	●双重像 ●离探头等距离	●从其他切面观察 ●避开折射的原因再观察
超声波束特性形成的伪像		
旁瓣伪像	●直线状 ●在物体的两侧对称分布 ●离探头等距离 ●在侧方向呈圆弧状	●降低增益 ●加入彩色多普勒
声束厚度伪像	●离探头等距离 ●由视场角外的对象物和多普勒信号构成	●调节超声焦点 ●从其他切面观察
与装置相关的伪像		
近场杂波 （near field clutter）	●近距离声场中的噪声 ●与解剖结构无关	●加入彩色多普勒 ●降低增益 ●从其他切面观察

（引自文献1，Table 1）。

表1.1.2　伪像与真实结构的鉴别要点

鉴别点	真实结构	伪像
形态	●边界清晰（血栓除外）	●直线状，缺乏清晰的边界
运动特征	●独立运动	●与其他结构相同的运动（平行或镜像关系） ●看起来像是从其他固体结构中穿过
附着	●在其他结构上	●没有明显的附着
再现性	●会出现在其他切面	●其他切面中有时观察不到
多普勒	●影响血流信号	●不影响血流信号
其他	●从解剖学可以解释正确的位置关系	●可以从物理学解释位置关系

（引自文献1，Table 2）。

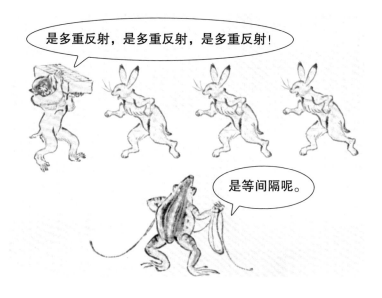

心得 5　书写心脏超声检查报告的注意事项

1）不看检查报告、不理解检查报告、不怀疑检查报告。

2）忙的时候没有仔细阅读检查报告的时间。

3）检查医生大多不是心脏超声领域的专家。

一般来说，检查结果是以报告的形式呈现的，在此笔者将基于自身的经验就写报告时的注意事项加以说明。各医院的书写方式各不相同，在此阐述的方法可能在其他医院内并不适用，还请谅解。

关于心脏超声的检查报告希望各位能提前了解以下几点，即大多数看检查报告的医生会存在以下几种情况。

①不仔细看报告，几乎不看各项检查的具体数值。

②几乎不理解报告的内容。

③明明不理解却有盲从的倾向。

可能有些医生会极力反对，说根本没有这样的事，笔者对此表示理解。当然，并非所有的医生都是如此。关于第①②项，根据疾病的不同，有时确实需要详细阅读检查报告，但有时只需作为例行工作过目一下即可。而关于第③项，几乎没有医生会仅参考心脏超声的检查结果就决定是否要做手术，可即便如此，上述情况依然时有发生。

笔者在接待门诊患者时，对大多数检查报告也只是浏览一下。对于初次就诊的患者，笔者还会大致看一看，但出现类似"二十多岁、非典型胸痛"的表述时，笔者不会去仔细看有关舒张功能的信息。每年来做心脏超声随访的患者，若症状没有发生变化，他们大多数情况下只是检查一些关键项目（如心脏功能、瓣膜功能等）。

笔者有时也不能正确理解写报告的医生的意图。如果看报告的医生不了解超声心动图，就更糟糕了。很多心脏专科方面的专家，只知道心脏超声最基本的知识，随着专业越来越细分，诸如此类的例子也逐渐增多。更何况看报告的医生并不一定是循环系统方面的专家。但即便看报告的医生不了解，写报告的医生还是要把必要的信息传达给他们。如果写报告的医生因别人看不懂就敷衍了事，最终受害的还是患者。

有一些医生对报告不了解（或者正是因为不了解），而百分百地相信报告的内容，并以此决定治疗方案。这类医生不清楚报告显示的病情的轻重，导致夸大或轻视病情。当他们因小的异常而将患者介绍给心脏专科医生时，并不会引起什么问题，但是轻视病情却会导致严重的后果。从近几年的医疗情况来看，夸大病情越来越不被人们接受。在美国，超声心动图检查引入了合理化使用标准（appropriate use criteria, AUC）。如果日本像美国一样加强对医疗费用的管理，那么很有可能在某一天，写报告的医生会受到看报告的医生的谴责："我要是相信你的报告，把患者介绍给心脏科的医生就要受到审查了。"同样，检查医生也应注意不要出具过于绝对的报告。

各位读者可能会想，怎么净说一些消极的事情，但这就是日本医疗的现状。我们首先要直面现实，再考虑怎么完成能让医生仔细阅读的报告吧。

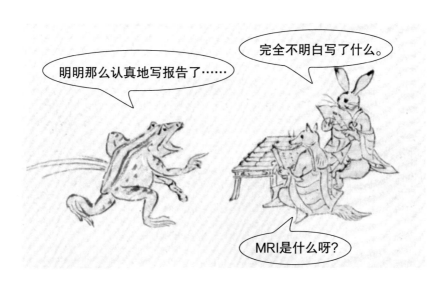

心得 6　如何书写心脏超声检查报告

1）报告中写上关键点和总结语。

2）了解患者希望知道的内容后再写报告。

3）将从数据推断出病情的过程明确表示出来。

上一节（心得5）主要讲述了报告内容得不到充分传达和没被正确使用的现状。虽然这主要是看报告的医生的问题，但写报告的医生可以做些什么呢？首先笔者想分析一下存在的问题，再来考虑如何做。

报告不被仔细阅读的原因是什么？

最主要的原因是"没有时间"。病例研讨会上，医生们可以对数据进行详细分析，而这在日常的临床治疗中却很难实现。另一个原因是"没必要阅读的部分就不看"。报告中有些作为例行工作而测的数值，都记在了必要项目上，但看报告的医生只阅读所需的项目。问题并不在于没有将报告全部看完，而在于"没有看应该看的数值"，从而导致重要的数值被忽视了。

其对策就是**"精选出必要的项目过目一遍"**。由于无法只把数值选出来，因此在**报告中写上关键点的总结比较好**。虽然检查报告中都有各项检查的总结，但笔者认为其在结构上或许过于简单了。应在报告中写上关键点或者总结性的句子，再标上重要的测量数值，这样就能传达出必要的信息了。

若有图就更容易传达关键点了。然而，就算加上图片和视频，不懂心脏超声的医生还是难以理解。此时，可以考虑添上简单的草图或插图。笔者在第2页**"心得1"**中说过，笔者所在医院的报告中有手绘的草图，可以很直观地表达文字内容。各位读者可能碍于医院的书写规范无法添加草图，那么至少在写重要的信息时加上简单的插图。

报告得不到理解的原因是什么？

笔者认为报告不被理解的原因主要有2个：看报告的医生"不具备理解能力"或"没有兴趣去理解"。

能力这件事，不具备就是不具备，但笔者认为还是要尽力做到最好。有必要**让检查医生根据受众的专业，调整检查报告中的遣词用字**。

笔者所在的医院是一所诊疗心脏相关疾病的专科医院，所以写报告时并不需要考虑看报告的医生的能力。但在其他医院，给出诊疗报告时一定要知道阅读报告的是怎样的医生，然后考虑报告该怎么写。**若对方是非心脏方面医生，就应只记录必要的信息，尽量不使用专业术语**，不得不使用的情况下应附带上解说性的语句。例如，若对方是循环系统方面的医生，就可写成"PCI #6 90%→0%（Xience 3.0 mm×30 mm）"；若对方是非相关专业医生，就应写成"冠状动脉左前降支近段（#6）重度狭窄的部位曾植入支架"（对方要是不知道左前降支，那就没办法了）。因此，写心脏超声检查报告时也要考虑看报告的医生的专业，尽量用易于理解的语句去写。

那么对于"医生没有兴趣去理解"这个问题又该怎么办呢?既然医生都让患者去做检查了，就没有对患者的病情不感兴趣的道理。产生这一问题的原因，只不过是看报告的医生想知道的和报告的内容不一致罢了。所以写报告的医生必须**知道"医生为什么让患者来做检查"**：是想了解胸痛的原因，想知道呼吸困难是不是心力衰竭引起的，还是想确认患者的手术耐受力。目的不同，撰写的报告也不尽相同。但问题是，有些医生不会详细写检查申请单，这种情况下做检查的医生就要**简单确认一下病历的内容，找到问题所在。**

如何撰写与检查申请单目的一致的报告？

医生要求患者做检查的目的主要有：①找到症状和体征的原因；②评估目前的病情；③评估病情的进展和疗效；④决定能不能进行手术以及患者对手术的耐受力高低。关于第一条，写报告的医生在一定程度上要考虑申请做检查的医生对病情的设想，然后写出符合该设想的报告。若医生怀疑是射血分数保留的心力衰竭，就要仔细检查患者的心脏舒张功能指标，尽量写上是否符合指南中舒张功能障碍的标准（**第1章 秘传5 心得9**），但是最终的诊断不能仅靠心脏超声检查结果来决定，写成"有……的可能性"就可以了。另外，也要在报告中写上可以排除某种疾病的检查结果。

关于第二条，从"二尖瓣关闭不全 2/4"这一描述中无法了解患者的病情具体如何。因此，尽量把定量评估和基于指南的严重程度评估也写上去。关于第三条，不要把检查结果全部罗列给开检查单的医生，应与之前的结果比较后，写上"哪个因素""哪种程度""好转还是恶化"。关于第四条，最终做出判断的还是主治医师，所以没有必要在检查报告中明确写出患者适不适合做手术，而且要在考虑相关的指标后再下笔写。

并不是说医生没要求做的检查项目就可以不用写了，检查中发现的异常情况一定要写上去。**一定不要忘记写上医生想知道的情况**，因为做检查毕竟还是出于主治医师的要求。

检查报告中写上概要

让不感兴趣的医生也能阅读报告的另一个方法是"使报告内容有趣"。只罗列一项项事实不能算作有趣。**把通过相关数据推论病情的过程总结为一个"概要"**，就会使内容变得有趣。加上这一总结性的部分可以增加看报告的医生的兴趣。

当然，如果推论错误就没办法了。要想做出正确的推论，就需要了解患者的病情、心脏超声各项数据的正确含义。本书的目的是提供写概要所需要的知识和推论的方法。

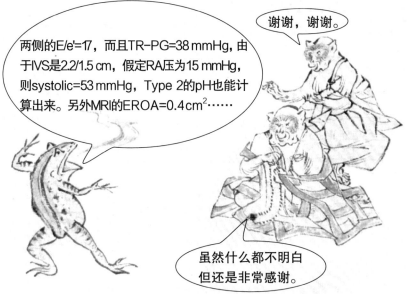

心得 7   本书写作目的和主要内容

1）本书旨在更好地"解释"心脏超声的检查结果。

2）论述胸痛时的有用信息和室壁运动异常的评估方法。

3）探讨心力衰竭相关测量数值的意义并据此分析病情。

本书写作目的

本书面向的是在一定程度上能够进行心脏超声检查，且还想进一步深入学习的读者。想在心脏超声领域更上一层楼有各种各样的方法，善于画图也包含在内。了解不常见的疾病的图像，是提升能力重要且必需的，但本书篇幅有限，无法列出太多的病例。因此，这部分内容请大家参考专业的书籍（专业资格考试中有很多题是关于不常见疾病的，所以本书并不适用于专业资格考试，还请理解）。

另一个提升能力的方法是培养**深入分析常见疾病的心脏超声检查结果的能力**。能鉴别罕见疾病的确是非常重要的能力，但是我们在临床治疗中遇到的大多是常见疾病。可即使是常见疾病，患者的症状也可能截然不同，治疗方法自然也有差异。要想知道各个患者病情的区别，就需要将各项数据联系起来集中考虑（详见第16页**"心得6"**所述的概要）。本书旨在提升读者对**心脏超声检查结果进行深入分析的能力**。

当笔者还是初学者时，通过"*Handbook of Echo-Doppler Interpretation*"（Kerut EK et al eds,Futura Publishing Company,1996）这本小册子来学习知识。其内容写得很好，但笔者最欣赏的是它的标题——多普勒超声的说明书。这个标题的优点是，它清楚地表明在心脏超声检查中重要的并非采集图像，而是如何解释检查结果。本书也是以此为目标而写成的。

本书的内容

本书主要论述在日常心脏超声心动图检查中最常见的胸痛类疾病和心力衰竭。

胸痛的主要原因是缺血性心脏病，也会有其他的原因。如第2页**"心得1"**和第5页**"心得2"**中所述，鉴别疾病的病因时，患者给出的信息很有用。另外，还要结合患者的临床表现、心电图等确定超声检查的主要关注点，这样方能使检查更为精准。本书为使心脏超声检查更易理解，讲述了很多与胸痛类疾病有关的基础知识。缺血性心脏病主要根据节段性室壁运动异常来评估，而本书也对如何解释室壁运动异常进行了重点说明，旨在通过这些例子帮助大家更深入地理解胸痛类疾病的检查结果。

心力衰竭并不是某个单独的疾病，而是各类心脏疾病所导致的综合征，因而人们对此也产生了诸多误解。本书从心力衰竭这一病情的基础知识讲起（心脏科医生对这部分内容已经特别熟悉了，但考虑到超声医师的情况，特别加上这一节内容）。分析胸痛类疾病时声像图十分重要，而分析心力衰竭时检查数据却是重点。若测量出错，数值就没有任何意义，不理解每个测量数值的意义也不能做出正确的解释。本书意在对各个测量值进行详细的解说。为将各项数据结合起来加以说明，笔者将试着使用心脏力学这一古典的方法。很多人认为心脏力学很难理解，因此笔者将尽可能简单地进行解释。最后，通过实例说明如何使用这些知识来解释心力衰竭患者的病情。

很遗憾本书完全没有涉及成人先天性心脏病的内容，关于瓣膜疾病的内容也只是在心力衰竭部分简单提及，也几乎没有谈到心肌病。而以上这些均是很受关注的内容，在临床治疗中十分重要。这既与篇幅有限有关，也与笔者能力不足有关。本书未涉及的内容在其他书中有相关说明，希望各位读者能予以参考。

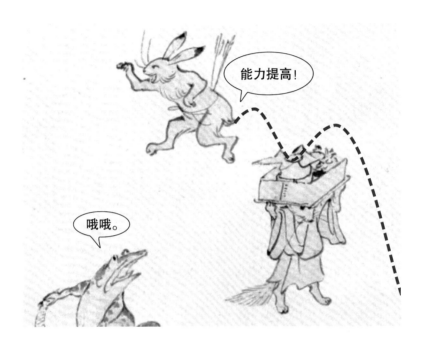

●**参考文献**

1）Bertrand PB, et al: J Am Soc Echocardiogr, 29: 381–391, 2016

第2章

胸痛疾病的分析技巧

胸痛疾病的心脏超声检查
诊断从做检查之前已开始

急诊医生在接诊胸痛患者时，并不会立刻开始做检查。首先，医生会收集患者的详细信息、考虑各种疾病的可能性后再做检查（这也被称为验前概率，即 pretest probability）。做心脏超声检查的医生也要预先收集患者信息再做判断。只有在检查之前收集了充足的信息且做到心中有数才能让检查顺利进行。

心得 **1**　做检查之前

给胸痛患者做超声检查之前，首先要根据其症状和心电图的检查结果，考虑各种疾病的可能性。

有胸痛症状的患者，并不一定就是心脏出了问题，甚至对于其是否患病也不能妄下结论。例如，小学生多次练习挥球棒后出现的胸痛症状，就应优先考虑是肌肉疼痛而非心脏疾病引起（有一些家长因过度担心而把孩子送来就诊）。除了这类极端的例子，若从胸痛表现推断出患主动脉夹层的可能性大于患缺血性心脏病的，那么做超声检查时就不仅要关注心脏，还要注意升主动脉、主动脉弓和降主动脉处。不是所有的胸痛都能靠观察主动脉找出病因（急性冠脉综合征等检查时间有限的疾病更是如此）。**在检查之前应先考虑可能的疾病，再选择超声检查要关注的项目，才能使检查有条不紊地进行**，在急救中这一步十分重要。

做心脏超声检查之前应尽可能多地收集患者信息。在表2.1.1中，笔者总结了应收集的基本信息。虽然看起来都是常规的信息，但每项都很重要。遇到重症患者时，可能无法收集全这些信息，那么就需要争取患者家属的配合并尽量去收集上述信息。

此外，收集到的信息都可以利用起来，但心脏超声检查室本来就不是专门询问病史的场合，所以收集不到的信息可以通过查看患者的病历尝试获得。在检查过程中通过和患者交谈来收集信息也不失为一种好方法，但是**有些患者可能状态很差，连说话都吃力，有些患者可能会因被其他医务人员多次询问相同的事而情绪不佳**，这一点还请注意。

表2.1.1　接诊胸痛患者时应收集的基本信息

基本信息：年龄、性别、身高、体重等	高个子年轻人的强烈胸痛症状有可能是马方综合征引起的主动脉夹层
有无危险因素（高血压、糖尿病、血脂异常、吸烟等）	没有危险因素不代表能排除相关疾病
简单的病史询问	胸痛发生在何时、有何种症状等信息尤为重要
胸痛的症状	疼痛的位置、性质、持续时间、伴随症状
做检查时疼痛是否持续	这点非常重要
有无心力衰竭、休克的症状	主要是右心衰还是左心衰
血压、脉搏、体温、血氧饱和度	
心电图	最重要的信息来源
胸部X线片	
血液样本检查结果	
以往心脏超声的所见和数据	

心得 2　接诊胸痛患者时应考虑的问题

1）首先根据收集的信息确定胸痛是否由心脏疾病引起。

2）在很可能是心脏疾病引起的情况下，考虑是否是缺血性心脏病。

3）胸痛三大疾病：急性冠脉综合征、主动脉夹层、肺栓塞。

　　并不是所有的胸痛都是由循环系统疾病导致的。因胸痛来急诊挂号的患者中，患有循环系统疾病的只占50%。表2.1.2展示了加拿大一组因胸痛而急诊的患者的情况[1]。在45岁以上的人群中胸痛的主要原因是冠状动脉疾病，而在45岁及以下的人群中则是焦虑发作。从表中也能看出还有很多胸痛是由循环系统疾病之外的疾病导致的。

　　日本学者对在岛根大学医学部附属医院急诊处挂号的120例胸痛患者进行了调查，结果显示，有2/3的患者的胸痛是由循环系统疾病引起的，其中一半患者都患有急性冠脉综合征（acute coronary syndrome, ACS），余下1/3的患者的胸痛是由非循环系统疾病引起的，其中**呼吸系统疾病占比最大**[2]。

表2.1.2 急诊挂号处患者胸痛的原因（加拿大）

原因	45岁以下（%）	45岁以上（%）
缺血性心脏病	22.2	58.0
原因不明	16.9	6.0
焦虑发作	27.2	7.9
心力衰竭	0.0	3.4
心律不齐	0.1	1.9
高血压	1.7	1.4
胃食管反流病（GERD）	2.0	1.7
肺炎	0.2	0.4
急性支气管炎	0.2	0.2
慢性阻塞性肺疾病（COPD）	0.1	0.2
肺栓塞	0.0	0.2
其他	29.3	18.8

（引自文献1）。

　　这里请大家不要误解，**若患者出现胸痛，我们还是要首先考虑循环系统疾病，特别是缺血性心脏病，这一点毋庸置疑**。要是遗漏了ACS，很有可能造成严重的后果，所以不能轻易排除患ACS的可能性。但也要记住，胸痛也有可能是其他原因导致的。

　　导致胸痛的三大疾病：ACS、主动脉夹层、肺栓塞。其中ACS的占比最高，主动脉夹层和肺栓塞发生的频率较ACS的低。这三类疾病一旦发生，抢救时间非常有限，一旦错过最佳抢救时间便会危及患者生命，所以应首先以缺血性心脏病为中心考虑这三类疾病的可能性。

　　表2.1.3中列出了可能引起胸痛的循环系统疾病和非循环系统疾病。患循环系统疾病的可能性越高，做心脏超声检查就越有效。如果怀疑患者患有非循环系统疾病，应先做与该疾病相关的检查。尽管心脏超声检查可以作为排除循环系统疾病的一种手段，但不应优先去做。

表2.1.3　胸痛的原因（日本）

循环系统疾病	非循环系统疾病	
●ACS ●主动脉夹层 ●章鱼壶心肌病 ●心包炎和心肌炎 ●主动脉瓣狭窄 ●肺动脉高压 ●心律不齐	**消化系统疾病**	**神经、肌肉、骨骼系统疾病**
	●GERD ●食管痉挛 ●自发性食管破裂（Boerhaave综合征） ●消化性溃疡 ●胆结石	●带状疱疹 ●胸廓出口综合征 ●肋软骨炎（Tietze综合征） ●颈椎、胸椎变形性关节性疾病
	肺部疾病	**心理性疾病**
	●肺栓塞 ●气胸 ●肺炎和胸膜炎	●焦虑和抑郁

心得 3　胸痛表现出的特征是重要信息

1）明确胸痛的类型、位置、范围，疼痛的扩散程度、持续时间、变化，以及胸痛的伴随症状等信息。

2）很多患者自述主要症状为呼吸困难，因此不能仅凭症状来排除患缺血性心脏病（如ACS）的可能性。

对于有可能患ACS的患者，胸痛的特征是很重要的信息（表2.1.4）。胸痛的类型、位置、范围大小、疼痛的扩散程度、强度、发病时间、持续时间、变化、频率，胸痛的伴随症状，以及与以往心肌梗死或心绞痛发病症状的相似程度等信息非常重要。

表2.1.5中列出了胸痛的特征和急性心肌梗死之间的关系[3]，但不能只凭胸痛的特征就排除患ACS的可能性。

需要注意，ACS患者不一定会出现胸痛的症状。在急性心肌梗死的患者中，有50%左右的患者的主要症状是胸痛，15%以上患者的症状为呼吸困难，而声称自己有重心不稳、腹痛症状的患者也不在少数[4]。老年人或女性患者和糖尿病患者还会出现胸痛之外的其他症状，需加以注意。从症状来推测患者患ACS的可能性大小尤为重要，**但不能仅凭症状就排除患该病的可能性。**

表2.1.4　诊断过程中应确认的胸痛特征

疼痛的性质	绞痛和压榨痛是缺血的典型症状。刺痛一般不是缺血的表现。根据笔者以往的经验，症状通常会和患者过去的症状类似
位置	患缺血性心脏病时疼痛的主要部位是胸骨后心前区
范围	范围很小的局部疼痛（硬币大小）很可能是由心脏病之外的疾病引起的
扩散情况	缺血性心脏病引发的疼痛会扩散到肩部、颈部、下腭等部位
持续时间	若胸痛持续几秒到一分钟，患缺血性心脏病的可能性很低
变化情况	随呼吸运动、胸部压迫情况、体位变化等发生改变的胸痛很有可能是非循环系统疾病
伴随症状	ACS通常伴有出汗、恶心、呕吐、呼吸困难、全身乏力、心悸等症状

表2.1.5　胸痛的特征与急性心肌梗死之间的关联性

胸痛的特征	阳性似然比（95%置信区间）
患急性心肌梗死的可能性很高的症状	
疼痛扩散到右臂和肩部	4.7（1.9 ~ 12）
疼痛扩散到两臂和肩部	4.1（2.5 ~ 6.5）
劳作后疼痛感加强	2.4（1.5 ~ 3.8）
疼痛扩散到左臂	2.3（1.7 ~ 3.1）
伴有出汗	2.0（1.9 ~ 2.2）
伴有恶心、呕吐	1.9（1.7 ~ 2.3）
痛感比既往心绞痛时的更强烈或者与既往心肌梗死时的类似	1.8（1.6 ~ 2.0）
痛感表现为压榨痛	1.3（1.2 ~ 1.5）
患急性心肌梗死的可能性很低的症状	
症状随深呼吸而变化	0.2（0.1 ~ 0.3）
症状随体位变化而变化	0.3（0.2 ~ 0.5）
表现为刺痛	0.3（0.2 ~ 0.5）
炎症部位的疼痛	0.8（0.7 ~ 0.9）
劳作不会引起痛感的变化	0.8（0.6 ~ 0.9）

注：阳性似然比越大，疼痛由心肌梗死引起的可能性越高。
（引自文献3）。

心得 **4** 硝酸甘油的治疗效果

1）应对患者服用硝酸甘油后胸痛的变化进行确认。

2）硝酸甘油的治疗效果只能作为诊断的参考。

　　如果患者患有缺血性心脏病，那么服用硝酸甘油确实可以缓解胸痛。但服用了硝酸甘油后胸痛得到缓解，并不意味着胸痛就是由缺血性心脏病引起的。

　　即使患者表示服用硝酸甘油后胸痛得到改善，医生也要确认硝酸甘油发挥作用的情况。"舌下用药30分钟后胸痛缓解"这类话令人生疑。硝酸甘油在生物体内的变化过程根据其用药方式的不同会有差异，如果是舌下用药，3分钟左右就会达到最大血药浓度，4分钟时血药浓度则会减半[5]。医生经常嘱咐患者，"在舌下含一片硝酸甘油，若过5分钟还没效果就再含一片"，这是医生凭自身经验认为一般情况下服用硝酸甘油5分钟后就应出现效果。

　　即使服用硝酸甘油使症状在短期内缓解了，也不能证明胸痛的原因就是缺血性心脏病。在服用硝酸甘油5分钟内胸痛得到缓解的患者中，只有50%的患者的病因是缺血性心脏病[6]，服用硝酸甘油治疗缺血性心脏病的敏感度为70%，而特异度只有40%[7]。因此，希望大家把患者对硝酸甘油的反应仅当作诊断的参考。

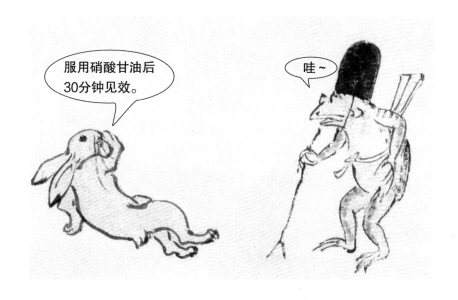

心得 5 确认胸痛的性状

主动脉夹层等疾病中胸痛的性状也有其特征，对诊断有所帮助。

ACS等疾病不能仅依靠症状进行诊断，而有些疾病会呈现相对明显的胸痛特征（表2.1.6），所以在做超声检查之前确认患者的症状对今后的治疗更有帮助。

不管是ACS还是其他疾病，胸痛的特征都只能作为诊断的参考。若是分析症状后怀疑某种疾病，应该去做相应的超声检查。例如，若怀疑患者患有主动脉夹层，就应去确认患者主动脉内有没有内膜片。怀疑患者患有心脏疾病时，根据症状的不同需要确认有没有出现心包积液和主动脉瓣关闭不全等，检查中关注的点也不尽相同。

做心脏超声检查之前，应尽可能地确认胸痛的特征。患者的主诉中含有丰富的信息。

表2.1.6　由不同疾病引起的胸痛的特征

主动脉夹层	●突然出现剧烈的胸痛时，伴有背部疼痛，随着病情的恶化，痛感向下蔓延（发展为颈动脉夹层时疼痛可能扩散到颈部和下腭部） ●多表现为撕裂痛
心包炎 肺部疾病	●多数情况下，吸气时痛感加强
肺栓塞	●多数患者会出现呼吸困难，但高达60%的患者存在胸痛[8] ●胸痛可能会随深呼吸而加重
食管疾病	●多表现为胸部的灼热感，但不绝对

●**参考文献**

1）Ponka D & Kirlew M: Can Fam Physician, 53: 2146, 2007

2）谷村隆志, 他：日消誌, 105: 54–59, 2008

3）Swap CJ & Nagurney JT: JAMA, 294: 2623–2629, 2005

4）Gupta M, et al: Ann Emerg Med, 40: 180–186, 2002

5）Bashir A, et al: Br J Clin Pharmacol, 14: 779–784, 1982

6）Henrikson CA, et al: Ann Intern Med, 139: 979–986, 2003

7）Steele R, et al: CJEM, 8: 164–169, 2006

8）Worsley DF, et al: J Nucl Med, 34: 1851–1853, 1993

秘传 2 | 胸痛的急诊超声检查
迅速进行最基础、最必要的检查

为治疗胸痛而做的心脏超声检查并无特别之处，但抢救时没有充足的时间来完成全部心脏超声检查项目。特别是遇到 ACS 患者时，必须争分夺秒实施抢救，不能只把时间花费在做检查上。在此笔者以 ACS 的急诊超声检查为例，就如何在有限时间内收集必要数据的心得进行阐述。

心得 1 急诊超声检查的根本

急诊超声检查的根本是"FOCUS"+局部室壁运动评估+彩色多普勒。

不少胸痛患者患的是ACS或主动脉夹层等片刻也不能耽搁的疾病。虽然心脏超声检查对胸痛原因的诊断十分有价值，但抢救时不能只把时间花费在做超声检查上。此时的心脏超声检查应首先确定要观察的重点，**再就重点项目迅速地进行检查**。

何为FOCUS

给胸痛患者做急诊超声检查时，可以参考FOCUS（focused cardiac ultrasound in the emergent setting）[1]的思维方式。"FOCUS"是美国超声心动图学会（ASE）和美国急诊医师学会（ACEP）总结的方法，目的是让非循环系统专业的急诊医生在遇到休克和胸痛等的患者时，能在最短时间内进行最基础、最必要的检查。

"FOCUS"以尽快评估疑似心脏病的急诊患者的病情为目的，不包含定量测量和心脏多普勒超声检查，只做二维超声检查。有关"FOCUS"的指南（确切的说是专家共识）中列出了以下4个观察重点：①确认有无心包积液；②评估左心室整体的收缩功能；③评估心室大小；④评估循环血量（表2.2.1）。

表2.2.1　FOCUS的观察重点[1]

确认有无心包积液
●多切面寻找无回声区 ●对诊断心包填塞有用：右心房、右心室塌陷（collapse）和右心室传导延迟等
评估左心室整体的收缩功能
●用肉眼将左心室整体的收缩功能评估为"正常""略微降低""严重降低"
评估心室大小
●对诊断肺栓塞有用：右心室是否明显增大（右心室>左心室） （右心室收缩功能减低、腔静脉和右心室的移动性血栓等）
评估循环血量
●评估下腔静脉内径大小以及其随呼吸运动的变化 ●根据下腔静脉内径随呼吸运动变异减小，可以推断为血容量不足
超声指导心包穿刺
确认有没有用体外心脏起搏器

　　除了上述问题，观察是否有心脏内的异物（肿瘤、血栓、血肿等）、瓣膜功能异常、节段性室壁运动异常和主动脉夹层等也很重要。"FOCUS"旨在让急诊医生进行最基本的检查，当发现有以上几种情况时，应做更全面的心脏超声检查或者咨询心脏方面的专家。

"FOCUS"在什么情况下有用

　　一般来说，"FOCUS"在患者出现心脏外伤、心肺功能停止、血压降低或休克、呼吸困难或呼吸急促以及胸痛等症状时有用。除了心脏外伤，上述其他几种症状在ACS患者中也经常出现。根据"FOCUS"，针对胸痛患者应首先考虑做肺栓塞和主动脉夹层的排查。

　　做主动脉夹层排查时，根据"FOCUS"，只需确认有无心包积液、胸腔积液以及主动脉根部扩张（**出现4 cm以上的主动脉根部扩张**有可能是Stanford A型主动脉夹层）。做肺栓塞排查时，根据"FOCUS"，当发现有右心室增大（右心室>左心室）和右心室收缩功能减低、肺动脉或右心室有移动性血栓等时，患者患肺栓塞的可能性较大。但是在"FOCUS"的范围内将这两种疾病都检查出来的可能性很低。关于主动脉夹层、肺栓塞的心脏超声检查要点，将分别在**"第2章 秘传7"**和**"第2章 秘传8"**中详细讲解。

　　"FOCUS"是针对非循环系统专业的急诊医生的，对本书的读者来说不是很全面。但将前面所述的①～④的项目作为急诊超声检查的观察重点是必须的。面对胸痛患者时，需要更加详细地确认这4点。另外，**抢救胸痛患者时最大的问题是确认患者是否患有ACS，因此必须做节段性室壁运动情况评估。**虽然"FOCUS"只局限于二维超声的范围，但**考虑到有可能出现机械并发症，所以至少还要再利用彩色多普勒进行评估。**表2.2.2中列出了利用"'FOCUS'+节段性室壁运动评估+彩色多普勒"对胸痛患者做急诊心脏超声检查时必须注意的几点。

表2.2.2　做急诊心脏超声检查时需重点关注的项目

评估项目	主要内容
升主动脉	●用肉眼观察升主动脉的扩张情况（胸骨旁左心室长轴切面） ●升主动脉内有无内膜片（胸骨旁左心室长轴切面、心尖四腔切面）
节段性室壁运动评估	●评估基础切面的节段性室壁运动 ●室壁运动异常与冠状动脉的走向是否一致 ●是哪个冠状动脉的支配区域
左心室收缩功能评估	●由心尖四腔切面得到的左心室射血分数（eye-ball EF） ●在有充足时间的情况下再进行定量评估
有无心包积液	●对诊断心包填塞有用：右心房、右心室塌陷和右心室传导延迟等 ●伴随主动脉夹层的心包积液（Stanford A型） ●心内膜炎、心肌炎、心包炎（结合症状、病史和心电图） ●伴ACS的休克患者：可能是心脏破裂所致
右心室增大	●评估肺栓塞的可能性 ●右心室收缩功能减低：McConell征
血管内血量的评估	●下腔静脉内径大小随呼吸运动的变化 ●下腔静脉内径大小随呼吸运动剧烈波动是血容量不足的表现 ●下腔静脉扩张、内径大小不随呼吸运动波动是血容量过多的表现
瓣膜等的评估	●用肉眼对主动脉瓣、二尖瓣、三尖瓣是否关闭不全进行评估 ●伴随主动脉夹层的主动脉瓣关闭不全（Stanford A型） ●伴随心肌梗死的二尖瓣关闭不全：二尖瓣的甩鞭样运动→乳头肌断裂 ●肺栓塞：伴随右心室增大和收缩功能不全的中度以上三尖瓣关闭不全 ●心内分流：室间隔穿孔

心得 **2** 急诊超声检查要迅速

抢救ACS患者时，心脏超声检查要在10分钟内做完。

　　给胸痛患者做急诊心脏超声检查时，如何快速做完必要的检查十分关键。根据病情不同，患者做检查的时长也不同。在固定的时间内能检查的项目是有限的。若患者伴有休克症状，可以根据最基本的切面大致确认本章**"秘传2 心得1"**中**"FOCUS"**的范围和基本的节段性室壁运动情况，约1分钟就能粗略地做出诊断，且仅做便携式心脏超声检查即可。若无法做出诊断，可以在心尖部位放置探头做彩色多普勒检查。

　　诊断为ACS的患者，尽快实施经皮冠状动脉介入治疗（percutaneous coronary intervention, PCI）尤为重要。笔者认为，**应以在10分钟内做完急诊心脏超声检查为目标**。10分钟不仅可以完成上述最低限度的检查，还可以实施定量测量。为了能在10分钟内做完检查，大家平时应当勤加练习，并然有序且迅速地进行测量。对于诊断时间相对宽裕的患者，就不能只做最基本的扫查了，而要进行更全面的检查。

●参考文献

1）Labovitz AJ, et al: J Am Soc Echo Echocardiogr, 23: 1225–1230, 2010

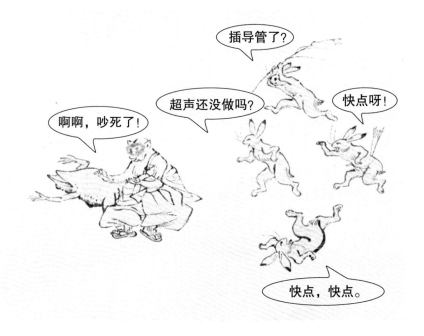

ACS患者的心脏超声检查
做出诊断的基础是判断有无胸痛症状和节段性室壁运动异常

诊断胸痛患者时，首要任务是区分病变是缺血性心脏病还是其他疾病。通过心脏超声检查来诊断缺血性心脏病要以有无节段性室壁运动异常为出发点，但这个评估标准也不甚准确。若影像的画质不好就很难判断，所以需要采集高质量的影像。另外，不能仅凭室壁运动异常就判断为缺血性心脏病。本书以发现室壁运动异常时如何进一步诊断为中心进行阐述。

心得 1　面对难以评估节段性室壁运动异常患者时的检查技巧

1）对于体形消瘦的患者，应在心尖部位放置探头并让患者憋气。

2）对于体形肥胖的患者，检查时应把探头放在偏外侧一些。

3）无法评估节段性室壁运动情况时只需要知道病情即可。

诊断胸痛患者时，首先应考虑患者是否患有缺血性心脏病。心脏超声检查最基本的功能就是评估节段性室壁运动情况，但这一点往往很难做到。

导致难以评估节段性室壁运动情况的主要原因有2个，一个是受检者的问题，另一个是检查医生的问题（如检查技巧等）。（可能其中也有仪器性能方面的问题，但现在低端仪器也能拍出高质量的影像，因此本书对此不做讨论。只是口袋超声至今仍存在画面过小和画质差等问题。）如果是受检者的问题，那么通过患者努力配合可以得到一定程度的改善，但也存在拍不出来情况，拍不出来就无法观察，无法观察就无法做判断。这时应当去做其他的影像学检查。

而如果是检查医生的问题，只要掌握重点谁都能在一定程度上做出正确的判断。这一点之后再进行叙述，在此先就如何改善图像质量的问题加以解释。

消瘦型患者

受检者方面最大的问题是体形问题。无论是肥胖型患者还是消瘦型患者，都难以采集到高质量的影像。消瘦型患者呈立位心，胸壁和心脏的距离大，其间的肺组织会使超声波散射，所以很难采集到高质量的影像。特别是患有慢性阻塞性肺疾病（chronic obstructive pulmonary disease, COPD）的患者，其中很多人体形消瘦，而且肺气肿使肺内气体增多，就更难采集到高质量的影像了。

急性心力衰竭患者即使不是立位心，其端坐呼吸时必须要在半坐位进行心脏超声检查，此时心脏也会是立位心，因此相比于侧卧位的影像，即使是同一位患者的也会更不清楚。但是，有些心脏扩大的患者，心尖部靠近胸壁，因此稍微站立就可以采集到高质量的影像。观察急性心力衰竭患者时，呼吸过快、心动过速对探查的影响也是很大的。

患者因消瘦而呈立位心时，应尝试**将探头置于其剑突下**（图2.3.1Ⓐ）。短轴切面可以采集到清晰影像的可能性很高，与胸骨旁左心室长轴切面近似的长轴切面也可以采集到清晰影像。虽然这样也可以进行测量，但由于不是从标准切面进行的测量，所以仅能作为参考。

在心尖部放置探头时，有时会在**比通常的心尖部更下面的肋间隙、稍靠近内侧**的部位进行探查。在此情况下采集的影像会比标准切面的倾斜，所以测量值也仅供参考。有时这样放置探头也采集不到心尖部的影像。消瘦型患者和COPD患者肺部含气，会影响影像采集，所以有时也会让患者憋气，以更好地完成检查。

肥胖型患者

由于肥胖型患者的腹部又大又胀，剑突下探查操作存在困难。虽然可以加深超声的探查深度，但这样画质会很差。所以与消瘦型患者在心尖部放置探头相反，此时应将探头置于比**通常稍靠外侧**，这样就可以采集到清晰的影像（图2.3.1Ⓑ）。有时从肋上方放置探头也能采集到清晰的影像。

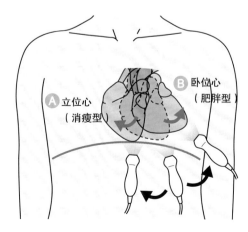

图2.3.1　体形引起的心脏位置变化及探头应放置位置

Ⓐ：消瘦型患者呈立位心，因此在检查时应将探头置于稍内侧。Ⓑ：肥胖型患者，应将探头置于稍外侧

气胸

胸部含气问题导致的最难清楚拍摄的情况是气胸。左侧气胸可能导致超声完全拍摄不到心脏结构。气胸通过拍胸片就能明确，心脏超声检查中视情况不同可考虑气胸的可能性。肺部超声检查显示肺滑动（sliding lung）消失，提示可能是气胸。

心动过速

评估局部室壁运动情况时，即使超声影像画质清晰，但在心率加快的患者中也很难观察到他们的室壁运动的变化情况。虽然这也与检查者的能力有一定关系，但请务必了解，无论检查者怎样努力，心动过速的评估都是有局限性的。

无论如何都观察不到目标结构时

在超声影像画质差导致难以观察到室壁运动的情况下，可以基于解剖学的理论来推断病情。若有观察不到的切面或者在观察不到某个切面中的某一部分区域的情况下，可以通过观察切面相对应的区域的室壁运动来推断。在此情况下，重要的是考虑冠状动脉在解剖学上所对应的区域，这样一来，就算有观察不到的部分也可以推断冠状动脉疾病的情况。心脏超声检查的目的并不是评估局部室壁运动，而是诊断病情。

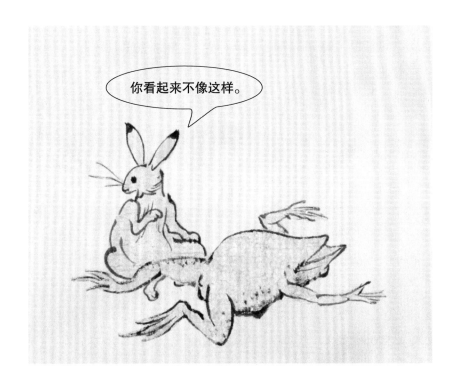

心得 **2** ACS 的诊断要点

1）疑似为不稳定型心绞痛和非ST段抬高心肌梗死的情况下，必须确认受检者的胸痛是否还持续。

2）若胸痛持续但室壁运动正常，则受检者患缺血性心脏病的可能性很低。

缺血性心脏病中最严重的是ACS，包括ST段抬高心肌梗死（ST elevation myocardial infarction, STEMI）、非ST段抬高心肌梗死（non-ST elevation myocardial infarction, NSTEMI）以及不稳定型心绞痛（unstable angina pectoris, UAP）。心肌梗死一般以肌钙蛋白升高作为诊断核心。使用高敏肌钙蛋白以来，被诊断为UAP的患者几乎都伴有肌钙蛋白水平的上升。将来UAP的概念可能消失，并将分为ST段抬高ACS（≈STEMI）以及非ST段抬高ACS（≈NSTEMI+UAP）两种。本书使用以往的概念STEMI、NSTEMI、UAP。

局部室壁运动情况的评估

用心脏超声检查缺血性心脏病通常以检查局部室壁运动有无异常为主。STEMI时，发生从心内膜到心外膜的透壁性缺血，**几乎可以确定有局部室壁运动异常**。NSTEMI时有以下3种情况：①冠状动脉不完全闭塞、自然再通，或侧支循环发达导致心肌损伤停留在心内膜侧；②多支病变；③后壁梗死等。比较多常见的是后壁梗死，受心电图记录位置的影响，心电图中ST段抬高并不明显，而用心脏超声检查发现局部室壁运动异常就成为了诊断的重要依据。虽然①的情况下可能多发室壁运动异常，但不一定能发现。①和②合并的情况也很多，而且有左冠状动脉主干阻塞且被送到医院时心肺功能还未停止的患者，由于冠状动脉不完全闭塞或侧支循环足够发达，所以ST段不抬高的情况很多。需要注意，**即使是NSTEMI，也有风险非常高的病例**。

在UAP患者中，未发生局部室壁运动异常的也有很多，通过心脏超声检查一般无法做出诊断。但患者存在严重狭窄病变时或在心脏超声检查时患者出现胸痛的情况下都有可能发现局部室壁运动异常。

冠状动脉血流量偏低时，局部心肌的收缩与灌注压的下降大致成比例。不过，冠状动脉血流量的降低程度与冠状动脉狭窄程度不成比例。冠状动脉的狭窄率达到85%之前，不能发现静息时冠状动脉血流量降低（图2.3.2）[1]。

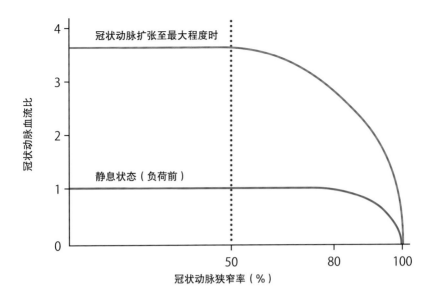

图2.3.2 冠状动脉的狭窄程度与冠状动脉血流量[1]的关系
横轴表示冠状动脉狭窄率,纵轴表示冠状动脉血流比(腺苷负荷后冠状动脉扩张到最大程度时的血流量与负荷前的血流量的比,是反映冠状动脉血流储备的指标)。只要没发生85%以上的高度狭窄病变,负荷前的血流量就可以维持

虽然ACS多由冠状动脉斑块急剧破裂引起,但在发病前不一定发生高度狭窄。尤其是UAP,比起斑块,血栓对血液流通的阻碍更大。也有并非由斑块破裂而是由斑块侵蚀引起的血栓。在以上情形中,血栓消失后多不会造成高度狭窄,尤其是后者,有时几乎不会造成狭窄。因此,UAP多无局部室壁运动异常,心脏超声检查结果的实用性不是很高,而胸痛改善后心脏超声检查发现还持续存在室壁运动异常的,存在高度狭窄病变的可能性更高。

胸痛持续情况下的心脏超声检查

心脏超声检查对包含UAP在内的ACS来说,最有用的就是可以在胸痛持续时进行记录。心脏超声检查可以呈现缺血的程度和不同过程中心肌的各种变化。将缺血的程度或由持续时间引起的变化作为概念图可以表明缺血级联反应(图2.3.3)[2]。**相比心肌陷入缺血后而出现的胸痛和心电图异常,局部室壁运动低下可能出现得更早。**由此可见,如果胸痛是由心肌缺血导致的,那么一定会出现局部室壁运动低下。如果无论胸痛是否持续,心脏超声检查都无法发现局部室壁运动异常,则受检者患缺血性心脏病的可能性较低。

美国超声心动图学会关于心脏超声检查的合理化使用标准也指出了对于疑似心

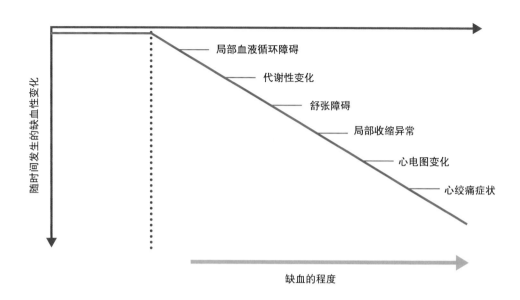

图2.3.3　缺血级联反应[2]
展示了随着缺血程度的进展心脏出现的变化。局部收缩异常比心电图变化及心绞痛症状更早出现

肌梗死但由心电图无法诊断的急性胸痛，在发生胸痛时进行静息状态心脏超声检查是最恰当的举措[3]。对于**疑似UAP和NSTEMI的超声诊断，确认受检者胸痛是否还在持续是很重要的。**

需要其他诊断方法的情况

对于症状疑似ACS的受检者，在症状已消失且心脏超声检查中局部室壁运动也正常的情况下应该如何考虑呢？这种情况下，无论心脏超声检查结果是否支持ACS诊断，都必须再进行冠状动脉CT检查。在欧美国家，这种情况下多会继续进行负荷心脏超声检查，但是在日本，很少对疑似ACS的受检者进行负荷心脏超声检查。

图2.3.4总结了检查时如何从有无胸痛和局部室壁运动异常来进行诊断。

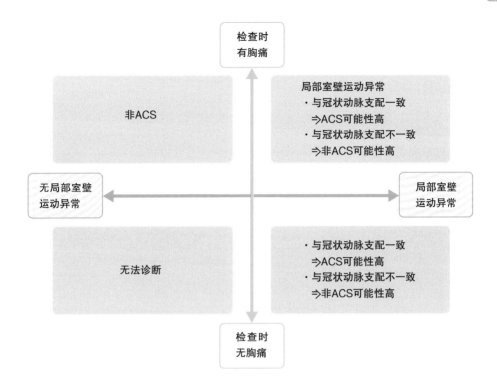

图2.3.4　通过心脏超声诊断ACS
是否为ACS取决于检查时胸痛是否持续、心脏超声检查是否发现局部室壁运动异常以及其与冠状动脉支配是否一致。
持续胸痛，而且与冠状动脉支配一致的部分有局部室壁运动异常，则受检者患ACS的可能性高。胸痛持续，但未发现
局部室壁运动异常时，根据缺血级联反应，则由心肌缺血引起ACS的可能性较低

●**参考文献**

1）Gould KL & Lipscomb K：Am J Cardiol, 34：48–55, 1974

2）Nesto RW & Kowalchuk GJ：Am J Cardiol, 59：23C–30C, 1987

3）Douglas PS, et al：J Am Soc Echocardiogr, 24：229–267, 2011

常规切面中冠状动脉的走行
理解局部室壁运动的解剖学

缺血性心脏病的局部室壁运动异常反映了冠状动脉的血流障碍，因此要评估局部室壁运动情况，就必须了解冠状动脉的解剖学。首先要了解冠状动脉的名称以及其解剖学的空间位置关系，然后还要知道其在心脏超声图中是如何呈现的。这些内容不只是胸痛诊断的基础，也是所有心脏超声诊断的基础。

心得 1　首先来了解冠状动脉

要了解缺血性心脏病的心脏超声检查，首先要了解冠状动脉的区域划分及其解剖学的空间位置关系。

缺血性心脏病是冠状动脉疾病。因此，要了解缺血性心脏病首先要了解冠状动脉，尤其是了解心脏超声检查中冠状动脉的解剖学走行。美国心脏协会将冠状动脉的每个部分都进行了编号。虽然近年来提倡考虑冠状动脉CT的新分类标准，但本书主要使用1975年的分类标准。

冠状动脉造影是将立体的结构投影在平面上，首先要了解冠状动脉造影中图像和心脏的位置关系。冠状动脉造影的基本切面分为第一斜位和第二斜位。第一斜位（右前斜位；right postero-anterior oblique view，RAO）是从患者的右前方向投照，第二斜位（左前斜位；left postero-anterior oblique view，LAO）是从患者的左前方向投照（图2.4.1Ⓐ）。不过一般冠状动脉造影的第一斜位是从正面倾斜30°（RAO 30°）投照，第二斜位是从正面倾斜60°（LAO 60°）投照。因此，第一斜位和第二斜位呈90°。图2.4.1Ⓑ展示了冠状动脉CT（VR像）从各方向观察的冠状动脉。

在心脏超声检查的基本切面中，第一斜位对应心尖两腔切面的图像，第二斜位对应心尖四腔切面的图像。但是心脏超声检查图像与冠状动脉造影图像的位置关系是相反的。

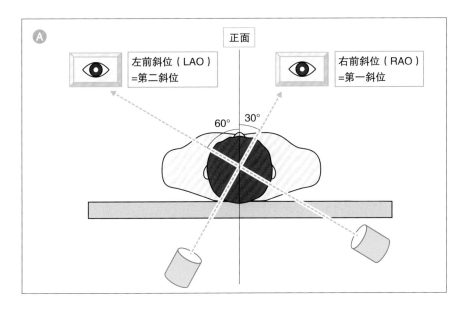

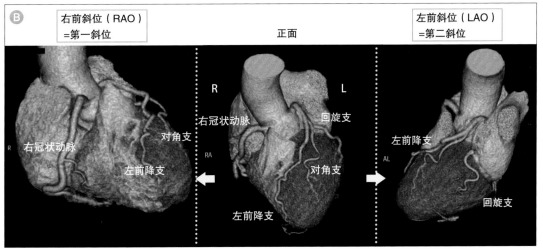

图2.4.1　第一斜位（RAO，右前斜位）和第二斜位（LAO，左前斜位）

Ⓐ：从患者头部看第一斜位和第二斜位。X线从背部穿出，在胸侧观察图像。Ⓑ：冠状动脉CT（VR像）观察到的第一斜位像（左）、正面像（中）和第二斜位像（右）的位置关系，以及冠状动脉在其中的位置

　　表2.4.1所示为美国心脏协会对冠状动脉的节段划分的定义，图2.4.2所示为相应节段在冠状动脉造影（第一斜位、第二斜位）中的分布，还展示了对应的冠状动脉CT图像。由于CT图像中看不到另一边的冠状动脉，所以在第一斜位的CT图像中看不到回旋支，在第二斜位的CT图像中看不到右冠状动脉。

表2.4.1　美国心脏协会对冠状动脉的节段划分

左、右冠状动脉		节段	起止
右冠状动脉		1	从右冠状动脉起点到右室支（RV）起点
		2	从右室支到锐缘支（AM）
		3	从锐缘支到4PD的房室沟经过的部分
		4PD	后降支：经过后室间沟的部分
		4PL	后侧支（PL）
左冠状动脉	左主干部	5	从左冠状动脉起始部到前降支/回旋支分叉部
	左前降支	6	从左前降支起始部到第一间隔支（SB1）
		7	从第一间隔支到第二对角支
		8	从第二对角支到前降支末端
		9	第一对角支（Dx1）
		10	第二对角支（Dx2）
	左回旋支	11	从回旋支起点到钝缘支（OM）
		12	钝缘支：从房室沟到穿过侧壁的部分
		13	从钝缘支到后侧支
		14	后侧支：走行于左侧房室沟，并支配心脏侧壁
		15	后降支：经过后室间沟的部分

Ⓐ 右冠状动脉

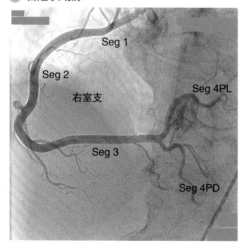
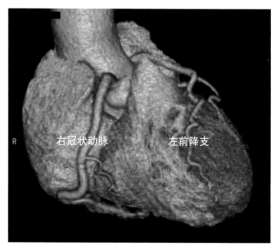

图2.4.2　冠状动脉的节段划分及对应的冠状动脉CT图像

Ⓐ：右冠状动脉。CT图像中几乎看不到经过心脏底部的部分

Ⓑ 左冠状动脉（第一斜位；右前斜位）

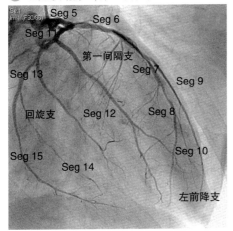

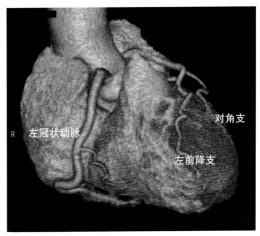

Ⓒ 左冠状动脉（第二斜位；左前斜位）

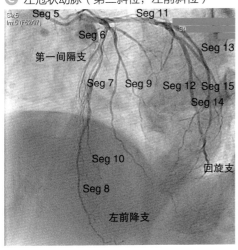

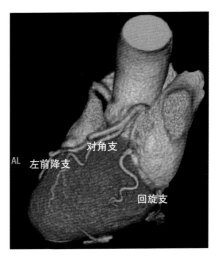

图2.4.2续　冠状动脉的节段划分及对应的冠状动脉CT图像

Ⓑ：左冠状动脉：第一斜位。CT图像中看不到背面的回旋支，间隔支从表面看不到，所以在CT图像上也看不到。Ⓒ：左冠状动脉：第二斜位

心得 **2** 仔细观察冠状动脉的供血区域

1）左前降支通过间隔支为室间隔供血，通过对角支为左心室侧壁区域供血。

2）左回旋支从主干发出的分支为后壁供血。

3）右冠状动脉的右室支为右心室供血，Seg 4PD为后间隔供血，Seg 4PL为下侧壁供血。

心脏超声检查诊断为缺血性心脏病时所必须了解的冠状动脉分支的解剖学特征。

左冠状动脉

左冠状动脉的左主干进一步分为左前降支和左回旋支。左前降支为从左心室前壁到心尖部的区域供血。重点是左前降支主干发出的间隔支为室间隔供血，左前降支主干发出的对角支为左心室侧壁区域供血（图2.4.3）。将室间隔（来自前降支主干的间隔支的供血区域）和侧壁（对角支供血区域）区分考虑，对于通过心脏超声检查理解局部室壁运动以及机械并发症等十分重要。

虽然左回旋支经过房室沟，但是实际上给后壁供血的不是其主干（Seg 11和Seg 13），而是其分支钝缘支（OM，Seg 12）和后侧支（PL，Seg 14）。正如冠状动脉CT图像所示，钝缘支、后侧支与对角支的位置邻近（图2.4.3Ⓑ）。因此，对角支和回旋支之间有时会形成一条侧支循环。

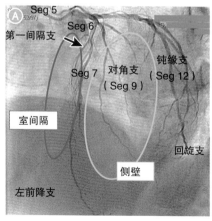
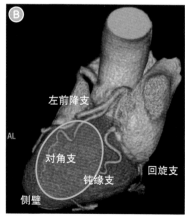

图2.4.3 左冠状动脉和室间隔的位置关系

室间隔区域（〇）由左前降支的分支间隔支供血。侧壁区域（〇）由对角支供血。对角支接近左回旋支和钝缘支（Seg 12）

另外，前降支和左回旋支的中间有时会有分支，被称为高侧支（high lateral branch，HL）。高侧支也为左心室侧壁及后壁供血。

右冠状动脉

右冠状动脉为右心室、室间隔的一部分（下壁侧）以及下壁供血。主干经过房室沟，室间隔以及下壁分别由Seg 4PD（后降支）以及Seg 4PL（后侧支）供血。Seg 4PD主要供应室间隔的下侧以及下壁靠近室间隔的部分。用冠状动脉造影可观察到Seg 4PD发出间隔支（图2.4.4Ⓐ）。

从室间隔可观察到前壁侧（2/3以上）由左前降支发出的间隔支供血，下壁侧由Seg 4PD发出的间隔支供血，室间隔位于左前降支和右冠状动脉Seg 4PD之间（图2.4.4Ⓑ）。两侧的间隔支都进入室间隔内，所以在以左前降支为罪犯血管的前壁心肌梗死中，常由右冠状动脉Seg 4PD经过间隔支形成侧支循环。在右冠状动脉病变导致的下壁心肌梗死中，反而由左前降支的间隔支经过Seg 4PD的间隔支，向Seg 4PD形成侧支循环。这从两者的解剖学关系来看就很好理解了。

另外，了解右冠状动脉的右室支为右心室后侧的2/3供血也很重要。虽然右心室的前1/3由左前降支供血，但是根据血流动力学被检测出来的（或者由心脏超声检查观察到的）右心室心肌梗死是右室支近段的右冠状动脉的病变导致的。

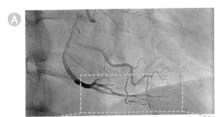
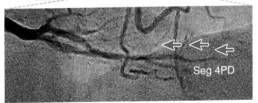
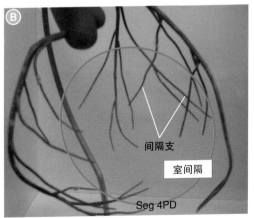

图2.4.4 右冠状动脉为室间隔下部供血

Ⓐ：从Seg 4PD发出了须状的间隔支。下面□内是扩大图。Ⓑ：左前降支的间隔支与右冠状动脉的Seg 4PD间隔着室间隔（○）相对，如冠状动脉模型所示

心得 3 胸骨旁左心室短轴切面中冠状动脉的走行

1）左冠状动脉从3点钟方向进入，右冠状动脉从9点钟方向进入。

2）左心室侧壁由对角支供血，室间隔由间隔支供血。

3）室间隔下壁侧由右冠状动脉Seg 4PD供血。

4）由冠状动脉的走行可以判断可能出现的侧支循环。

在胸骨旁左心室短轴切面上，左冠状动脉在右手方向，大约从3点钟方向进入，分支为经过前壁的前降支和朝向后侧壁的回旋支。右冠状动脉在左手方向，大约从9点钟方向进入，为下壁区域供血（图2.4.5）。

根据"第2章 秘传4 心得2"所述的冠状动脉的结构，在左前降支的支配区域，侧壁血供来自对角支，室间隔由左前降支主干发出的间隔支供血。回旋支区域的3～4点钟方向的侧壁区域由钝缘支（OM，Seg 12）供血，更靠近后壁的一侧由后侧支（PL，Seg 14）供血。有高侧支时，二尖瓣水平的对角支区域和钝缘支区域之间由高侧支供血。

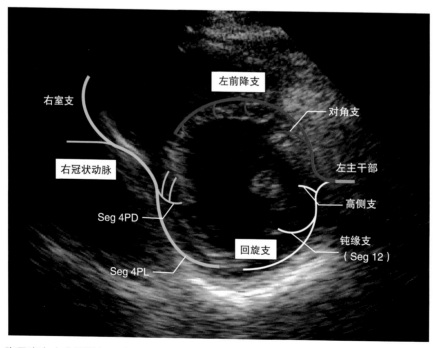

图2.4.5 胸骨旁左心室短轴切面上冠状动脉的走行

右冠状动脉如上所述，室间隔下部和与其连接的下壁区域由Seg 4PD供血，更靠近后壁的区域由Seg 4PL供血。另外，后壁主要由右冠状动脉支配的情况（Seg 4PL）和由左回旋支支配的情况，因人而异。右后室壁由来自右冠状动脉的右室支供血。

侧支循环基本通过心肌的互相连接与邻近的冠状动脉吻合形成。参考胸骨旁左心室短轴切面的冠状动脉走行就能得知侧支循环是如何建立的（图2.4.6）。

· 左前降支⇄间隔支⇄Seg 4PD；

· Seg 4PL⇄回旋支；

· 对角支⇄回旋支（钝缘支等）。

对角支和回旋支的侧支循环只参考胸骨旁左心室短轴切面有些难以理解，所以请结合"**第2章 秘传4 心得2**"所述的对角支和钝缘支的邻近关系理解。

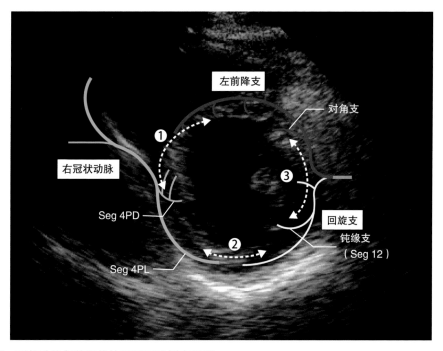

图2.4.6 冠状动脉各节段的位置关系及侧支循环
侧支循环是在相邻的冠状动脉间建立的，所以从冠状动脉走行的位置关系来看，可能出现在①左前降支—间隔支—Seg 4PD，②Seg 4PL—回旋支，③对角支—回旋支（双向虚线箭头所示）

心得 4　心尖四腔切面中冠状动脉的走行

1）心尖四腔切面相当于冠状动脉造影的第二斜位。

2）心尖四腔切面中室间隔区域由左前降支主干发出的间隔支供血，室间隔基底段由右冠状动脉Seg 4PD供血。

心尖四腔切面相当于冠状动脉造影的第二斜位。由于冠状动脉造影是从背部投射X线在胸部拍摄，所以其显示的结构和心脏超声图像中的方向相反（图2.4.7）。**前降支区域为室间隔及心尖，由左冠状动脉的主干（间隔支及Seg 8）供血**，室间隔基底段由右冠状动脉Seg 4PD供血。右冠状动脉的其他的左心室供血区域没有在心尖四腔切面上显示。后壁由左回旋支供血，右心室由右冠状动脉右室支供血。

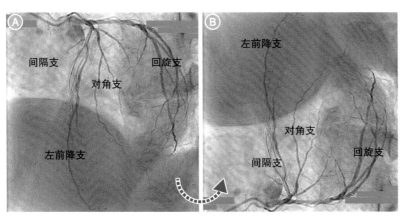

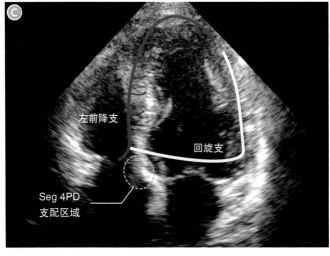

图2.4.7　心尖四腔切面中冠状动脉的走行
Ⓐ：冠状动脉造影的第二斜位图像。Ⓑ：图Ⓐ上下翻转后得到的图像。Ⓒ：心脏超声图像。室间隔基底段由Seg 4PD供血

心得 **5** 心尖两腔切面中冠状动脉的走行

1）心尖两腔切面相当于冠状动脉造影的第一斜位。

2）心尖两腔切面的左前降支区域（侧壁区域）由对角支供血，心尖部由 Seg 8供血。

3）下壁区域由右冠状动脉供血。

　　心尖两腔切面相当于冠状动脉造影的第一斜位。冠状动脉造影是从背部投射X 线在胸部拍摄，所以其显示的结构和心脏超声图像中的上下、左右方向都相反（图 2.4.8）。左前降支区域（主要拍摄了侧壁区域）由对角支供血，心尖部由Seg 8供 血。下壁区域由右冠状动脉供血。

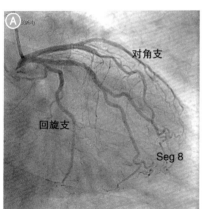
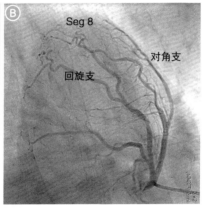
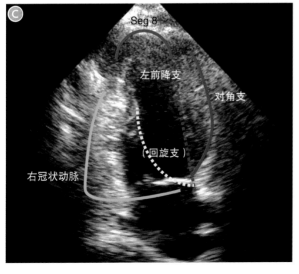

图2.4.8　心尖两腔切面中冠状动脉的走行

Ⓐ：冠状动脉造影的第一斜位图像。Ⓑ：将图Ⓐ上 下、左右翻转后形成的图像。Ⓒ：心脏超声图像。 心尖部以外的左前降支区域由对角支供血

心尖四腔切面主要展示的是前降支（间隔支）区域和回旋支区域，与其呈90°的心尖两腔切面则主要展示的是对角支区域和下壁区域。将两者的关系结合及两者与胸骨旁左心室短轴切面的关系一起考虑就能很好地理解了（图2.4.9）。

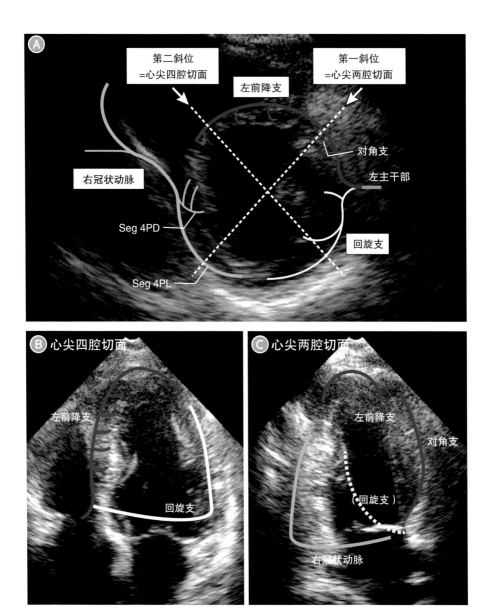

图2.4.9　心脏超声检查中的基本切面和冠状动脉的关系

胸骨旁左心室短轴切面（Ⓐ）的第一斜位图像相当于心尖两腔切面（Ⓒ）在对角支区域（侧壁）和右冠状动脉区域（下壁区域）的切面，第二斜位图像相当于心尖四腔切面（Ⓑ），是显示从左前降支主干发出的间隔支区域（室间隔）和回旋支区域的切面

心得 **6** 长轴切面中冠状动脉的走行

胸骨旁左心室长轴切面及心尖长轴切面有助于观察第一间隔支的支配区域。

图2.4.10展示了胸骨旁左心室长轴切面及心尖长轴切面中左前降支的走行。在此切面上可观察到室间隔基底段。室间隔基底段为左前降支的第一间隔支的供血区域，此区域的局部室壁运动评估有助于判定前壁心肌梗死时左前降支的责任范围（第2章 秘传5 心得1）。

两个长轴切面显示的前降支区域主要是间隔支的供血区域，但心尖部由Seg 8供血，且靠近心尖的部分多由第二对角支（Seg 10）供血。对侧区域的供血有可能来自右冠状动脉，也有可能来自左前降支，不能仅根据此切面来判定。

Ⓐ **胸骨旁左心室长轴切面** Ⓑ **心尖长轴切面**

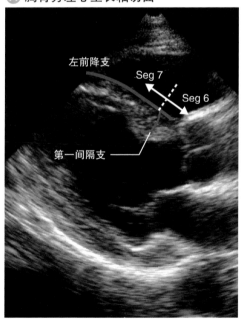
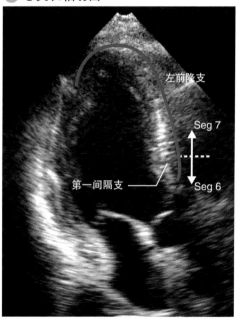

图2.4.10　胸骨旁左心室长轴切面以及心尖长轴切面中左前降支的走行
胸骨旁左心室长轴切面（Ⓐ）以及心尖长轴切面（Ⓑ）显示的室间隔底部由左前降支的第一间隔支供血。在冠状动脉的节段划分中，左前降支的第一间隔支近端为Seg 6，第一间隔支远端（至第二对角支为止）为Seg 7

心得 **7** 左心室 17 节段划分法

根据美国超声心动图学会的左心室17节段划分法也可得知冠状动脉的走行。

　　美国超声心动图学会的左心室17节段划分法常用于缺血性心脏病患者的局部室壁运动评估（图2.4.11）[1]。左心室17节段划分法根据冠状动脉支配区域将左心室划分为17节段。早期为16节段划分法，但考虑到心肌供血的图像诊断法，加入了心尖部，形成了17节段划分法。但心尖部对评估局部室壁运动情况的意义不大，所以进行局部室壁运动评估时，使用16节段划分法和17节段划分法没有区别。

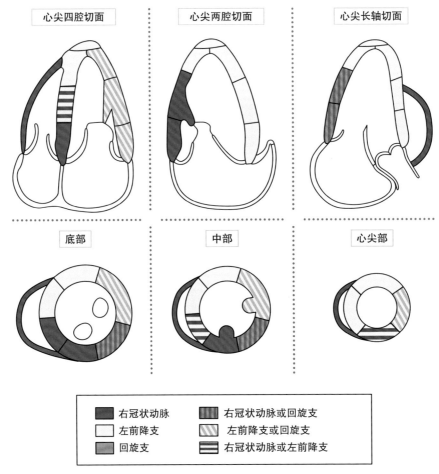

图2.4.11　左心室17节段划分法及冠状动脉的供血区域[1]

左心室17节段划分法是基于冠状动脉的供血区域划分的。冠状动脉的供血区域因人而异，也有些区域无法确定其供血的血管

左心室17节段划分法也考虑了冠状动脉的走行，图2.4.12在左心室17节段划分法的基础上重叠展示了冠状动脉的走行。通过重叠，可以看出左心室17节段划分法也考虑了上述Seg 4PD的走行等（笔者认为将心尖两腔切面的侧壁粗略地看作左前降支的供血区域是有问题的）。

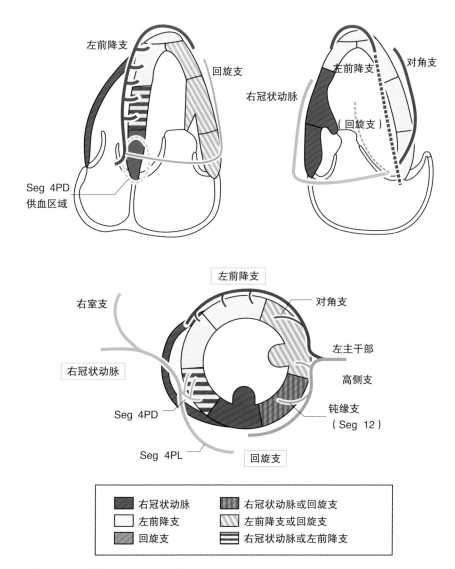

图2.4.12　左心室17节段划分法及冠状动脉的走行[1]

将左心室17节段划分法结合冠状动脉的走行，可知左心室17节段划分法与从冠状动脉血流走行角度看的血流支配区域一致

●**参考文献**

1 ）Lang RM, et al: J Am Soc Echocardiogr, 18: 1440–1463, 2005

急性心肌梗死
局部室壁运动异常的出现与冠状动脉的解剖学走行一致

在急性心肌梗死中，与前文所述的冠状动脉走行一致的范围内出现的缺血，可导致局部室壁运动异常。另外，血流阻塞的状态不同，局部室壁运动异常的程度也会不同。根据这些情况可以推断局部室壁运动异常引起的冠状动脉病变的情况。本书以急性心肌梗死为例，重点阐述如何评估局部室壁运动异常。

心得 1　　由局部室壁运动异常推断冠状动脉罪犯病变部位

1）缺血性心脏病患者的局部室壁运动异常出现在与冠状动脉解剖学走行一致的区域。
2）急性心肌梗死患者的局部室壁运动异常的边界区域相当于冠状动脉的罪犯病变部位。

根据"第2章 秘传4"所示，左心室的各心肌区域由与其对应的冠状动脉的分支供血。当某个冠状动脉闭塞时，其支配区域中的左心室区域的血流就会中断（假设无侧支循环）。反之，如果某个区域的室壁运动消失，则提示支配该区域的冠状动脉的血流中断。但在罪犯病变近端的血流不会受到影响。也就是说，当发生急性心肌梗死时，冠状动脉闭塞可引起闭塞部位（罪犯病变）远端支配区域的室壁运动异常，而闭塞部位近端区域的室壁运动不变。换言之，**局部室壁运动异常的边界区域相当于冠状动脉的罪犯病变部位**，即正确把握室壁运动异常出现的区域，考虑为该区域供血的冠状动脉，就可以推断出罪犯病变的位置。

由于存在不完全闭塞和侧支循环，室壁运动异常的区域和冠状动脉病变区域也不一定一致，但急性心肌梗死患者常表现为一致。首先以前壁心肌梗死为例，阐述诊断的基本原则。

左前降支的第一间隔支的近端是Seg 6，然后是Seg 7。第一间隔支为室间隔基底段供血。由于前壁心肌梗死，一旦比第一间隔支更近的部位（Seg 6）闭塞，室间

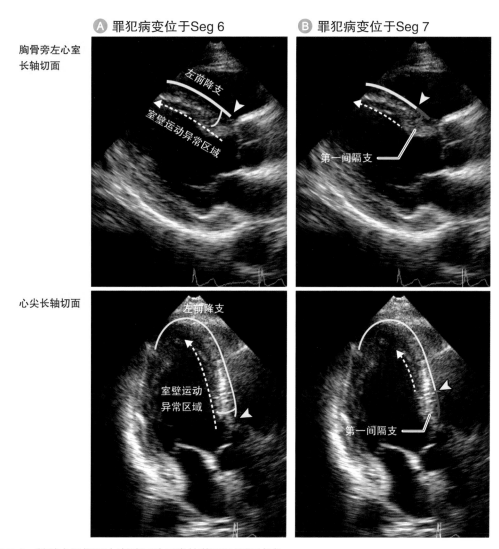

图2.5.1　前壁心肌梗死中室壁运动异常的范围及罪犯病变

Ⓐ：罪犯病变（▷）位于Seg 6（比第一间隔支近），室壁运动异常范围（虚线箭头）包含室间隔基底段。Ⓑ：罪犯病变位于Seg 7时，室间隔基底段的室壁运动不变

隔基底段的局部室壁运动就会受到影响（**图2.5.1Ⓐ**），若比第一间隔支更远的部位（Seg 7）闭塞，室间隔基底段的室壁运动不变（**图2.5.1Ⓑ**）。故而推测，若室间隔基底段室壁运动低下则罪犯病变位于Seg 6，若室间隔基底段室壁运动不变则罪犯病变位于Seg 7。

　　对于前壁心肌梗死的患者，根据室壁运动异常推测罪犯病变部位是基本方法。在以下的小节中使用了同样的方法来阐述各种冠状动脉罪犯病变部位的推测方法。

心得 **2** 前壁心肌梗死的诊断方法

1）在前壁心肌梗死患者的心脏长轴切面中，若室间隔基底段的室壁运动低下，则罪犯病变位于Seg 6，若不变则罪犯病变位于Seg 7。

2）在胸骨旁左心室短轴切面中，若二尖瓣水平的侧壁区域的室壁运动低下，则罪犯病变位于Seg 6的可能性高。

前壁心肌梗死中罪犯病变部位推测的方法为：在胸骨旁左心室短轴切面及心尖长轴切面中，通过室间隔基底段（第一间隔支的供血区域）有无局部室壁运动异常来辨别罪犯病变是位于Seg 6还是Seg 7。当Seg 6为罪犯病变部位但未完全闭塞时，室间隔基底段的室壁运动会低下但并未消失。若前壁心肌梗死时室间隔基底段的室壁运动低下，则考虑Seg 6为罪犯病变部位。

室间隔基底段的室壁运动情况不明了时，可参考胸骨旁左心室短轴切面的侧壁（对角支供血区域）的情况。第一对角支在比第一间隔支更远的位置有很多分支（图2.5.2Ⓐ）。因此，若Seg 6闭塞，则流向第一对角支的血流就会中断。而Seg 7为罪犯病变部位时，多在比第一对角支更远的位置发生闭塞，侧壁的血流不变。在胸骨旁左心室短轴切面中，若**二尖瓣水平**的侧壁（侧壁）的室壁运动低下，则推断Seg 6为罪犯病变部位，若不变，则考虑Seg 7为罪犯病变部位（图2.5.2Ⓑ）。侧壁无法看清的情况也不少，由侧壁的室壁运动推测比由室间隔基底段的室壁运动推测，准确性低，所以应仅作为参考。

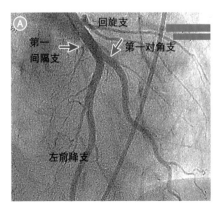
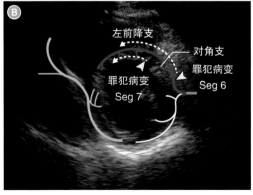

图2.5.2 胸骨旁左心室短轴切面观察前壁心肌梗死的罪犯病变

Ⓐ：第一对角支在比第一间隔支更远的位置分支多。Ⓑ：在罪犯病变位于Seg 6的患者中，胸骨旁左心室短轴切面的二尖瓣水平侧壁的室壁运动异常（虚线箭头）；而在罪犯病变位于Seg 7的患者中，其侧壁的室壁运动多不变

心得 **3** 后壁心肌梗死的诊断方法

1）Seg 11为罪犯病变部位：侧壁至后壁发生局部室壁运动异常。

2）Seg 12为罪犯病变部位：仅侧壁发生局部室壁运动异常，后壁的室壁运动不变。

3）Seg 13为罪犯病变部位：近后壁发生局部室壁运动异常，侧壁的室壁运动不变。

当发生后壁心肌梗死（左回旋支病变）时，在胸骨旁左心室短轴切面可鉴别Seg 11、Seg 12、Seg 13哪个是导致侧壁局部室壁运动异常的罪犯病变部位（图2.5.3）。在胸骨旁左心室短轴切面中，钝缘支（Seg 12）为3~4点钟方向的侧壁区域供血。更靠近后壁的区域由后侧支（Seg 14）供血。Seg 11为从回旋支起始部到钝缘支（Seg 12）的主干，Seg 13为比钝缘支更远的主干（至Seg 14PL为止），所以当Seg 11为罪犯病变部位时，Seg 12和Seg 14的相应供血区域，也就是侧壁至后壁，发生局部室壁运动异常。当Seg 13 为罪犯病变部位时，仅比钝缘支（Seg 12）更远的位置出现缺血，所以侧壁区域的局部室壁运动不变，仅后壁出现室壁运动异常。当Seg 12为罪犯病变部位时，仅侧壁发生室壁运动异常，后壁的室壁运动不变。

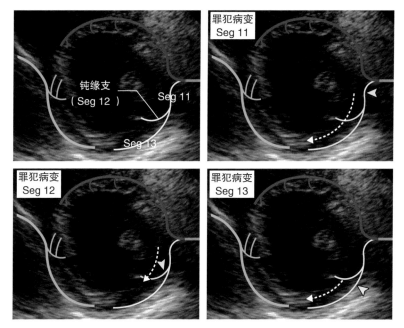

图2.5.3 从胸骨旁左心室短轴切面观察的后壁梗死患者的罪犯病变
显示由不同回旋支的闭塞部位（▷）引起的局部室壁运动异常范围（虚线箭头）的不同

心得 **4** 下壁心肌梗死的诊断方法

1）发生下壁心肌梗死时，若右心室后壁的室壁运动异常，则罪犯病变位于
Seg 1；若无异常，则罪犯病变位于Seg 2以远。

2）在Seg 1闭塞的情况下，局部室壁运动异常多从下壁底部开始扩散。

3）从局部室壁运动异常的程度及扩散情况可推断流向Seg 4PD和Seg 4PL的
血液循环状况。

下壁心肌梗死（右冠状动脉病变）中罪犯病变部位推断的基础是Seg 1和Seg 2
以远的鉴别。Seg 1（右冠状动脉近位部）为从右冠状动脉起始部到右室支的起始
部。所以当Seg 1为罪犯病变部位时，流向右室支的血流中断，同时发生右心室心肌
梗死。当Seg 2以远为罪犯病变部位时，右心室室壁运动不变。因此，**若右心室（后
壁）出现局部室壁运动异常，则罪犯病变位于Seg 1，若此处无异常，则病变位于
Seg 2以远**。右心室后壁的室壁运动情况在**胸骨旁左心室短轴切面**上观察比在心尖四
腔切面上观察更容易理解。在短轴切面上右心室难以被观察到时，通常将探头稍微
倾斜一点，将右心室置于图像中心来观察。

右心室多由侧支循环供血，且对缺血的耐受性强。因此，就算右冠状动脉的近
段发生闭塞，也不一定出现血压低下等典型的右心室心肌梗死的症状。但即使在这
种情况下也能发现右心室的室壁运动异常，切不可因为血压正常排除Seg 1为罪犯病
变部位的可能性。**右心室心肌梗死在急性期不一定会引发右心室增大**，因此即使无
右心室增大也不能完全排除右心室心肌梗死可能性。右心室内径大小对于急性期的
右心室心肌梗死的鉴别无显著意义。

因为有多条右室支，所以当罪犯病变位于Seg 2时，第二条以后的右室支的血流
也会受到影响，且靠近心尖部的区域会发生室壁运动异常。在胸骨旁左心室短轴切
面上，仅在靠近心尖部的切面发生室壁运动异常时，不能排除Seg 2为罪犯病变部位
的可能性。**当二尖瓣水平的右心室室壁运动异常时，可推断Seg 1为罪犯病变部位**。

Seg 1为罪犯病变部位时，除右心室的室壁运动异常，下壁区域整体会陷入缺血
状态，因此，胸骨旁左心室长轴切面及心尖长轴切面中下壁室壁运动消失多是从左
心室底部开始的。但这不是起决定性作用的鉴别要点，仅能作为参考。

Seg 4PL和Seg 4PD供血区域的评估

虽然与罪犯病变部位的推断不一定有关，但在观察胸骨旁左心室短轴切面中下壁心肌梗死时，**对Seg 4PD供血区域（间隔下部至下壁）和Seg 4PL供血区域（下壁至后壁）的室壁运动异常分开评估**，对心肌梗死的病情评估也有帮助。如"**第2章 秘传4 心得3**"所述，Seg 4PD通过间隔支从左前降支为侧支循环供血，Seg 4PL从左回旋支为侧支循环供血。因此，若到Seg 3为止存在罪犯病变，则流向Seg 4PD供血区域及Seg 4PL供血区域的血液循环状态可能不同。将这两个区域分开评估，能更加详细地评估急性期的侧支循环及之后的恢复过程（图2.5.4）。两者的边界并不明确，大致认为在后乳头肌一带。

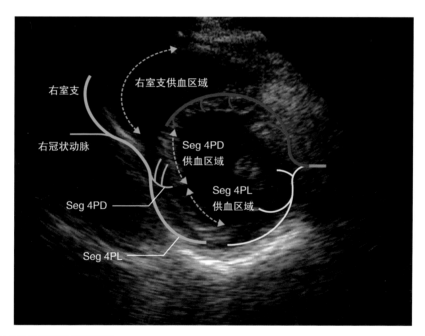

图2.5.4　右冠状动脉的血流供给

右心室的后壁侧2/3由右冠状动脉的右室支供血。该区域的室壁运动消失时，罪犯病变位于Seg 1。为左心室下壁供血的是Seg 4PD和Seg 4PL，Seg 4PD为从室间隔下部到下壁（几乎到后乳头肌）供血，Seg 4PL为下壁至后壁供血。但后壁的血流供给分为右冠状动脉供给和回旋支供给两种情况

心得 5 心脏后壁区域室壁运动异常的诊断

1）诊断下壁心肌梗死与后壁心肌梗死的基础是心尖两腔切面和心尖四腔切面。

2）如果在胸骨旁左心室短轴切面中发现室间隔下部室壁运动异常，那么相较于左回旋支，右冠状动脉是罪犯血管的可能性更高。

3）如果在胸骨旁左心室短轴切面中后壁整体室壁运动异常，那么相较于右冠状动脉，左回旋支是罪犯血管的可能性更高。

右冠状动脉和左回旋支的个体差异大。后降支（posterior descending artery，PD）和左室后支（posterior lateral artery，PL）若由右冠状动脉分支形成，则称为冠状动脉右优势型；若由左回旋支分支形成，则称为冠状动脉左优势型（图2.5.5）。

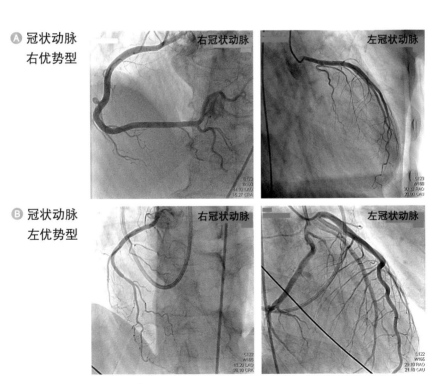

图2.5.5 冠状动脉右优势型与左优势型

Ⓐ：右优势型中回旋支狭窄病例。回旋支像图中一样的情况不多，大多都分支出了Seg 11～Seg 14。Ⓑ：左优势型中右冠状动脉狭窄病例。左回旋支一直分布到左心室下部（右图）

90%的日本人都呈右优势型，余下10%的人呈左优势型。这里主要以右优势型为例来进行分析，因此有些内容可能并不适用于左优势型的诊断。在胸骨旁左心室短轴切面中仅后壁区域有室壁运动异常的情况下，单凭超声心动图无法判断左、右优势型，也无法判断哪条冠状动脉是罪犯血管。

右冠状动脉病变和左回旋支病变

单凭胸骨旁左心室短轴切面无法判断罪犯血管时，可以考虑从心尖四腔切面或心尖两腔切面入手。心尖四腔切面覆盖了左回旋支区域，心尖两腔切面覆盖了右冠状动脉区域，因此可根据具体从哪个切面上发现室壁运动异常来进行判断。但若右冠状动脉或左回旋支粗大，那么很难依靠上述两种切面进行判断。

用胸骨旁左心室短轴切面诊断的关键点之一在于，判断下壁区域室壁运动异常范围是否包括了室间隔下部。即使在左优势型右冠状动脉狭窄病例中，左回旋支也只覆盖室间隔下部的部分区域，因此类似**图2.5.6**的后壁心肌梗死的情况，室壁运动异常基本不会扩散到室间隔下部（**图2.5.6Ⓐ**）。如果在心尖四腔切面中判断出室间隔基底段出现室壁运动异常，应优先考虑右冠状动脉病变的可能性而不是左回旋支病变。

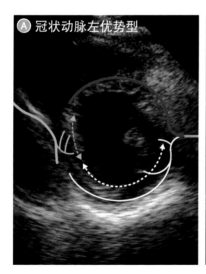
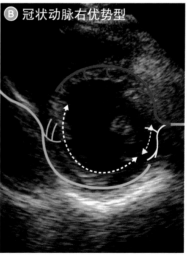

图2.5.6　胸骨旁左心室短轴切面中的冠状动脉左优势型和右优势型

Ⓐ：在冠状动脉左优势型中，若回旋支为罪犯血管，那么大多数情况下，尽管其发出了很多钝缘支，但左心室下壁运动会减低，而室间隔下部可能不会受累。Ⓑ：在冠状动脉右优势型中，若右冠状动脉为罪犯血管，那么室壁运动异常区域很少扩散至前侧壁。双向白色虚线箭头表示出现室壁运动异常的范围

即使是在左回旋支（右优势型）狭窄的情况下，右冠状动脉供血到高位侧壁的情况也并不常见。因此，在胸骨旁左心室短轴切面中，若后壁3~4点钟方向区域也存在室壁运动异常，一般考虑左回旋支为罪犯血管（图2.5.6Ⓑ）。若发现右心室后壁的室壁运动异常，则推断右冠状动脉Seg 1为罪犯血管。然而，有时即使考虑到上述要点，也会出现无法诊断的情况，这或许就是超声心动图的局限性。

心得 6　应留意左主干闭塞

1）若左前降支供血区域到回旋支供血区域出现连续室壁运动异常，诊断为左主干闭塞（7~11点征）。

2）不能忽视室间隔保持正常室壁运动的左主干闭塞。

左主干（left main trunk，LMT）闭塞是心肌梗死中危险程度最高的类型，患者多在心肌梗死发病早期休克。左主干闭塞患者的心电图表现为广泛的ST段压低，伴aVR导联ST段抬高。心肌缺血也会累及传导系统，导致传导系统异常，这种情况很难仅依靠心电图进行诊断，而超声心动图能够迅速诊断左主干闭塞。

左主干闭塞的超声心动图

左主干闭塞可以看作左前降支近端和左回旋支近端同时闭塞。超声心动图表现为左前降支和左回旋支供血区域都出现室壁运动异常。胸骨旁左心室短轴切面可以同时观察这两个区域的室壁运动（图2.5.7），这时在胸骨旁左心室短轴切面中表现为仅7~11点钟方向区域内的室壁运动正常，因此左主干闭塞又被称为"7~11点征"。若在胸骨旁左心室短轴切面中上述两个区域存在连续室壁运动异常，则能够判断左前降支和左回旋支这两支近端同时闭塞。若两支中任意一支不存在近端闭塞，则两个区域间便会存在正常收缩的区域（若两支都有起始部闭塞，那么这等同于左主干闭塞，需要采取相同的治疗方法）。

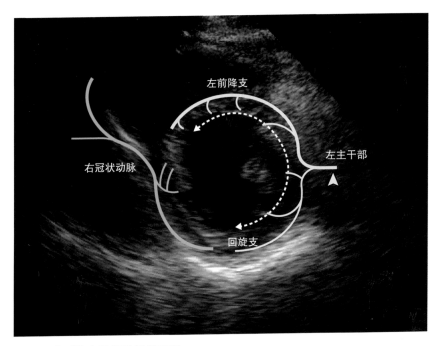

图2.5.7　左主干闭塞时的室壁运动异常表现
左主干闭塞（▷）导致左前降支和回旋支从起始部开始出现整体血液循环障碍。左前降支、回旋支的供血区域整体出现室壁运动异常（双向白色虚线箭头）

不要被室间隔的"正常"室壁运动蒙蔽

　　被送到医院的左主干闭塞患者大多是发生了左主干次全闭塞，患者一般侧支循环良好，即使左冠状动脉支配区域供血不足，也能暂时维持血液循环。血液从右冠状动脉Seg 4PD通过间隔支流入左前降支为常见的侧支循环路径（**图2.5.8**）。为了维持血液流入前降支，室间隔会保持一定的室壁运动，有时会表现为接近正常的心脏收缩（甚至表现为强直收缩）。这种情况下，要注意不能被室间隔的室壁运动迷惑，忽视侧壁的室壁运动异常，而误诊为后壁心肌梗死。即使胸骨旁左心室短轴切面中室间隔仍保持正常室壁运动，但侧壁到后壁出现连续室壁运动异常，也需要考虑左主干闭塞的可能性。

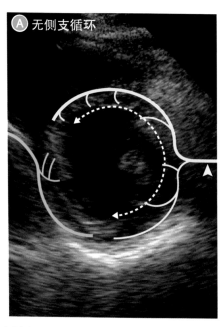
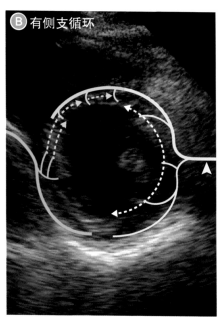

图2.5.8　侧支循环对左主干闭塞的影响

被送到医院的左主干闭塞患者大多侧支循环良好，血液从右冠状动脉Seg4PD通过间隔支流入左前降支为常见的侧支循环路径（Ⓑ）。这种情况下侧支循环供血至室间隔区域，让室间隔保持一定的室壁运动，有时室壁运动异常区域范围（双向白色虚线箭头）从左心室侧壁延伸至后壁（Ⓑ）。而室间隔的"正常"室壁运动也成为左主干闭塞被漏诊的原因

心得 **7**　　次全闭塞或有侧支循环

1）在急性心肌梗死的病变区域中，还保持正常室壁运动的区域仍有供血。

2）罪犯病变部位室壁运动尚未完全消失时可能是次全闭塞。

3）次全闭塞的发病部位近端能够最大程度保持正常的局部室壁运动。

4）罪犯病变部位以外的发病部位若保持不连续的局部室壁运动，应考虑存在侧支循环。

5）侧支循环血液由最近的冠状动脉提供。

　　评估局部室壁运动的基础是，理解保持正常室壁运动的部位仍有血供。次全闭塞的急性心肌梗死表现为：①罪犯病变未完全闭塞；②侧支血管能向病变部位供血。因此可通过判断病变部位还残存何种程度的局部室壁运动来推断罪犯病变部位的闭塞状态以及侧支循环的路径。

推测次全闭塞

从室壁运动异常区域邻近部位的室壁运动状态来判断罪犯病变部位的闭塞状态。虽然有次全闭塞患者的发病部位整体室壁运动正常的情况，但是一般来说，次全闭塞的特征是近端最大程度保持正常的室壁运动，远端室壁运动逐渐减低。特别是在血管高度狭窄，只有很少血供的情况下，只有罪犯病变部位的近端会残存室壁运动。因此，若室壁运动正常区域和异常区域的临界部位室壁运动尚未完全消失，仍保留小范围的室壁运动，可以推断罪犯病变部位为次全闭塞并且高度狭窄（图2.5.9）。若临界部位清晰，近端室壁运动消失，则完全闭塞的可能性较高。

推测侧支循环状态

侧支循环供血并非一定维持的是离罪犯病变部位较近部位的室壁运动。若远端部位存在正常的局部室壁运动，也要考虑存在侧支循环（在罪犯病变部位附近有较近部位侧支循环的情况，很难与次全闭塞区分开）。要从解剖学上考虑侧支循环的形成。侧支循环是血液由最近的冠状动脉通过心肌内部而形成的，由上一节（**心得6**）中胸骨旁左心室短轴切面中的冠状动脉走行可知，其侧支循环的形成途径是：

Ⓐ 罪犯病变部位完全闭塞

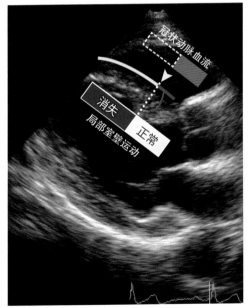

Ⓑ 罪犯病变部位不完全闭塞（高度狭窄）

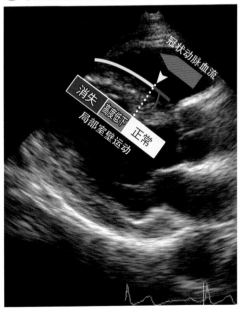

图2.5.9　推断罪犯病变部位的闭塞状态
周边部位存在室壁运动时可能为次全闭塞

①左前降支⇄间隔支⇄Seg 4PD；②Seg 4PD⇄回旋支；③对角支⇄回旋支。在评估局部室壁运动时，只要考虑到上述解剖学上的关系就能推测出侧支血管由哪条冠状动脉供血。

通过残存的局部室壁运动保持正常的范围也能推测出侧支循环的血流量。例如，在前壁心肌梗死的病例中，若侧支循环血液从右冠状脉Seg 4PD通过间隔支流入左前降支（假设罪犯病变部位为完全闭塞），如果没有侧支血流，那么室间隔基底段附近的室壁运动就会消失（图2.5.10Ⓐ）。如果存在来自右冠状动脉的侧支循环，那么由于侧支循环血流通过间隔支输入，右冠状动脉附近的室间隔基底段将保持正常的室壁运动。侧支循环血流越丰富，保持正常室壁运动的范围就会越往前壁扩大，室壁运动消失（akinesis）的范围也就越小（图2.5.10Ⓑ、Ⓒ）。室壁运动消失的范围越小就代表着来源于右冠状动脉的侧支循环越良好。如上一节（**心得6**）中提到的那样，在左主干闭塞的病例中，若流入间隔支的侧支循环良好，就可观察到基本正常的室间隔运动。

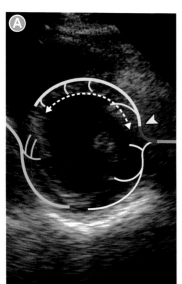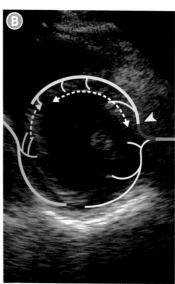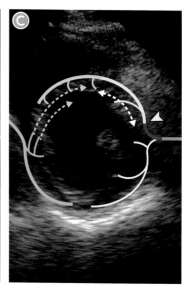

图2.5.10　推测在前壁心肌梗死中来自右冠状动脉的侧支循环

在没有侧支循环的情况（Ⓐ）下，局部室壁运动消失的范围（双向白色虚线箭头）一直扩大到室间隔基底部。Ⓑ→Ⓒ：随着侧支循环供血量增多，室壁运动消失的范围变小，可以从室壁运动消失的范围大小来推测侧支循环的形成

心得 8　多支病变的观察方法

1）抱有"存在多支病变的可能性"的想法进行思考，确认冠状动脉各节段的状态。

2）若为完全闭塞病变，能保持良好的侧支循环并且室壁运动正常，应考虑慢性完全闭塞的可能性。

3）若心肌血液恢复自然流通，但局部室壁运动低下，那么存在罪犯病变的可能性较高。

4）若确定局部室壁运动异常不是由其他病变引起的，那么为局部室壁运动异常区域供血的血管很可能是罪犯血管。

5）局部室壁运动消失且明显室壁厚度变小，说明有慢性病变的可能。

在ACS中有不少存在多支血管病变的病例，也有一些无症状心肌梗死的病例。多支病变不一定是所有病变血管的供血区域都出现室壁运动异常，但是至少要筛查出已经出现室壁运动异常的多支病变。因此，要时常抱有"存在多支病变的可能性"的想法进行思考，即使已经确认了罪犯血管，依然需要确认其他冠状动脉的供血区域是否也存在室壁运动异常。

如何推测罪犯病变

多支病变病例中罪犯病变的确认，直接关系到要在哪个部位进行经皮冠状动脉介入治疗（PCI）。治疗多支病变，是在急性期开通所有病变好，还是只对罪犯病变进行再血管化好，至今仍有争议。就算能够实现对所有病变部位进行PCI治疗，在对一些患有肾脏疾病的患者进行手术时，也不得不考虑对比剂使用量的问题，这时就需要限定实施手术的部位。

即使实施了冠状动脉造影，罪犯病变部位的确认也并不简单。在一些多支病变病例中，若仅有冠状动脉一处闭塞，并且闭塞部位在心电图和超声心动图中表现一致，那么便能很简单地确认罪犯病变部位。但是，若罪犯病变部位已自然再通，并且有两个部位以上存在高度狭窄的情况，便很难确认罪犯病变部位。有不少病例存在两处及以上的闭塞病变。若仅有一支闭塞，但闭塞病变为慢性完全闭塞病变（chronic total occlusion，CTO），可能高度狭窄的部位就是罪犯病变部位。

从临床上来说，通过冠状动脉造影中的病变状态（冠状动脉内血栓的状态以及进入抽吸导管的困难程度等）、侧支循环的形成状况等能够确认罪犯病变部位，但是其准确性有限。斑块破裂不一定是由高度狭窄病变导致的，狭窄率也不一定就是罪犯病变的指标。如果能够在PCI治疗前从超声心动图中推测出罪犯病变部位，就能为PCI治疗提供有用的信息。

从超声心动图中推测罪犯病变部位

在闭塞部位中，若其他病变血管的供血区域未出现室壁运动异常，那么就能简单地推测出罪犯病变部位。但是，若冠状动脉再通后血液循环良好（TIMI血流3级），罪犯血管供血区域保持正常局部室壁运动，那么便很难推测出罪犯病变部位。在完全闭塞病变的病例中，如果罪犯血管供血区域能够保持良好的侧支供血，并且对应区域的局部室壁运动正常，那么冠状动脉病变很可能是CTO（仅限于发病早期，因为即使是罪犯病变部位，受侧支循环的影响在一定时间后也会恢复正常的室壁运动）。

自然再通的冠状动脉供血区域室壁运动低下，需要思考是否该区域为罪犯病变部位。即使血流恢复，心肌收缩也会在一段时间内持续消失，这是由心肌缺氧导致的。特别是在出现症状的时间短、血流恢复良好（TIMI血流3级）的情况下，若室壁运动低下，则很有可能就是上述情况。但是如果有高度狭窄，那么更有可能是血流慢性障碍（TIMI血流≤2）导致的心肌冬眠，不能将其确定为罪犯病变。

局部室壁运动消失的区域出现室壁厚度变小以及回声增强等情况，提示该区域之前可能出现过心肌梗死，若对应病变为完全闭塞，可以考虑为CTO。这种情况下，心肌存活率低，即使实施再血管化治疗也有可能无法改善局部室壁运动情况。

在有多支病变的ACS中推测罪犯病变部位的方法总结如下（表2.5.1）。

表2.5.1　在有多支病变的ACS中推测罪犯病变部位

病变部位		超声心动图表现	罪犯病变可能性
完全闭塞		室壁运动消失	可能是罪犯病变，也有可能不是
		室壁运动消失且室壁变薄	慢性闭塞病变可能性高
	侧支循环良好	室壁运动正常	新发病的慢性闭塞病变可能性高
		室壁运动低下	无法判定
未闭塞		室壁运动正常	无法判定
	有高度狭窄	室壁运动低下	无法判定
	血流良好	室壁运动低下	有罪犯病变的可能性

若局部室壁运动消失区域被周围心肌的收缩运动牵引而出现活动，很有可能为慢性病变。

心得 **9** 评估局部室壁运动情况的秘诀

考虑能否明确冠状动脉病变的发病机制。

前面已经阐述了如何在超声心动图中通过局部室壁运动情况推断：①罪犯病变部位；②罪犯血管的闭塞状态；③侧支循环状态（**表2.5.2**中再次整理了推测罪犯病变部位的关键点）。综合这些因素，就能通过超声心动图推断出冠状动脉病变的状态。因此，评估局部室壁运动时不应只停留在对表象的记述，也要思考一下冠状动脉病变的发病机制。

在判断出"前壁存在室壁运动异常"后，像"罪犯病变为Seg 6完全闭塞，有来自右冠状动脉的少量（poor）侧支供血"这样对结果进行解释也十分重要。如果从各切面得出的推测不一致，可能是对局部室壁运动情况评估的某个环节出现了错误。如果从解剖学角度无法解释，那么可能不是缺血性心脏病。超声心动图也能为明确发病机制提供参考。明确发病机制有助于更精准地评估局部室壁运动情况。

"明确冠状动脉病变发病机制"才是真正提高评估室壁运动能力的"终极秘诀"。

表2.5.2　通过超声心动图推断急性心肌梗死的罪犯血管

罪犯血管	室壁运动异常区域	可观察切面	推测罪犯病变部位
左前降支	室间隔至心尖	胸骨旁左心室长轴切面 心尖长轴切面	室间隔基底段的室壁运动，若异常则为Seg 6，若正常则为Seg 7
	左心室侧壁	左心室短轴切面 心尖两腔切面	侧壁的室壁运动，若异常则为Seg 6，若正常则为Seg 7
左回旋支	侧壁至后壁	左心室短轴切面 心尖四腔切面 （心尖长轴切面）	侧壁的室壁运动，若异常则为Seg 11或Seg 12，若正常则为Seg 13
右冠状动脉	下壁至后壁	左心室短轴切面 心尖长轴切面 心尖两腔切面	到基底部的室壁运动，若异常则可能为Seg 1
	右心室（后壁）	左心室短轴切面 心尖四腔切面	右心室后壁的室壁运动，若异常则为Seg 1，若正常则为Seg 2以远

心得 **10** 鉴别缺血性心脏病与心肌疾病

1）表现为大范围左心室收缩功能减低的可能是缺血性心脏病。

2）出现与冠状动脉供血区域不一致的室壁运动异常时，心肌疾病的可能性高。

3）鉴别缺血性心脏病和心肌疾病的关键点在于室壁运动异常范围是否只限定在各节段的供血区域内。

4）若前壁室壁运动异常，而心尖部保持较正常的室壁运动，很可能不是缺血性心脏病。

5）有时局部室壁厚度变小也能提供参考信息。

　　之前主要围绕ACS（特别是急性心肌梗死）超声心动图中的局部室壁运动异常进行了讲解说明。慢性冠状动脉疾病的症状不只有胸痛，也有不少病例的主要症状是呼吸困难等心力衰竭症状。当遇到由收缩功能障碍引起的心力衰竭时，我们时常难以区分其病因是缺血性心脏病还是心肌疾病。表现为心力衰竭的缺血性心脏病多数为多支病变，很多时候难以仅凭心电图来判断。

　　超声心动图只能在一定程度上鉴别缺血性心脏病和心肌疾病，这里提供了几个鉴别要点以供参考。

观察局部室壁运动异常的范围

　　缺血性心脏病的局部室壁运动异常范围，是对应冠状动脉解剖学走行的。如果局部室壁运动异常的范围与冠状动脉解剖学走行不一致，那么很可能为心肌疾病。或者如上一节（**心得9**）中所述，如果无法明确冠状动脉病变的发病机制，那么可以考虑心肌疾病的可能性。但是表现为心力衰竭的缺血性心脏病多数为多支病变，局部室壁运动异常的分布范围也十分复杂。如果还有侧支循环，情况就更加复杂了。因此，判断局部室壁运动异常的范围与冠状动脉供血区域是否一致其实并不简单。

　　判断局部室壁运动异常的范围与冠状动脉供血区域是否一致的关键在于考虑室壁运动异常范围是否只限定在各节段的供血区域内。在ASE的左心室17节段划分法的基础上，若室壁运动异常的范围未限定在左心室各节段供血区域内，而是一直扩大，那么很可能为心肌疾病（图2.5.11，2.5.12）。

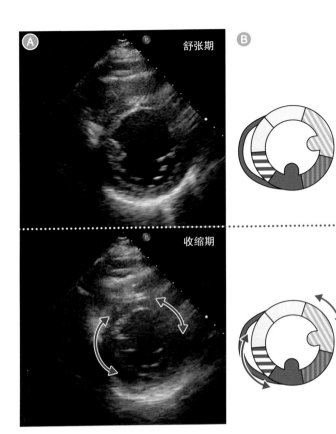

图2.5.11　扩张型心肌病患者中室壁运动异常的程度与范围

Ⓐ：整体室壁运动轻度低下，双向箭头所示部分出现明显收缩减弱。Ⓑ：以ASE的17节段划分法表示室壁运动特别低下的部分（双向箭头所示）。发现室壁运动不连续，且未限定在各节段的供血区域内

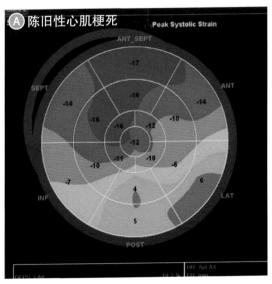

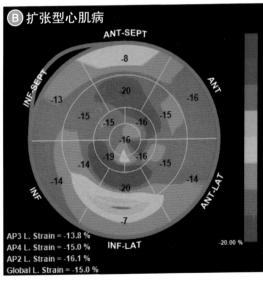

图2.5.12　缺血性心脏病和心肌疾病中室壁运动异常的分布情况

用牛眼图可以展示陈旧性心肌梗死和扩张型心肌病的应变，与超声切面中所观察到的局部室壁运动异常不同。

Ⓐ：陈旧性心肌梗死患者的长轴应变减弱区域基本停留在左回旋支供血区域。Ⓑ：扩张型心肌病患者的长轴应变减弱区域与冠状动脉节段供血区域不一致

室壁运动减低程度的局部差异

室壁运动减低程度的局部差异，可以视作缺血性心脏病和心肌疾病的又一鉴别要点。在冠状动脉疾病中，病变的冠状动脉末梢的冠状动脉灌注压越低，远端心肌由缺血导致的损伤就越严重。缺血性心脏病中，远端局部室壁运动会逐渐减低（图2.5.13），这一特征在左前降支病变中表现得尤为明显，心尖部收缩减弱最明显。因此即使前壁的室壁运动减低，若心尖部的室壁运动比左心室基底部状况好，就很可能不是缺血性心脏病。心脏淀粉样变中，心尖部保持长轴应变，称为心尖相对增强（图2.5.14）。

心尖部室壁运动明显减低，不一定就是缺血性心脏病，也可能是应激性心肌病，扩张型心肌病中也存在心尖部和基底部呈现同样程度的收缩减弱的情况，因此很难单从心尖部收缩减弱来诊断缺血性心脏病。也可以说，前壁存在室壁运动异常而心尖部保持相对正常的室壁运动时，很可能不是缺血性心脏病。

左前降支中病变越靠近血管近端提示缺血范围越大，但在其他血管中，这一提示尚无定论。据笔者观察，在胸骨旁左心室短轴切面中，右冠状动脉病变呈现此种

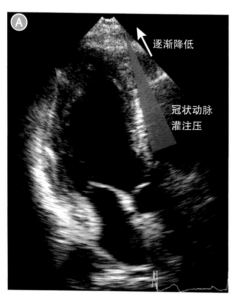
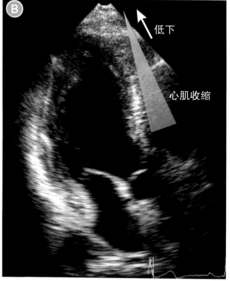

图2.5.13　缺血性心脏病中的室壁运动异常情况
罪犯血管未完全闭塞，还存在血液循环，越接近末梢，心肌灌注压越低，心肌收缩也进一步减弱

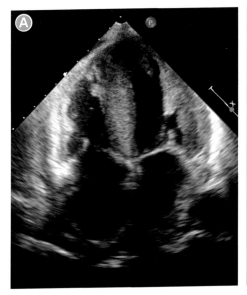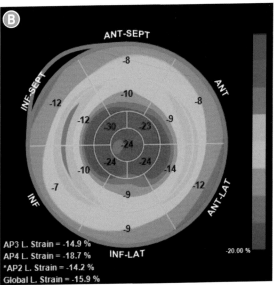

图2.5.14　心脏淀粉样变时心尖相对增强
应用二维斑点追踪技术可见心脏淀粉样变特征性的左心室重度肥大（Ⓐ）。心脏淀粉样变病例中的长轴应变（Ⓑ），其特征是心尖部仍然保持相对正常的室壁运动

倾向，但在心尖两腔切面中却无此趋势。在心尖两腔切面中，有时表现为左心室基底部的室壁运动减低，或者室壁厚度过低。右冠状动脉Seg 4PD和Seg 4PL向左心室心肌灌注，侧支循环无法到达Seg 1~Seg 3水平。下壁的室壁运动异常与Seg 4PD和Seg 4PL的粗细相关，而不能简单地说"越靠近心尖缺血程度越高"。由此可见，右冠状动脉病变的影响比左前降支病变的更复杂。

室壁运动减弱程度的局部差异

心肌的局部纤维化提示可能存在缺血性心脏病。与扩张型心肌病的室壁厚度过低不同，缺血性心脏病的心肌纤维化局限在梗死部位，即与冠状动脉供血区域一致的心肌纤维化很有可能是缺血所致。但是，除了缺血性心脏病，也有表现为局部室壁厚度过低的疾病，如心脏结节病会出现室间隔基底部纤维化等，故局部纤维化不能作为缺血性心脏病的绝对鉴别点。

心得 11　除了室壁运动异常，还可从超声心动图中观察到的表现

1）急性期左心室增大的患者绝非初次发生心肌梗死。

2）不要忘记有主动脉夹层导致心肌梗死的可能性。

3）慢性期的心肌纤维化（≤0.6 cm）或运动消失意味着存活心肌消失，而急性期变化的意义则无法判断。

应用超声心动图判断缺血性心脏病的关键并非仅限于局部室壁运动，对血流动态进行评估也很重要，"第2章　秘传6"所述的对机械性并发症进行诊断是必要的。接下来介绍的是为缺血性心脏病患者进行超声心动图检查时的一些观察要点。

室壁运动减弱程度的局部差异

有一些急性心肌梗死患者的左心室会出现明显增大，但即使是发生了大面积心肌梗死，也不可能在初次心肌梗死的发病早期就出现左心室增大（慢性心肌梗死另当别论）。如果患者出现左心室增大，那该患者要么有心肌梗死病史，要么患有慢性重度心肌缺血。例如，一些曾发生过无症状心肌梗死的糖尿病患者，如果只看他们的病史，则无从得知他们是否为初次发生心肌梗死。因此，即使是没有明确的心肌梗死病史的患者，若他们有左心室增大的情况，也有必要考虑他们曾有心肌梗死病史或多支病变（排除瓣膜疾病和心脏病等情况）。

考虑主动脉夹层的可能性

患者主诉胸痛并伴有明显的急性心肌梗死时，必须观察升主动脉，仅观察主动脉基底部也可以，但要确认是否出现了主动脉夹层。Stanford A型的主动脉夹层主要累及右冠状动脉，进而造成下壁的室壁运动异常。左冠状动脉缺血导致前壁梗死的患者有时也会发生主动脉夹层。"第2章　秘传7"中提到，若能在主动脉内确认有内膜片，则患者发生主动脉夹层的可能性高，但即使未见内膜片，对于患有主动脉基底部扩张、主动脉瓣关闭不全以及心包积液的患者，也有必要考虑主动脉夹层的可能性，并对患者进行心脏超声检查。

心肌纤维化和存活心肌

慢性缺血性心脏病中，部分缺血区域随着局部室壁运动的消失会出现纤维化的情况（图2.5.15），有时还会伴随回声增强。舒张期室壁厚度小于0.6 cm的区域，一

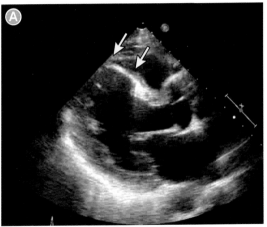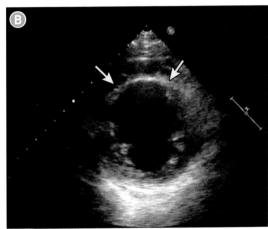

图2.5.15　陈旧性心肌梗死患者室壁厚度过低
左前降支Seg 7以下的供血区域发生纤维化，回声增强（箭头）

般认为没有存活心肌[1]。但是室壁厚度即使能达到0.6 cm及以上，也并不等同于其可以恢复正常的室壁运动，应考虑为纤维化区域有存活心肌。

　　一般认为，慢性期表现为运动消失的区域的心肌活性低。但是有时在心肌梗死急性期，缺血区域被周围健康区域连带拉动，也可表现为运动消失或室壁厚度过低等。这种区域在慢性期的心脏超声检查中多数表现为室壁厚度过低或运动消失现象减轻，因此，我们不应该仅通过急性期的心脏超声检查来评价心肌活性。

●**参考文献**

1）Cwaig JM, et al: J Am Coll Cardiol, 35: 1152–1161, 2000

急性心肌梗死引发的休克、心力衰竭
大多发生大面积心肌梗死，少量发生机械性并发症

超声心动图在 ACS 的诊断中，除了评价局部室壁运动，还发挥着其他重要的作用。诊断心力衰竭和休克等并发症的原因就是它的一项重要职能。休克一般是大面积心肌梗死所致，但也绝不能忽视偶尔出现的机械性并发症。

心得 1　伴休克的急性心肌梗死

1）急性心肌梗死中出现休克的原因大多是大面积心肌梗死。

2）在大面积心肌梗死中，左心室射血分数为35%左右也会引发休克。

3）即使机械并发症的发病率不高，但是也必须首先考虑到其可能性。

4）要注意主动脉夹层并发心肌梗死的情况。

当急性心肌梗死伴有休克、严重心力衰竭等时，需要考虑大面积心肌梗死以及机械性并发症的可能性。表2.6.1整理了通过大规模研究获得的急性心肌梗死伴有休克的原因[1]，并在表2.6.2中描述了与休克相关的冠状动脉罪犯血管[2]。近80%的休克为大面积心肌梗死引起的左心室功能不全所致（表2.6.1），其中，以左前降支为罪犯血管

表2.6.1　急性心肌梗死伴有休克的原因

原因	占比
左心室功能不全	78.5%
急性重度二尖瓣关闭不全	6.9%
室间隔穿孔	3.9%
右心室功能不全	2.8%
心包填塞/心脏破裂	1.4%
其他	6.7%

（基于文献1制作而成）。

表2.6.2　伴有休克的急性心肌梗死患者的冠状动脉罪犯血管

因素	整体	休克的原因		
		机械性并发症	功能不全	P
左主干病变（≥50%）	15.5%	10.9%	16.2%	0.161
病变血管支数（支）				
0或1	22.7%	24.8%	22.7%	0.029
2	23.9%	35.4%	20.9%	
3	53.4%	39.8%	56.4%	
罪犯血管				
左前降支	41.3%	33.3%	42.7%	
左回旋支	15.8%	26.9%	13.5%	
右冠状动脉	29.5%	30.8%	29.9%	0.053
左主干	5.6%	3.9%	6.4%	
大隐静脉移植物	7.8%	5.1%	7.5%	

（引自文献1，Table 4）。

的大面积前壁梗死是休克的最主要的原因（表2.6.2）。以左主干为罪犯血管的情况也占了5.6%。有报道显示，下壁梗死的休克多由右壁梗死、心律不齐（房室传导阻滞、心搏徐缓）引起，35%的血压过低的下壁心肌梗死患者伴有右心室心肌梗死。

在大规模研究中，出现休克的患者的左心室射血分数平均为34%，并不算低。病因是心室功能不全的患者的左心室射血分数为33%，与机械性并发症导致休克的数值并无显著差异。在慢性心力衰竭中，左心室射血分数为35%并不会引起休克，然而在由心肌梗死导致的急性左心室功能不全中，左心室射血分数为35%却会引起休克。

机械性并发症虽然并不常导致休克，但也是绝对不可忽视的一类并发症。超声心动图能够为诊断机械性并发症提供帮助，但时有想到了机械性并发症的可能性却没有进行心脏超声检查的情况，从而导致机械性并发症被忽视或漏诊。因此在诊断伴有休克的患者时，应该时刻抱有"可能患有机械性并发症"的想法，对患者进行心脏超声检查，这一点非常重要。

表2.6.1未提及但必须注意的是，冠状动脉夹层导致的心肌缺血也可能成为急性心肌梗死伴有休克的原因。特别是，对于没有右心室梗死或房室传导阻滞等的患者，当其发生伴有休克的下壁梗死时也要考虑到主动脉夹层的可能，应观察患者主动脉窦部是否增宽，这点非常重要。

心得 **2**　机械性并发症：侧壁破裂

1）侧壁破裂时，少量的心包积液也会引发休克。

2）利用超声心动图诊断时也要判断是否能实施心包穿刺。

3）在超声心动图的引导下能够更安全地实施心包穿刺。

　　机械性并发症是因左心室心肌结构受到破坏而引起的并发症，根据破坏部位不同，可分别表现为侧壁破裂（心脏破裂）、室间隔穿孔、二尖瓣乳头肌断裂，常见于休克或心力衰竭突然加剧等危重症时。冠状动脉再灌注治疗能够显著降低其发病频率，需要注意的是，机械性并发症有时会在再血管化几日后复发。

侧壁破裂

　　侧壁破裂多表现为突然胸痛，并伴随休克，不少患者在确诊前已错过黄金治疗期。侧壁破裂多发于第一对角支区域前壁梗死中，少数由后壁梗死引发。可以分为激烈的喷出（blow out）型和较徐缓的渗出（woozing）型。

　　喷出型，一般发展迅速，基本没有做超声心动图检查的时间，致死率非常高。渗出型，心包积液发展较缓慢，可以利用超声心动图诊断出新的心包积液。虽说"发展较缓慢"，但实际上心包积液的发展速度远快于慢性心包积液的，而且少量积液也会导致心外膜无法充分舒展，从而引发心包填塞。因此，休克患者即使只有少量心包积液也不能排除侧壁破裂的可能性。若出现右心房塌陷、右心室塌陷等心包填塞病征时，可以确认有侧壁破裂，但若没有这些病征也不能排除侧壁破裂。无回声区有血栓、凝块状成像时，暗示有血性心包积液，侧壁破裂的可能性高。

超声心动图引导下的心包穿刺

　　治疗侧壁破裂，是对破裂部位进行外科修复。在紧急手术之前，尽可能保持血流动力学稳定。在补液的同时，对符合条件的患者实施心包穿刺是非常有效的治疗手段。超声心动图能够确认患者是否符合心包穿刺的条件，并且在实施心包穿刺手术时可以起到引导作用。

　　穿刺部位优先选择剑突下。首先要确认经剑突下路径能否对心尖侧心包积液实施穿刺，或是否能避开肝脏实施穿刺（图2.6.1）。若判断为很难经剑突下实施穿刺，那么可以考虑从左侧腋中线第7～第8肋肋间实施穿刺。这种情况有引发气胸的

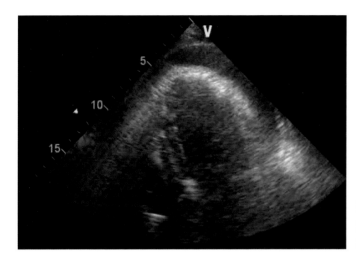

图2.6.1　经剑突下路径确认心包积液
确认是否存在能够实施穿刺的无回声区，
以及穿刺路径上是否有肝脏

风险，左侧腋中线处心包积液最多，穿刺前需要确认穿刺路径上是否存在肺组织遮挡，减少气胸风险。

　　在导管室进行透视穿刺会更加安全，但是多数情况下没有将患者转移到导管室的时间和条件。现场穿刺手术也必须在无菌条件下实施，术者不仅要戴无菌手套，还要穿戴无菌手术服、口罩以及手术帽。在没有专用探头套的情况下，可用医用乳胶手套代替，注意不要让探头接触手套外表面，可以插入手套内部（图2.6.2）。在使用手套代替的情况下，探头软线部分会因直接暴露在手套外面而被污染，因此辅助者需要拿着软线不让其与其他部位接触。也可以用聚维酮碘溶液代替超声耦合剂。

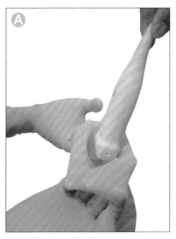
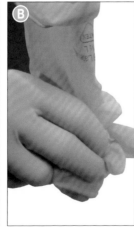

图2.6.2　超声心动图引导下的心包穿刺手
　　　　　术中使用医用手套代替探头套
在没有探头套的情况下，可以用医用手套代替，
在超声心动图引导下实施穿刺。辅助者将手套
套在探头上（Ⓐ），作为探头套使用（Ⓑ）

在无菌操作下将探头放置在剑突下等待穿刺部位，探头就可以描绘出到达心包积液的安全且最短的路径，判断并记录此时探头的方向和角度以及到心包腔的大致距离（图2.6.3Ⓐ）。按照记录的方向插入穿刺针（图2.6.3Ⓑ）。用穿刺针进行试探穿刺，抽吸血液，再沿同一方向插入穿刺针（具体穿刺技术请参考相关教材）。不确定记录的穿刺方向时，也可以边用探头记录、边从与探头平行的方向插入穿刺针（图2.6.4）。存在穿刺方向受限等问题时，可利用活检专用超声探头，这样会更加简便且安全。

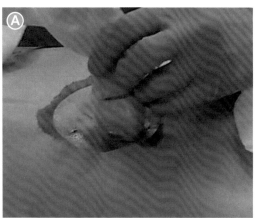 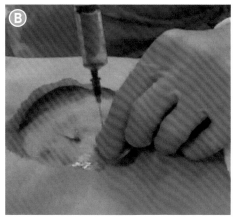

图2.6.3　超声心动图引导下的心包穿刺
Ⓐ：使用探头套，在无菌操作下用超声心动图探测并记录到可穿刺区域的方向及距离。Ⓑ：从探头探测的部位，按照记录的方向插入穿刺针

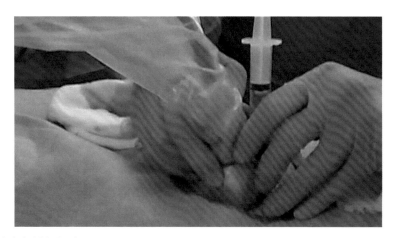

图2.6.4　不确定穿刺方向时
可以不移开探头，从与探头平行的方向插入穿刺针

心得 **3** 机械性并发症：室间隔穿孔

1）室间隔穿孔多于心肌梗死发病1日内以及发病第3～5日出现。

2）前壁梗死好发于心尖，下壁梗死好发于左心室基底部。

3）除了存在明显的左向右分流，还有其他右心室负荷增加的体征，三尖瓣反流也提示可能存在室间隔穿孔。

得益于PCI再灌注疗法的普及，室间隔穿孔的发病率已非常低，仅占心肌梗死的0.2%，但是至今其预后仍然不好。高龄、女性、有脑梗死病史、患有慢性肾脏疾病、患有心力衰竭等都是其发病的危险因素。发病率与心肌梗死发病至治疗前的时间长短息息相关，特别是一些再灌注治疗不及时的患者，其发病率很高。

室间隔穿孔多于心肌梗死发病1日内以及发病第3～5日出现。早期发病的患者一般是心肌内出血或血肿破裂导致的，出现细缝状裂口，在右心室和左心室不同高度位置呈现复杂的形态。较迟发病的患者多因心肌梗死区域的凝固性坏死，导致纤维化部位破裂，从而引发室间隔穿孔，在右心室和左心室同样的位置会呈现共通的形态。前壁梗死好发于心尖，**下壁梗死好发于左心室基底部的室间隔与下壁接合处**。这是由左前降支供血的室间隔部位过度收缩，引发心肌内出血以及血肿部位遭受强烈剪切应力破例所致（**图2.6.5**）。

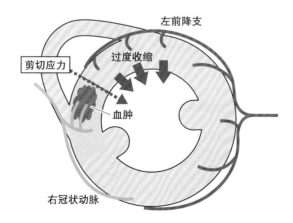

图2.6.5　下壁梗死室间隔穿孔
由左前降支供血的室间隔过度收缩，心肌内血肿部位受剪切应力作用而破裂，呈细缝状

室间隔穿孔的超声心动图检查报告

室间隔穿孔的症状不典型，多发展为休克、重症心力衰竭等状况。发病较慢的患者中，也有逐渐发展为心力衰竭的情况。在再灌注疗法普及之前，对高龄的急性心肌梗死患者采取保守治疗后一周内，心力衰竭就会恶化，有的患者还会在被救护车拉走时发现有室间隔穿孔的情况。现如今已经没有这样的情况了，但高龄仍是机械并发症的危险因素，因此，即使是高龄患者也应该尽可能采取再灌注疗法。

在急性期有时必须进行外科手术，此时再灌注疗法的关键问题在于抗血小板疗法。对于血液循环不稳定的急性心肌梗死患者，插入心脏导管前需要调查患者是否有机械并发症。对于室间隔穿孔，听诊（前胸部的收缩期杂音）、触诊（震颤）等体格检查十分重要，插入导管前还要用超声心动图进行确切诊断。正因如此，**即使是急性心肌梗死患者，也要尽可能地在急性期先做超声心动图检查。**

室间隔穿孔可通过彩色多普勒超声中的血液从左向右分流诊断出来。前壁梗死多发生于近心尖部（图2.6.6），下壁梗死则多发生于左心室基底部的室间隔下部。通常的彩色多普勒超声不会观察心尖部，但**在怀疑有室间隔穿孔的情况下必须观察近心尖部。**在穿孔部位有时能观察到心肌断裂（图2.6.6，2.6.7），这不是室间隔穿孔必需的诊断体征，**通过多普勒超声确认血液分流才更有诊断价值。**穿孔小的情况下难以观察到血液分流，有时可根据左心室的反流发现室间隔穿孔。

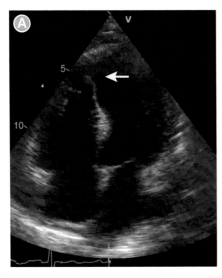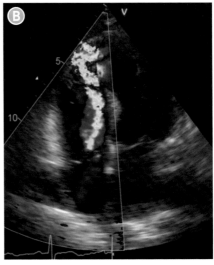

图2.6.6　前壁心肌梗死并发室间隔穿孔（心尖四腔切面）

Ⓐ: 显示近心尖部的室间隔处心肌断裂（箭头）。Ⓑ: 彩色多普勒超声显示血液通过该部位从左向右分流

有时会发现右心室增大、室间隔压迫、矛盾运动等右心室负荷过重的表现。**急性心肌梗死患者出现右心室负荷过重的表现时，除了考虑并发肺栓塞，还要考虑室间隔穿孔的可能性**（图2.6.7）。依据分流血量可推测穿孔的大小，并且与室间隔缺损时相同，还要测量分流指数（Qp/Qs）。然而，大多数患者必须在早期进行手术，除了那些血流动力学稳定且穿孔小、可于慢性期进行手术的患者。因此，这一点也就无关紧要了。

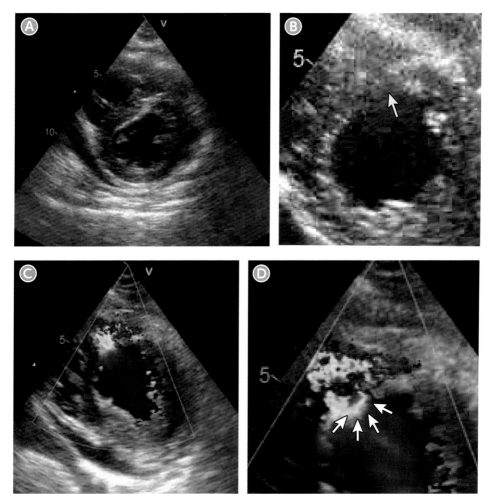

图2.6.7　前壁梗死并发室间隔穿孔（短轴切面）
Ⓐ：超声短轴切面中室间隔呈马蹄形（D-shape），提示右心室负荷过重。Ⓑ：室间隔心肌呈断裂状态（黄色箭头）。Ⓒ：彩色多普勒超声显示血液通过该部位从左向右分流。Ⓓ：确认反流伴随血流汇聚区（PISA法）（白色箭头）

心得 **4**　机械并发症：乳头肌断裂

1）乳头肌断裂主要指由于下壁梗死而产生的后乳头肌断裂。

2）乳头肌断裂的特征是重度急性二尖瓣关闭不全和瓣尖呈"甩鞭样运动"（frail valve）。

3）乳头肌断裂多不伴随左心房增大。

　　乳头肌断裂引起急性二尖瓣关闭不全时，患者会出现低血压、急性肺淤血的症状。与其他机械并发症相同，冠状动脉再灌注疗法已使其发病比例显著降低，约为心肌梗死的0.3%。

　　通过观察胸骨旁短轴切面中的冠状动脉走行可知，前乳头肌受左前降支（对角支）和左回旋支（钝缘支）的双重支配；而后乳头肌则仅接受右冠状动脉的血液供给（图2.6.8）（左优势型冠状动脉中也有回旋支供血的情况）。因此，由与前乳头肌相关的左前降支病变（前壁梗死）和左回旋支病变（后壁梗死）造成的乳头肌断裂的情况十分少见，**大多乳头肌断裂都是由下壁梗死（右冠状动脉病变，极个别由回旋支病变）造成的。**

　　急性心肌梗死造成乳头肌梗死的发生率出乎意料地高，心肌MRI相关的研究显示，在实施再灌注疗法的心肌梗死患者中，40%发生乳头肌梗死，并且1/4的乳头肌

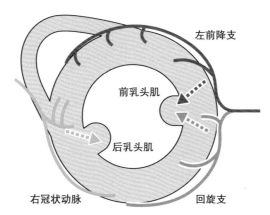

图2.6.8　乳头肌的血液供给

从冠状动脉走行与乳头肌的位置关系看，前乳头肌接受左前降支（对角支）和回旋支（钝缘支）两方的供血，而后乳头肌只接受右冠状动脉的供血。因此，乳头肌断裂会在下壁梗死时发生

梗死都发生在前乳头肌[3]）。一般认为，即使患者发生了乳头肌梗死，其发展成乳头肌断裂、急性二尖瓣关闭不全的概率也非常低。

乳头肌断裂的诊断

在胸部X线检查中可见急性心力衰竭导致的中心性肺淤血，我们经常可以观察到特征性的蝶形阴影（butterfly shadow）。**彩色多普勒超声观察到中度以上的偏心性二尖瓣反流时，应怀疑是乳头肌断裂**。瓣尖形态多正常，并呈**"甩鞭样运动"**（图2.6.9）。此外，乳头肌断端有时还会附着在瓣尖上。由于左心房压升高，反流持续时间会变短。**相对于二尖瓣关闭不全的患者，二尖瓣偏心性反流的患者左心房不会扩大也是其特征之一**，可作为鉴别乳头肌断裂和慢性二尖瓣关闭不全的要点。

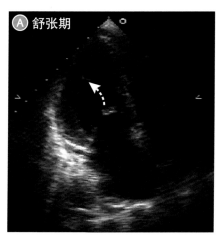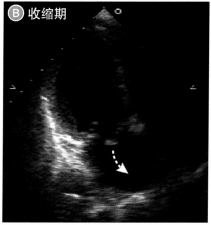

图2.6.9　乳头肌断裂时二尖瓣的运动
可见二尖瓣前尖呈"甩鞭样运动"，即frail valve（虚线箭头）

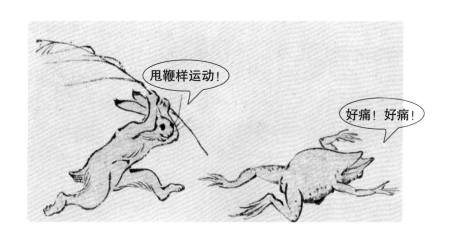

心得 **5**　　其他并发症

1）为了不将隔缘肉柱、假腱索、伪像等误诊为心尖部血栓，要通过超声心动图检查确认其是否有血栓的特征。

2）假性室壁瘤的瘤颈比瘤本体更狭窄，瘤颈与瘤体最大径之比小于0.5。

3）如今，心肌梗死后综合征（Dressler综合征）已非常罕见。

在心肌梗死亚急性期至慢性期之间发生的并发症有心内血栓、假性室壁瘤、真性室壁瘤、心包积液等。其患者没有明确的自觉症状，多于超声心动图检查时偶然被诊出。

心尖部血栓

心肌梗死后的心内血栓大多是因前壁梗死而于心尖部形成的。虽然多会形成慢性期室壁瘤（心尖部瘤），但也有因心尖部血流淤滞，从而在亚急性期发病的情况。随着再灌注疗法的普及、急性期肝素的使用和抗血小板疗法的普及，发生心内血栓的患者比以前减少了许多。

虽然心尖部血栓多为超声心动图检查时偶然发现的，但常因检查中不能清晰地显示心尖部而被漏诊，因过度检查而被误诊的患者也不在少数。与心尖部血栓容易混淆的有隔缘肉柱、假腱索，以及多重反射伪像和旁瓣伪像等。此外，也有因设定切面不同而将部分心肌看作血栓的情况。为避免上述错误，现将利用超声心动图检查来诊断心尖部血栓的要点总结如下。

①血栓与心内膜有相对明确的界线，是回声密集的（有足够的超声图像亮度）占位。

②从收缩期到舒张期可以持续观察到。

③附着在局部室壁运动减弱或消失的区域。

④可以在两个及两个以上的切面（一般为心尖部切面和短轴切面）上确认。

⑤可与其他心内组织（乳头肌、隔缘肉柱、假腱索等）区别开来。

鉴别血栓和伪像时要调整增益、探查深度、探查切面及探头方向来观察。鉴别血栓和隔缘肉柱时，利用超声对比剂进行心腔造影（图2.6.10）也十分有效。然而，本书执笔时，日本还没有可用于超声心动图检查的超声对比剂被纳入医疗保险。

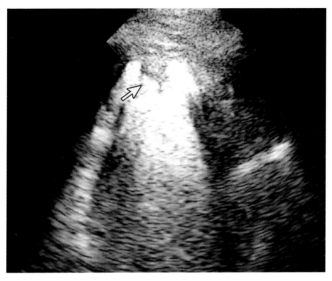

图2.6.10　利用超声造影确诊的心尖部血栓（箭头）

假性室壁瘤

假性室壁瘤是一种与侧壁破裂相关的疾病。侧壁破裂部位会因为心包组织粘连而形成局部血肿，之后血肿逐渐被吸收，形成假性室壁瘤。由于受心包的限制，假性室壁瘤在急性期不会造成休克，但有在慢性期引发心力衰竭等的情况，以无症状形式存在的情况也不在少数。与梗死部位伸展造成的真性室壁瘤不同，假性室壁瘤的瘤壁由心包组织构成，没有外肌层，因此更容易破裂，一旦发现要尽快手术。**假性室壁瘤多为下壁梗死的并发症**，也有由后壁梗死或前壁梗死造成的。

超声心动图检查显示假性室壁瘤的入口（瘤颈）比瘤本体更狭窄，借此可以与真性室壁瘤鉴别，超声造影显示血液可在瘤体与左心室之间自由往返。瘤颈与瘤体最大径之比小于0.5时即可诊断假性室壁瘤（图2.6.11）。左心室与假性室壁瘤的交界处呈锐角也是其特征。有时还会出现假性室壁瘤瘤体周围的心包腔回声模糊、有血栓影像的情况。

心肌梗死后综合征

心肌梗死发生后的数日到数周内，出现以发热、心包积液为表现的疾病，常被称为心肌梗死后综合征。此为心肌受损引发的免疫反应造成的心包炎，由于这与

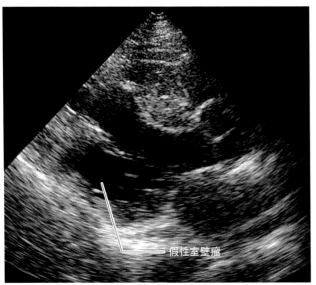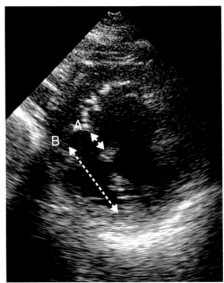

图2.6.11　下壁梗死并发的假性室壁瘤
瘤颈（A）比瘤本体（B）更狭窄，以此可与真性室壁瘤鉴别

心脏手术后心包积液的机制相同，本书将两者统称为心脏损伤后综合征。超声心动图检查可发现其心包积液，但心包积液不会发展成心包填塞。由于再灌注疗法的普及，如今这种疾病已经非常罕见了。

●参考文献

1）Hochman JS, et al: J Am Coll Cardiol, 36: 1063–1070, 2000

2）Wong SC, et al: J Am Coll Cardiol, 36: 1077–1083, 2000

3）Tanimoto T, et al: Circulation, 122: 2281–2287, 2010

主动脉夹层
诊断时首先要根据症状等联想到患该病可能性

主动脉夹层是危险系数很高的疾病,特别是Stanford A型,需尽快做手术。虽然早期发现十分重要,但被误诊为 ACS 从而延误治疗的情况并不少。诊断的第一步是根据症状等联想到患主动脉夹层的可能性。虽然通过超声心动图检查诊断有一定的局限性,但其作为紧急时刻的筛查手段也具有较高价值。

心得 1 　应考虑是否为主动脉夹层

1)从疼痛的发作方式、类型、扩散程度、强度等方面考虑主动脉夹层的可能性。

2)同时关注胸部X线检查结果和患者体征。

　　主动脉夹层的分型方法主要有Stanford分型和DeBakey分型这两种（图2.7.1）。这两种分型都承认手术的必要性,升主动脉出现夹层的情况（Stanford A型,DeBakey Ⅰ型、Ⅱ型）适合急诊外科手术,未波及升主动脉的情况（Stanford B型,DeBakey Ⅲ型）在急性期则基本可通过降压疗法进行内科治疗。

　　通过经胸超声心动图检查诊断主动脉夹层有一定的局限性,即使超声心动图检查中未见主动脉夹层,也不能排除主动脉夹层的可能性。另外,将伪像错认为主动脉夹层内膜片的情况也不少。由于急救现场需要迅速行动,作为发现主动脉夹层的第一步,经胸超声心动图检查发挥着重要的作用。此外,超声心动图的检查结果也能为手术方案的制订提供重要参考。

　　若要检查出主动脉夹层,需要观察主动脉,但只观察标准切面是不够的。疑诊主动脉夹层时进行超声心动图检查十分必要。正因如此,关键是要在检查前就考虑到主动脉夹层的可能性。那么,哪种情况下应该考虑主动脉夹层呢?

疼痛的性状

　　疼痛的性状是判断是否为主动脉夹层的重要参考。主动脉夹层的典型症状为胸

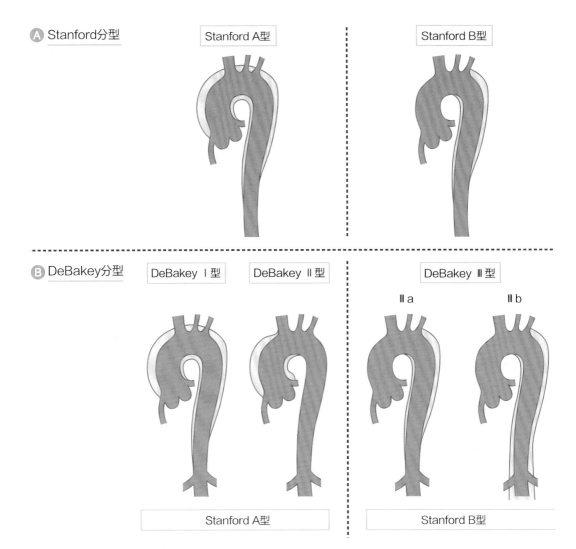

图2.7.1 主动脉夹层的分型

Ⓐ: Stanford分型将升主动脉存在夹层的记为A型，将未波及升主动脉的记为B型。Ⓑ: DeBakey分型将主动脉夹层分为Ⅰ型、Ⅱ型、Ⅲ型，Ⅰ型和Ⅱ型相当于Stanford A型；Ⅲ型相当于Stanford B型。Ⅰ型: 升主动脉形成破口（tear），夹层累及主动脉弓至升主动脉末梢。Ⅱ型: 夹层仅出现在升主动脉。Ⅲ型: 降主动脉形成破口（tear），Ⅲ型还能进一步分为Ⅲa和Ⅲb型。Ⅲa型: 未累及腹主动脉者；Ⅲb型: 腹主动脉存在夹层者

部突发撕裂样剧烈疼痛，并向背部肩胛骨方向放射，疼痛的发作方式、类型、扩散程度及强度是鉴别主动脉夹层的要点。针对疼痛的类型、扩散程度及发病时疼痛的强度进行问诊，可以提高检查前的诊断概率。因此，做超声心动图检查前，对这些信息的确认十分重要。表2.7.1显示了根据典型的自觉症状诊断主动脉夹层的灵敏度[1]。**突发剧烈的胸背部疼痛且向下方放射时**，尤其要怀疑是否为主动脉夹层。

表2.7.1 根据主动脉夹层患者自觉症状诊断主动脉夹层的灵敏度

自觉症状	灵敏度（95%置信区间）
轻微疼痛	90%（85%~94%）
胸痛	67%（56%~77%）
前胸痛	57%（48%~66%）
后胸痛	32%（24%~40%）
背部疼痛	32%（19%~47%）
腹部疼痛	26%（16%~31%）
突发疼痛	84%（80%~89%）
剧烈疼痛	90%（88%~92%）
撕裂样疼痛	39%（14%~69%）
转移性疼痛	31%（12%~55%）
昏迷	9%（8%~12%）

注：基于对主动脉夹层相关报告进行Meta分析所获得的典型症状及据此得出的诊断主动脉夹层的灵敏度（基于文献 1 制成）。

体征、胸部X线检查的表现

一般认为，与症状的严重程度相比，体征的特异性较小。主动脉夹层患者大多伴有血压升高，即使是适宜手术的患者，也必须采取紧急降压疗法。此外，许多患者还会出现四肢血压不对称的情况。对于疑似患主动脉夹层的患者，必须测量其四肢的血压，若血压相差20 mmHg以上，则可能是主动脉夹层。

从胸部X线片中可看出纵隔增宽（图2.7.2）、主动脉增宽、主动脉壁内膜钙化内移等。主动脉外缘与内膜钙化部位之间的距离通常为2~3 mm，若钙化在X线片上内移6 mm以上，就可能是主动脉夹层。典型症状（急性发病/撕裂样疼痛）、胸部X线检查的表现（纵隔增宽/主动脉增宽）、体征（脉压增大/两侧血压不对称）均不具有的患者，患主动脉夹层的可能性较低[2]。

与主动脉夹层相关的既往史有高血压、马方综合征、主动脉瓣二叶畸形、主动脉瓣人工瓣膜置换术等。虽然主动脉夹层患者中患有马方综合征的概率为5%左右，但考虑到马方综合征的患病率仅为人口的0.02%左右，故认为马方综合征患者患主动脉夹层的概率较高。与其他心血管疾病相比，不少年轻人也会患主动脉夹层，因此需要格外注意。有些年轻患者甚至是因为患上主动脉夹层才被诊断为马方综合征

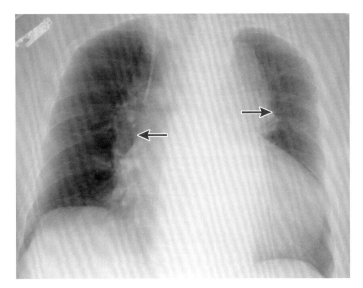

图2.7.2 主动脉夹层患者纵隔阴影增宽（箭头）

的。主动脉瓣二叶畸形患者患主动脉夹层的概率比对照人群高，发病风险是对照人群的8倍以上[3]。然而，由于主动脉瓣二叶畸形多于其他心血管疾病发病时偶然被发现，因此，许多患者并不知道自己患有此病。

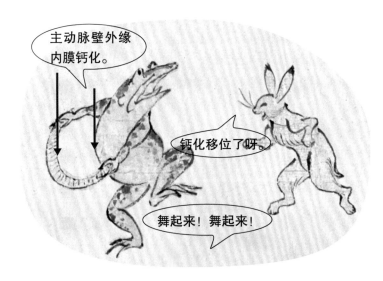

心得 **2**　通过标准切面诊断主动脉夹层的要点

胸痛患者若出现主动脉根部增宽（≥4 cm）、主动脉瓣关闭不全、心包积液等情况，则要考虑是否患有主动脉夹层。

对于疑似患主动脉夹层的患者，应该在急诊时就进行经胸超声心动图检查，其目的有二：①检查是否有主动脉内膜片等并做出直接诊断；②评估是否有心包积液、主动脉瓣关闭不全、心肌缺血等主动脉夹层并发症。经胸超声心动图检查的阴性预测值较低，即使在经胸超声心动图中看到了主动脉内膜片，也不能确定真的存在主动脉夹层。在标准切面中观察到**主动脉根部增宽4 cm以上、主动脉瓣关闭不全、心包积液**等时，要考虑到主动脉夹层的可能性（图2.7.3）。首先，要检查是否存在主动脉内膜片，即使未观察到主动脉内膜片，也要结合上一节（**心得1**）所述的临床表现，综合考虑是否要进行后续影像学检查。

做过经胸超声心动图检查后还可进行经食管超声心动图检查，这种检查拥有可匹敌CT检查的准确度，是欧美临床诊疗指南中推荐的方法。然而在日本，利用CT检查进行诊断仍居主流地位。本书仅论述通过经胸超声心动图检查诊断的情况，关于经食管超声心动图的内容请参考相关教科书。

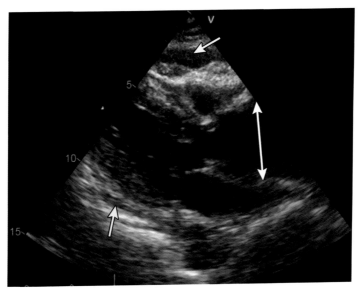

图2.7.3　主动脉夹层（Stanford A型）的超声心动图
可见主动脉根部增宽（白色双向箭头）、心包积液（黄色箭头）

心得 3 记住利用经胸超声心动图检查时可观察到主动脉的设定切面

1）在胸骨旁左心室长轴切面往上1肋间处可观察升主动脉。

2）将探头置于胸骨上窝可观察主动脉弓，置于锁骨上窝可观察降主动脉。

根据临床表现等判断患者患主动脉夹层的可能性高于患ACS时，应观察主动脉。检查时首先要利用二维超声确认是否有主动脉内膜片，再用彩色多普勒超声辨别是真腔还是假腔。适合观察主动脉的切面如**表2.7.2**所示。

表2.7.2 经胸超声心动图检查中可观察到的主动脉部位及相关切面

切面	可观察到的主动脉部位
胸骨旁左心室长轴切面（基本切面）	降主动脉（横断面影像）
胸骨旁左心室长轴切面（往上1肋间）	主动脉瓣环处、主动脉窦（Valsalva窦）、ST段的结合部、升主动脉
胸骨旁左心室短轴切面	主动脉瓣、主动脉窦（Valsalva窦）
心尖四腔切面、心尖两腔切面（比基本切面靠后）	降主动脉
剑突下切面（长轴切面）	腹主动脉附近
胸骨上窝切面（图2.7.4）	主动脉弓、头臂干、左颈总动脉、左锁骨下动脉、降主动脉
右锁骨上窝切面（图2.7.4）	主动脉弓、头臂干、左颈总动脉、左锁骨下动脉、降主动脉

（基于参考文献4制成）。

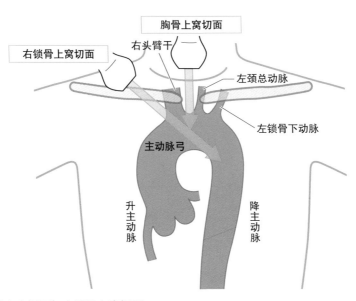

图2.7.4 胸骨上窝切面与右锁骨上窝切面

心得 4　主动脉夹层的超声心动图检查①

1）将探头置于胸骨旁左心室长轴切面往上1肋间处，确认升主动脉根部情况。

2）通过调整超声探查深度，利用胸骨旁左心室长轴切面观察降主动脉。

3）通过心尖长轴切面、心尖五腔切面确认主动脉根部情况。

4）在心尖部切面上确认降主动脉情况。

怀疑是主动脉夹层时，先要从胸骨旁左心室长轴切面的标准切面往上1肋间处观察主动脉根部至升主动脉。若在这个部位发现内膜片，则可诊断为Stanford A型主动脉夹层（图2.7.5）。

内膜片在影像学上是具有一定动度的片状结构，**若观察到主动脉内有被内膜片分隔开的两个腔（真腔和假腔），则可确诊为主动脉夹层**。此外，假腔完全闭塞、内膜钙化向主动脉中央移动、假腔内存在与内膜层分离的血栓、主动脉搏动造成主动脉壁各层分离等也属于阳性体征[5]。

在胸骨旁左心室长轴切面中，可通过调大超声探查深度的方式，在心脏以下的位置观察降主动脉。图2.7.6即为在降主动脉内观察到的内膜片。

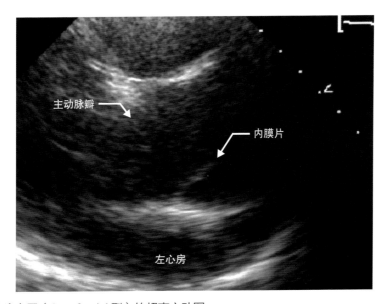

图2.7.5　主动脉夹层（Stanford A型）的超声心动图
在胸骨旁左心室长轴切面往上1肋间处观察，若发现升主动脉内存在具有可动性的内膜片，则可诊断为Stanford A型主动脉夹层

有时能在心尖长轴切面或心尖五腔切面（心尖四腔切面＋左心室流出道）中发现Stanford A型主动脉夹层的体征，即从主动脉根部到升主动脉之间存在内膜片（**图2.7.7**）。在该影像中，还能发现伴随的主动脉瓣关闭不全。此外，还要利用心尖长轴切面、心尖四腔切面观察降主动脉（**图2.7.8**）。

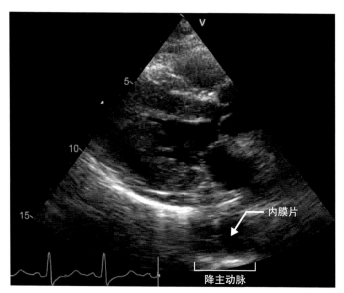

图2.7.6　观察到的降主动脉内的内膜片
在胸骨旁左心室长轴切面中观察到的存在于降主动脉中间位置的垂直的内膜片

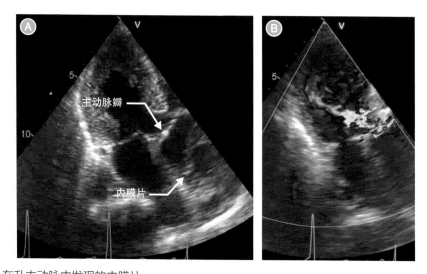

图2.7.7　在升主动脉内发现的内膜片
Ⓐ：利用心尖长轴切面发现的升主动脉的内膜片。Ⓑ：通过彩色多普勒超声检查发现伴随的主动脉瓣关闭不全

　　图2.7.9所示患者的超声图像中，在胸骨旁左心室短轴切面可见右冠状窦附近存在内膜片，为Stanford A型主动脉夹层累及主动脉瓣的病例。

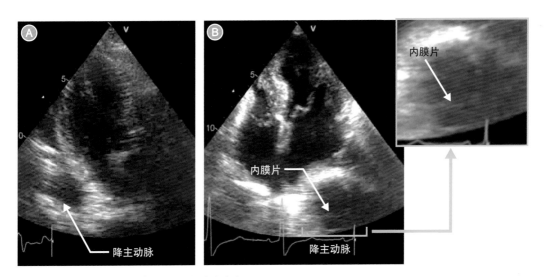

图2.7.8　在心尖切面上观察到的降主动脉内部
Ⓐ：在心尖长轴切面上可以观察到降主动脉。该患者虽患有主动脉夹层，但此影像中未见内膜片。Ⓑ：该患者与图2.7.7患者都患有Stanford A型主动脉夹层，但在心尖四腔切面中可见降主动脉内有内膜片。右上方图片即为降主动脉的局部放大图

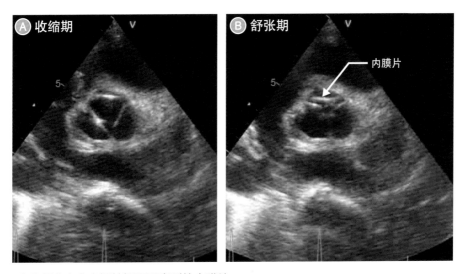

图2.7.9　在胸骨旁左心室短轴切面观察到的内膜片
此为Stanford A型主动脉夹层。在舒张期主动脉瓣关闭时，右冠窦处可见内膜片（Ⓑ）

心得 5 主动脉夹层的超声心动图检查②

1）通过胸骨上窝切面可以主动脉弓为中心显示降主动脉。

2）通过右锁骨上窝切面可显示主动脉弓及其三大分支。

3）在从心底到腹部之间，还能观察到腹主动脉。

胸骨上窝切面（图2.7.10～2.7.15）

    做胸骨上窝切面检查时，受检者需仰卧并抽去枕头。若将枕头放在肩胛骨下使颈部向后弯曲则更易于进行超声检查，可观察主动脉弓至降主动脉。

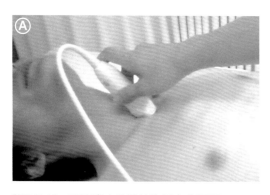
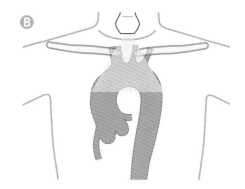

图2.7.10 可观察主动脉的胸骨上窝切面

Ⓐ：患者取仰卧位，将探头置于胸骨上窝处扫查。 Ⓑ：胸骨上窝切面检查的超声波范围即扫查范围

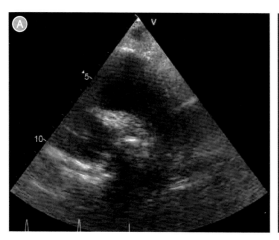
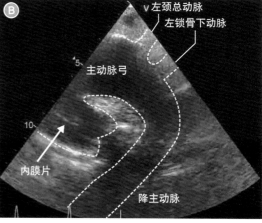

图2.7.11 通过胸骨上窝切面描绘出的主动脉（Stanford A型主动脉夹层）

虽然在患者主动脉弓处未见内膜片，但在其升主动脉内发现了内膜片，还可以看出主动脉弓增宽

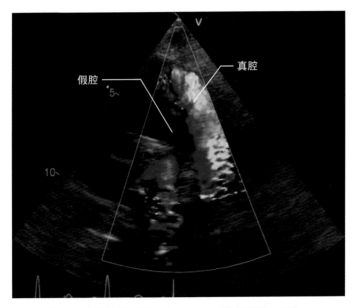

图2.7.12　胸骨上窝切面的彩色多普勒超声图（Stanford A型主动脉夹层）

与图2.7.11为同一Stanford A型主动脉夹层患者。从影像中可看出在未见内膜片的降主动脉内存在没有血流的部分。有血流的一侧为真腔，无血流的一侧为假腔

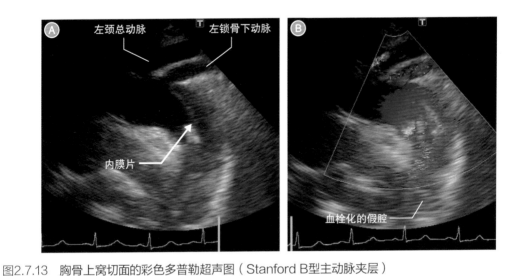

图2.7.13　胸骨上窝切面的彩色多普勒超声图（Stanford B型主动脉夹层）

Ⓐ：可见内膜片位于主动脉弓以远处，判断为Stanford B型主动脉夹层。　Ⓑ：彩色多普勒超声显示血流从内膜片上方流入降主动脉左侧，由此可判断降主动脉自左锁骨下动脉开口以远处呈螺旋状分离。推测降主动脉内无血流的部分为血栓化的假腔

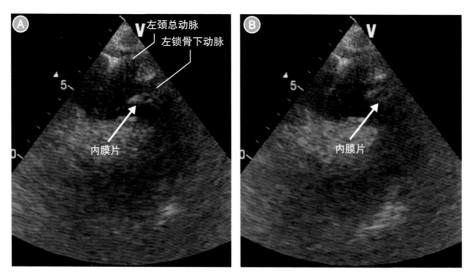

图2.7.14　胸骨上窝切面中的主动脉弓（Stanford A型主动脉夹层）

在该Stanford A型主动脉夹层患者中，可探查出主动脉弓中具有可动性的内膜片。而超声心动图检查只显示了部分内膜片，无法明确夹层累及的范围

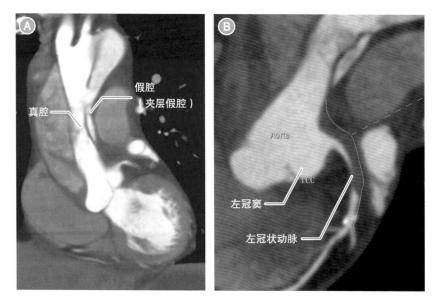

图2.7.15　CT检查出的Stanford A型主动脉夹层

此图为图2.7.14所示患者的CT。夹层自主动脉根部起，累及左冠状动脉，使左冠状动脉的血流量减少。而超声心动图检查无法探查出夹层累及的范围

右锁骨上窝切面（图2.7.16、2.7.17）

　　进行右锁骨上窝切面检查时受检者也要仰卧，探头被置于右锁骨上窝并朝向受检者左侧进行探查（图2.7.16）。可探查到主动脉弓至降主动脉，有时甚至还可以探查到主动脉的三大分支（图2.7.17）。

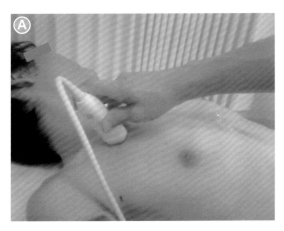
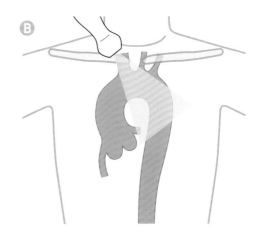

图2.7.16　从右锁骨上窝切面探查主动脉
Ⓐ：受检者呈仰卧位，探头被置于右锁骨上窝并朝向受检者左侧进行探查。 Ⓑ：右锁骨上窝切面检查的超声波范围

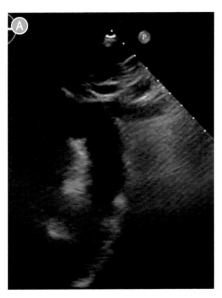
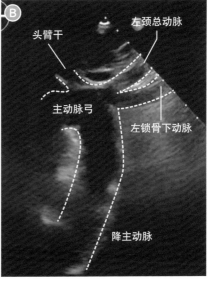

图2.7.17　右锁骨上窝切面显示的主动脉（正常人）
该图非主动脉夹层患者超声图像，因此未见内膜片

腹主动脉的探查（图2.7.18）

怀疑是主动脉夹层的情况下，还要通过扫查心底部到腹部的区域以观察腹主动脉。使用凸阵探头观察图像会更加清晰，但继续使用扇形探头也可以探查出来。由于经体表进行超声检查会受到肥胖及腹腔气体的影响，因此在很多情况下，超声并不适用于探查腹主动脉。但经体表进行超声检查易于探查到腹腔动脉到肾动脉之间的部分，所以还是应该做经体表的超声检查。在确认肾动脉、腹腔动脉有无夹层的同时，可利用彩色多普勒超声检查确认是否有血流问题。流向肾脏的血流出现问题时，需要注意肾功能是否低下，在实施介入治疗前，也要尽可能确认肾脏血流情况。

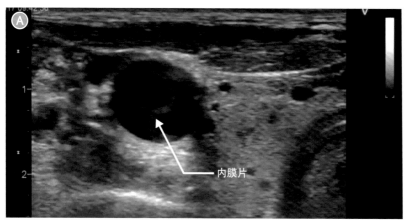

内膜片

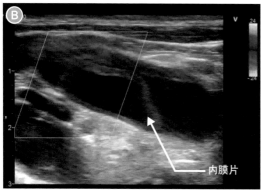

内膜片

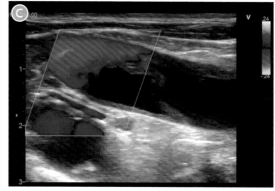

图2.7.18 腹主动脉夹层
从凸阵探头描绘出的腹主动脉短轴切面像（Ⓐ）、长轴切面像（Ⓑ）上发现内膜片。彩色多普勒超声（Ⓒ）显示假腔内无血流

心得 6 如何提高诊断的准确性

1）为了区分主动脉夹层内膜片和伪像，可利用彩色多普勒超声检查确认血流模式及主动脉壁与内膜片的运动是否一致。

2）假腔一般比真腔大，舒张期腔内可见自发显影及血栓，收缩期血液逆行、流速缓慢或无血流信号。

3）经胸超声心动图检查Stanford B型的诊断精度比Stanford A型的更低。

主动脉夹层和伪像的区分

利用超声心动图检查诊断主动脉夹层时，区分内膜片和伪像是至关重要的。主动脉窦和升主动脉连接处等高反射部位出现的旁瓣、多重反射、镜面反射等会在主动脉内形成线状的伪像，这些伪像经常会被误诊为内膜片。经食管超声心动图检查中也会出现伪像的问题。鉴别伪像，除了采用调节增益等设置、多切面进行观察等一般方法（**第1章 秘传1 心得4**），还可以利用彩色多普勒超声检查血流模式来鉴别。若有主动脉夹层，由于真腔和假腔的血流模式有差异，内膜片两侧的血流模式截然不同，但伪像周边的血流模式却不会发生变化。此外，**伪像的运动与主动脉壁的运动一致，而内膜片的运动与主动脉壁的运动无关联**。利用经食管的M型超声心动图观察是判断其运动与心动周期对应的主动脉壁运动是否一致的有效方法，经胸M型超声心动图检查也备受好评。

真腔与假腔的鉴别

一旦确认了主动脉被内膜片分成了两个腔，就要辨别哪个是真腔、哪个是假腔。**假腔一般比真腔大**。真腔在收缩期扩张、在舒张期缩小，真腔内不会出现自发显影或只存在极轻度的自发显影。收缩期真腔内可见前向血流，有时还能在收缩期观察到从真腔向假腔的分流。而**假腔在舒张期扩张、在收缩期缩小，腔内可见自发显影与血栓。在彩色多普勒超声中表现为收缩期血液逆行、流速缓慢或无血流信号**（表2.7.3）[5]。假腔内可见血流表示存在血流交流，未见血流则表示无血流交流。在进行经食管超声心动图检查时，可利用彩色多普勒超声确认破口和出口的位置。经胸超声心动图检查的观察范围有限，很难确定破口和出口的位置。

表2.7.3　通过超声心动图检查鉴别真腔与假腔

鉴别点	真腔	假腔
大小	一般情况下，真腔<假腔	
随心动周期的变化	收缩期扩张	收缩期缩小
收缩期血流	前向血流	血液逆行、血流缓慢或无血流
自发显影、血栓	无	可见自发显影或血栓
血流交通	收缩期可见从真腔向假腔的分流	

（基于参考文献5制成）。

　　利用经胸超声心动图诊断主动脉夹层的阴性预测值较低，即使未观察到内膜片也不能排除主动脉夹层的可能性。特别是Stanford B型，其超声心动图检查的诊断精度比Stanford A型的更低。Stanford A型的患者需要尽快手术，而且患者在紧急手术的准备阶段病情急转直下的也不在少数。因此，高度怀疑是主动脉夹层时，相对于超声心动图检查，应优先进行CTA等检查。若进行CTA检查之前有足够的时间，可以在此期间进行超声心动图检查。笔者的做法是先进行CTA检查，若诊断为主动脉夹层，则在紧急手术之前做一次超声心动图检查，以确认是否有心包积液和主动脉瓣关闭不全等。

●**参考文献**

1）Klompas M: JAMA, 287: 2262–2272, 2002

2）von Kodolitsch Y, et al: Arch Intern Med, 160: 2977–2982, 2000

3）Michelena HI, et al: JAMA, 306: 1104–1112, 2011

4）「Washington Manual of Echocardiography」(Rasalingam R, et al eds), Lippincott Williams & Wilkins, 2012

5）Evangelista A, et al: Eur J Echocardiogr, 11: 645–658, 2010

肺栓塞

特征为突发呼吸困难、胸痛，超声心动图中主要表现为右心室负荷过重

肺栓塞的特征为突发呼吸困难、胸痛，超声心动图中主要表现为右心室负荷过重，但是也存在无右心室负荷过重的现象，确诊还需进行 CTA 检查。对休克患者而言，心脏超声检查对于快速决定治疗方案非常重要。下肢静脉超声检查对诊断病因也有帮助。

心得 1 肺栓塞的症状及诊断方法

1）典型症状为突发胸痛（呼吸急促）、呼吸困难、低氧血症，但实际临床中表现多种多样。

2）患者的危险因素和病发时的状况对于诊断十分有价值。

3）根据临床表现等得出的筛查结果有助于进行Wells评分。

肺栓塞的症状

肺栓塞是血栓阻塞肺动脉所致的疾病，血栓的来源大多为下肢静脉（它比膝下静脉更靠近中枢部位）或骨盆静脉。其典型症状为突发胸痛（胸膜疼痛）、呼吸困难、低氧血症等。实际上，开始时无任何症状，逐渐感受到呼吸困难，然后症状发作并快速进展到休克的病例很多。

表2.8.1中是日本的统计研究中记载的肺栓塞患者的自觉症状[1]。最多的症状为呼吸困难，约占70%，胸痛症状只约占40%。肺栓塞的胸痛是由肺动脉末梢闭塞导致胸膜发炎而引起的，**伴着深呼吸和咳嗽胸膜的疼痛感会加重**，在肺动脉主干闭塞时，**前胸部还会出现如心绞痛般的疼痛**，这是由右心室缺血导致的，需与ACS和主动脉夹层鉴别。昏迷、咳嗽和咯血等症状较常见，由于这些症状不具有特异性，常在发病初期被忽视。在没有其他原因的情况下，要考虑到突发的急性呼吸系统症状有可能是肺栓塞导致的，这一点很关键。

表2.8.1　急诊处疑似肺栓塞患者的主要自觉症状

自觉症状	出现频率
呼吸困难	72%
胸痛	43%
发热	10%
昏迷	22%
咳嗽	11%
出冷汗	25%
上腹部疼痛	10.7%
咯血	6%
心悸	22%

注：日本肺栓塞研究会记录的579例患者的自觉症状。

危险因素和病发时的状况

　　肺栓塞的危险因素及病发时的状况是诊断时重要的参考。先天性危险因素有抗磷脂抗体综合征、先天性蛋白C缺乏症、先天性蛋白S缺乏症、抗凝血酶缺陷症等可导致凝血方面异常的病症。后天因素主要有术后（特别是外科整形手术、恶性肿瘤手术、脑外科手术的术后）、导管留置、既往肺栓塞史、静卧48小时以上、住院、感染、恶性肿瘤、肥胖、妊娠及分娩后、药剂、激素置换疗法等。旅途中久坐（经济舱症候群）或因灾害发生而被困于车内等情况都是常见的危险因素。此外，人起身行走时或排泄时发病的情况居多。

Wells评分

　　上述症状及危险因素并不是肺栓塞所特有的，大多数情况下依靠这些不足以确诊。为了能够提高诊断的精准度，将病历、发病症状以及患者的生活习惯、生活环境等因素综合考量，制定了如表2.8.2所示的Wells评分[2]作为考量标准。Wells评分可通过在急救现场收集到的信息来推测患者患肺栓塞的可能性。Wells评分并不是确诊的工具，而是决定是否需要做肺血管CTA检查等下一阶段检查的考量标准。根据原版的评分数据，将分成三个阶段或两个阶段推测患者患肺栓塞的可能性。在三阶段评估中，"患病可能性低"的确诊率为10%，"患病可能性中等"的确诊率为30%左右，"患病可能性高"的确诊率为65%左右。

表2.8.2　肺栓塞的Wells评分

评价指标	原版评分/分	简易版评分/分
有肺栓塞、深部静脉血栓的既往史	1.5	1
心率≥100次/分	1.5	1
4周内做过手术或正在卧床静养	1.5	1
咯血	1	1
有转移性恶性肿瘤	1	1
有深部静脉血栓的临床表现	3	1
肺栓塞之外疾病的可能性低	3	1
临床可能性		
三阶段评估		
患病可能性低	0 ~ 1	N/A
患病可能性中等	2 ~ 6	N/A
患病可能性高	≥7	N/A
二阶段评估		
患病可能性低	0 ~ 4	0 ~ 1
有患病的可能	>5	>2

注：三阶段评估中"患病可能性低"的确诊率为10%，"患病可能性中等"的确诊率为30%左右，"患病可能性高"的确诊率为65%左右。二阶段评估中，"患病可能性低"的确诊率为12%左右（引自文献2）。

　　在二阶段评估中，"患病可能性低"的确诊率为12%左右。为了使其在临床上更便于使用，还有一个简易版本，其中只用了二阶段评估来评估患病的可能性。

　　Wells评分中有"患肺栓塞之外疾病的可能性低"这样模糊表述的项目，因此在诊断的精确度上还存在问题。Wells评分中还有"患病的可能性只有10%，因此不做检查"这样的描述，这提示患肺栓塞的可能性很低。但是对于这种状况，若要进一步排除，就必须通过D-二聚体、心脏超声检查、肺动脉CTA检查等方法来判断。

心得 2 如何使用 D- 二聚体和 CTA 诊断

1）D-二聚体的含量在正常范围内提示患肺栓塞的可能性低，但其含量高于正常值也不能确诊为肺栓塞。

2）影像学诊断法的基础是多排螺旋CTA。

肺栓塞筛查中测定D-二聚体的含量是有用的。D-二聚体测定的阴性预测值高，数值在正常范围提示患有急性肺栓塞或深静脉血栓的可能性非常低。但因恶性肿瘤、炎症、出血、外伤、手术等也会导致D-二聚体含量升高，因此D-二聚体含量升高不代表一定患有肺栓塞。

D-二聚体的测定方法（ELISA法、乳胶凝聚法）以及测定试剂等因素可导致测定范围和可重复性出现偏差。随着年龄的增加，检查的变异系数也会降低，80岁以上的老年人的变异系数会降到10%左右。在欧美国家，推荐使用与年龄匹配的阈值（50岁以上者的阈值=年龄×10 mg/L，ELISA法）。

影像学诊断中最推荐的是肺动脉CTA检查（图2.8.1）。多排螺旋CT的空间分辨率已有明显的提高，前瞻性研究显示使用64排螺旋CT诊断肺栓塞的敏感度（95%）和特异性（83%）均较高[3]。

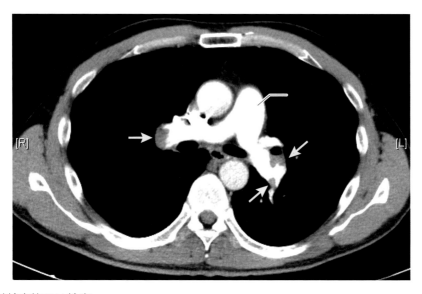

图2.8.1 肺栓塞的CTA检查

在左、右肺动脉内发现多个血栓影（箭头）

心得 3　疑似肺栓塞患者的诊断流程

1）伴有休克、血压下降时：根据当时情况做CTA或心脏超声检查。

2）无休克、血压下降时：根据风险进行CTA检查或D-二聚体测定。

3）进行下肢深静脉血栓检查时，下肢静脉超声检查比CTA检查更合适。

　　在肺栓塞的影像学诊断中，CTA检查是准确无误的方法，那么心脏超声又应如何使用呢？在欧洲的诊断指南上，将疑似肺栓塞患者的诊断流程分为伴有休克、血压下降和不伴有休克、血压下降这两种情况[2]（图2.8.2）。如果是伴有休克、血压下降的情况，则需尽快处理，如果可行，应立即做CTA检查，若不能立刻实施CTA检查则推荐心脏超声检查。心脏超声检查可以**迅速判断患者是否出现了右心室增大**。如有右心室增大，则在血液循环比较稳定的情况下可做CTA检查。如果没有做CTA检查的条件，则可仅依照心脏超声检查的结果实行血栓溶解等治疗。

　　血流动力学稳定的患者在一定程度上是有缓冲时间的，医生会根据其临床表现来推测患者患肺栓塞的可能性，从而判断CTA检查的必要性。若可能性高就做CTA检查，若可能性低或中等，则可做D-二聚体测定来筛查。

　　在现实中，由于治疗设施的不同，不能实施CTA检查或不能迅速得到D-二聚体检查结果的情况并不少见。在这种情况下，要以心脏超声检查为中心进行风险评估并决定治疗方案。

　　心脏超声检查在风险评估中也十分重要。**右心室收缩功能减低是肺栓塞的一大预后不良反应**，可通过CTA检查确诊，但也要通过心脏超声检查来评估右心室的功能[4]。

　　肺栓塞的发病原因中，下肢深静脉血栓最为常见，在做心脏超声检查的同时，最好也能够进行**下肢静脉超声检查**。目前，通过增强CT也可以检查下肢静脉血栓，而且在CTA检查的同时进行下肢静脉CT检查可使诊断肺栓塞的敏感度上升，但特异性和阴性预测值不会随之提高。下肢静脉超声检查和CTA检查在精准度上没有差异[5]，而且CTA检查有辐射和对比剂等问题，故诊断指南更建议使用下肢静脉超声检查[2]。

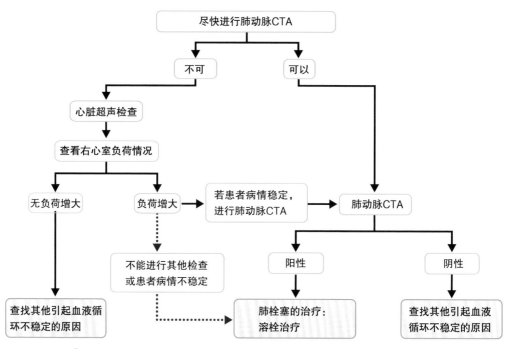

A 疑似肺栓塞的患者：伴有休克、血压下降时

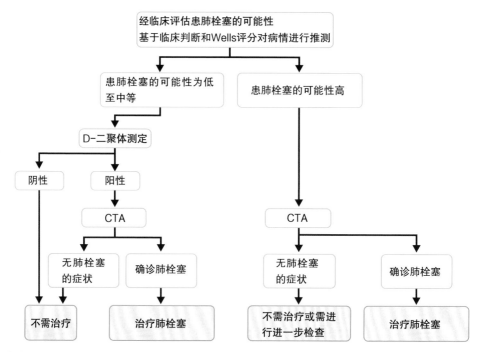

B 疑似肺栓塞的患者：无休克、血压下降时

图2.8.2　疑似肺栓塞患者的诊断处理方式

Ⓐ：伴有休克、血压下降症状的患者的诊断步骤。Ⓑ：无休克、血压下降症状的患者的诊断步骤
（引自文献2，Fig3.4）

心得 **4** 肺栓塞在心脏超声检查中的病理表现

1）右心室负荷增加，出现McConnell征和60-60征等时间接表示患者患有肺栓塞。

2）即使在超声心动图中未发现异常，也不能完全排除肺栓塞的可能性。

3）McConnell征、60-60征是急性右心系统负荷增加的表现，并非肺栓塞特有的。

肺栓塞在超声心动图中主要表现为右心房和右心室负荷增加，右心系统、下腔静脉内存在血栓等，但现阶段还不能靠一个症状确诊。经常被作为诊断标准的症状有：①右心室负荷增加；②60-60征；③McConnell征；④右心室或右心房内存在血栓。

（1）右心室负荷增加的表现

·胸骨旁左心室长轴切面中右心室舒张末期内径大于30 mm（图2.8.3），心尖四腔切面中右心室内径大于左心室内径。

·**心脏收缩时**，左心室室间隔扁平（D-shape）（图2.8.4）。

·右心室流出道血流加速时间小于90 ms，三尖瓣最大跨瓣压差大于30 mmHg（图2.8.5）。

·肺动脉近端扩张。

·下腔静脉扩张，呼吸波消失。

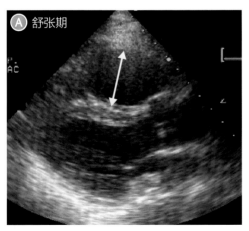
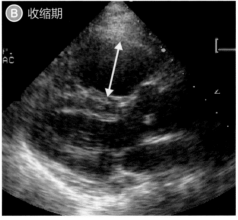

图2.8.3　肺栓塞引起的右心室增大
胸骨旁左心室长轴切面中右心室内径（双向箭头）扩大为30 mm以上，右心室的收缩功能减低

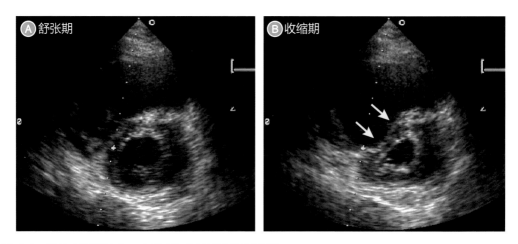

图2.8.4　肺栓塞引起的右心室增大和收缩期室间隔扁平

肺栓塞导致右心室负荷增加,心脏收缩期(Ⓑ)能够看到室间隔被压缩成"D"字形(D-shape)(箭头)

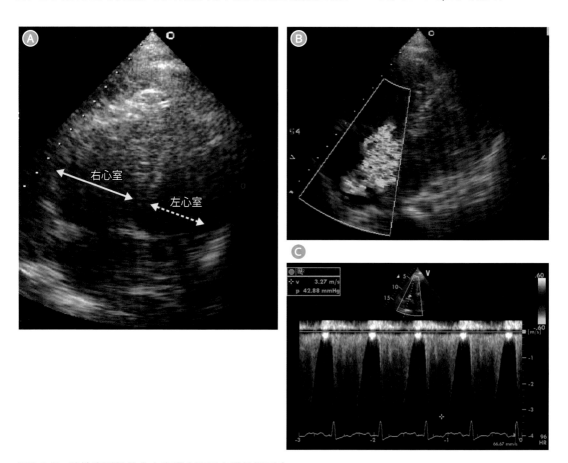

图2.8.5　肺栓塞引起的右心室增大和三尖瓣关闭不全

心尖四腔切面(Ⓐ)中右心室增大(右心室内径≥左心室内径)被看作床旁心脏超声检查中确诊肺栓塞最重要的症状。右心室增大会导致出现中等程度以上的三尖瓣反流(Ⓑ),三尖瓣最大跨瓣压差可达到30 mmHg以上。[本例(图Ⓒ)约为43 mmHg]

（2）60-60征的表现[6)]

·右心系统的负荷增加，但三尖瓣最大跨瓣压差没有超过60 mmHg，且右心室流出道的血流加速时间（右心室流出道的血流从射血开始到达到最大流速所需的时间）没有超过60 ms（图2.8.6）。

（3）McConnell征的表现

·右心室中部至下部的心室壁运动减弱，右心室心尖部收缩正常或收缩过度（图2.8.7）。

60-60征和McConnell征都是表明右心室收缩功能减低的症状，表示右心室负荷急性增加。依靠这两个症状可以有效地辨别出由慢性肺部疾病等引起的慢性右心系统负荷增加，但由于肺栓塞没有特殊的临床表现，只要出现急性右心系统负荷增加就有确诊的可能。此外，根据McConnell征无法鉴别肺栓塞和右心心肌梗死。

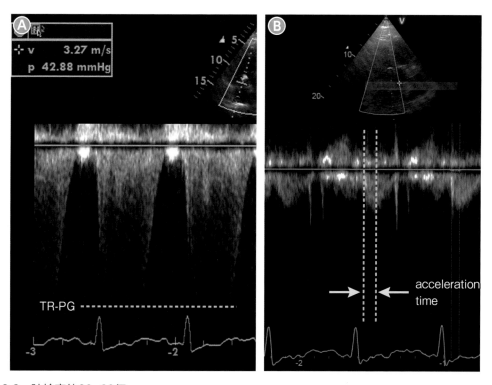

图2.8.6　肺栓塞的60-60征

与图2.8.5为同一患者。Ⓐ：三尖瓣最大跨瓣压差（TR-PG）约为43 mmHg，大于30 mmHg，但并未超过60 mmHg。Ⓑ：右心室流出道的血流加速时间（右心室流出道的血流从射血开始到达到最大流速所需的时间）为54 ms，未超过60 ms

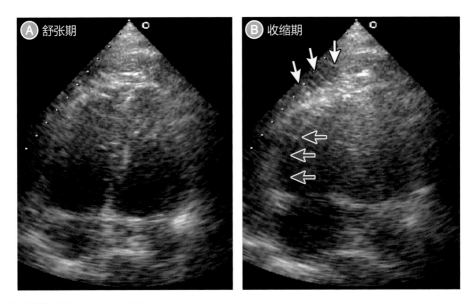

图2.8.7　肺栓塞的McConnell征
McConnell征的表现为右心室中部至下部（红色箭头）的心室壁收缩减弱，心尖部（黄色箭头）收缩功能正常

　　右心系统存在血栓是比较罕见的，右心系统存在血栓说明患者患肺栓塞的可能性很高，并且可能预后不良（图2.8.8）。另外，在利用下肢静脉超声检查深静脉血栓的同时进行心脏超声检查，可以提高诊断的精准度。

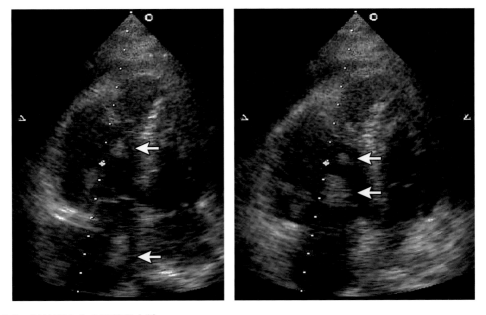

图2.8.8　肺栓塞中右心系统的血栓
右心房和右心室内发现多个可动性血栓（箭头）

心得 **5** 用下肢静脉超声检查查找静脉血栓

1）对于疑似患有肺栓塞的患者，腿部近端的静脉血栓是强烈提示患者患有肺栓塞的超声所见。

2）对于肺栓塞的紧急情况，静脉压迫试验是有价值的。

3）小腿静脉的检查能够提高深静脉血栓的诊断精准度，但要确诊肺栓塞必须结合其他影像学检查。

下肢静脉超声检查的意义

肺栓塞多数是由下肢深静脉血栓导致的，70%的肺栓塞患者都能检查到下肢深静脉血栓。血管超声检查中30%～50%的肺栓塞患者都存在下肢深静脉血栓。欧洲的诊疗指南推荐用对疑似患有肺栓塞的患者通过下肢静脉超声检查来查找深静脉血栓的方法，来确定是否有必要进行进一步的影像学检查[2]。在临床上，对于疑似患有肺栓塞的患者，如果在血管超声检查中发现其下肢近端存在静脉血栓（图2.8.9，2.8.10），可以仅凭这一点确诊肺栓塞（级别1），无须再做其他检查并可以开始进行抗凝治疗[2]。

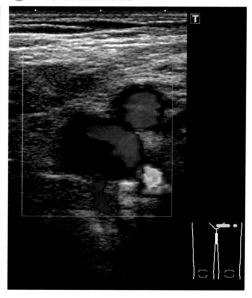

Ⓐ 二维超声图像　　　　　　Ⓑ 彩色多普勒超声图像

图2.8.9　左侧大腿部发现静脉内血栓

Ⓐ：二维超声图像中可见静脉内有血栓像（箭头）。Ⓑ：彩色多普勒超声图像显示静脉血栓部位没有血液流动

静脉压迫试验

发现疑似患有肺栓塞的患者时，也存在没有充足的时间、精力进行下肢静脉超声检查的情况。因此，为了筛查，鼓励对患者左右两侧的大腿根部以及腘窝处进行静脉压迫试验[2]（图2.8.11）。通过探头在体表进行按压，若静脉内腔被挤压消失则说明没有血栓，若压迫没有使静脉变形或内腔只消失了一部分，则提示静脉内存在血栓（图2.8.12，2.8.13）。肺栓塞中的血栓为新鲜血栓，压迫时可能出现游离的情况，因此，如果通过二维血管超声检查和多普勒超声检查确定了存在血栓，则无须进行静脉压迫试验（图2.8.10）。

Ⓐ 超声短轴切面 Ⓑ 超声长轴切面

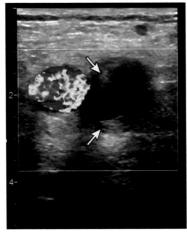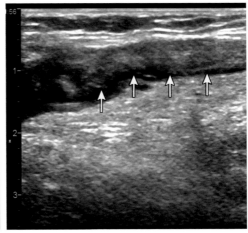

图2.8.10　下肢静脉血栓
在超声短轴切面（Ⓐ）、长轴切面（Ⓑ）中确认下肢静脉内存在血栓。像这样存在明显血栓的患者无须进行静脉压迫试验

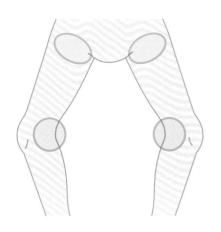

图2.8.11　可用于筛查的静脉压迫试验的部位
需要压迫的部位用○表示。通过静脉超声检查观察两腿的大腿根部以及腘窝处，若没有明显的血栓则对静脉进行按压，检查腘窝处时需要患者的膝盖朝向外侧（青蛙腿）

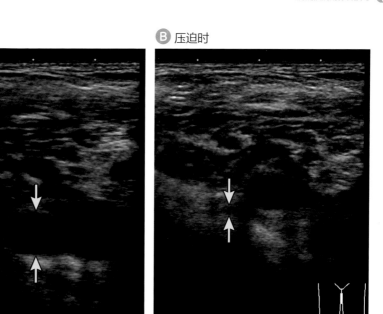

图2.8.12　静脉压迫法

在没有血栓的情况下，压迫之前可以看到的静脉内腔（图Ⓐ箭头），而在用探头压迫之后内腔几乎完全消失（图Ⓑ箭头）

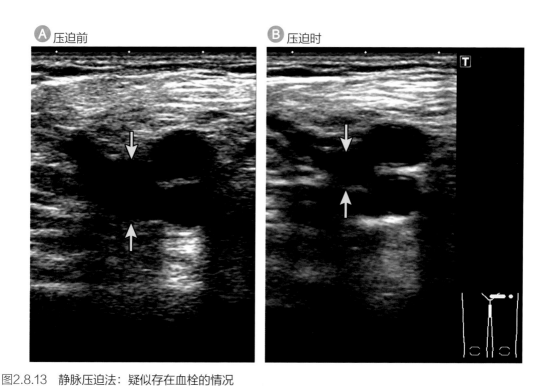

图2.8.13　静脉压迫法：疑似存在血栓的情况

与图2.8.12为同一患者，该图为左侧大腿静脉在用探头压迫前后静脉内腔变化不大（图Ⓐ、Ⓑ箭头），说明血管内可能存在血栓

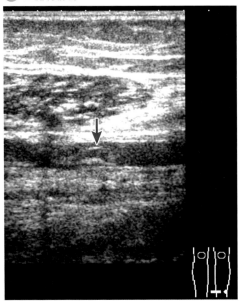
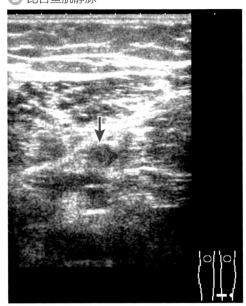

A 左腓骨静脉　　　　　　　　　**B** 比目鱼肌静脉

图2.8.14　小腿静脉内的深部血栓

在肺栓塞患者的左腓骨静脉（ⓐ）和比目鱼肌静脉（ⓑ）内发现血栓（箭头）。在此患者比腘窝静脉更近侧的静脉中没有发现血栓

　　左右两侧的大腿根部及腘窝这4个部位的静脉压迫试验的诊断准确率高，被认为是比彩色多普勒超声检查更稳定的检查方法。如果能够在比常规血管超声检查范围更广的范围内实施检查，深部静脉血栓的诊断准确率会提高1倍。在小腿静脉中，检查首次血栓发生频率较高的比目鱼肌静脉是十分重要的（**图2.8.14**）。比目鱼肌静脉血栓复发的可能性较高，并且容易向近侧移动，容易造成肺栓塞，血栓扩张到7mm以上后，其风险增高。但是，**仅小腿深部静脉存在血栓不代表患者一定患有肺栓塞**，在确认小腿静脉存在静脉血栓后，还需结合CTA检查进行影像学诊断[2]。

心得 **6** 心脏超声检查对肺栓塞的意义

1）即使通过超声心动图没有发现血栓，也不能排除患肺栓塞的可能性。

2）筛查时，应结合右心室增大、中重度三尖瓣反流、McConnell征（左心室呈"D"字形）进行综合判断。

3）心脏超声显示的右心室功能不全、右心系统存在血栓提示预后不良。

表2.8.3显示的是根据右心系统负荷增加、60-60征、McConnell征来诊断肺栓塞的精准度[6]。60-60征和McConnell征与在**"第2章 秘传8 心得4"**中描述的一样，代表右心系统负荷急性增加，它们的敏感度很高，但特异性不高。此外，心肺疾病导致的心脏慢性负荷增加会使心脏超声检查的精准度下降。这种情况下可以根据以下3点综合判断：①寻找有无上述3种超声检查表现；②收缩期的最大血流速度加快，但若没有因肺动脉反流导致的肺毛细血管楔压上升，则视为肺部循环系统障碍；③结合除心脏超声检查之外的其他检查结果判断。

一般情况下，心脏超声检查结果的阴性预测值达40%～50%，**心脏超声检查中没有发现典型的症状不代表一定不存在肺栓塞**。因此，美国超声心动图学会的指南

表2.8.3 心脏超声检查中根据右心系统负荷增加、60-60征、McConnell征诊断肺栓塞的精准度

精准度指标		精准度		
		右心室负荷增加	60-60征	McConnell征
无心肺相关疾病	敏感度	78%	100%	100%
	特异性	81%	25%	19%
	阳性预测值	90%	100%	100%
	阴性预测值	64%	37%	35%
患有心肺疾病	敏感度	21%	89%	100%
	特异性	80%	26%	20%
	阳性预测值	65%	82%	100%
	阴性预测值	36%	40%	40%

（引自文献6，Table 4）。

并不推荐将心脏超声检查作为肺栓塞的主要诊断方法[4]。

　　将心脏超声检查作为肺栓塞的确诊方法是有局限性的，但是对于非循环系统科室的医生来说，可将其作为筛查肺栓塞的方法之一。"FOCUS"认为右心室和左心室的大小之比大于1，就有患肺栓塞的可能。因此，心脏超声检查在紧急状态下能够迅速筛查是有很大价值的。在急诊的心脏超声检查中，笔者认为首先要确认患者的症状（突发呼吸困难、胸痛等），然后确认是否有以下3种情况：①**视觉上右心室增大**（不一定是非要右心室大于等于左心室，只要右心室明显比正常状态的肥大即可）；②中、高程度的三尖瓣反流（通过彩色多普勒超声检查肉眼判断）；③McConnell征。若确认有以上3种情况则患者患肺栓塞的可能性增高。在此基础上，如果还发现右心系统负荷增加导致**室间隔的成像**呈"D"字形，确诊的可能性会更高。虽然心脏超声检查不能作为确诊依据，但用于疾病筛查是非常有效的。

　　肺栓塞的治疗方法有抗凝、溶栓等内科疗法，还有导管治疗、外科血栓切除术等方法。在疾病早期使用恰当的治疗方法对预后有很大好处，但是目前为止，仍有预后不良的情况。**肺栓塞患者的预后是由有症状的血液循环状态和虽无症状但存在的右心室功能不全共同决定的**。在肺栓塞患者中，存在休克症状的占5%，其死亡率高达25%～40%，特别是需要做心肺复苏的患者，其死亡率高达65%～95%。

　　对于休克的患者，右心室功能是决定其预后的重要因素。在血流动力学稳定的患者中，存在右心室功能不全的患者出现短期预后不良反应的人数为其他患者的2～10倍；右心系统存在血栓的患者的死亡率升高4倍[7]。血流动力学稳定且通过CT确诊为肺栓塞的患者，也需通过心脏超声检查确认是否有右心室负荷增加、McConnell征及血栓。

●**参考文献**

1）冈田修, 他: Ther Res 2001; 22: 1481–1486

2）Konstantinides SV, et al: Bur Heart J, 35: 3033–69, 3069a–3069k, 2014

3）Budoff MJ, et al: J Am Coll Cardiol, 52: 1724–1732, 2008

4）Saric M, et al: J Am Soc Echocardiogr, 29: 1–42, 2016

5）Goodman LR, et al: AJR Am J Roentgenol, 189: 1071–1076, 2007

6）Kurzyna M, et al: Am J Cardiol, 90: 507–511, 2002

7）Barrios D, et al: Chest, 151: 409–416, 2017

章鱼壶心肌病、心包炎和气胸
"典型的"章鱼壶心肌病并不包括所有类型的章鱼壶心肌病

章鱼壶心肌病是一种典型的需要与急性心肌梗死鉴别的疾病。从心脏超声图像上来看，该疾病除了其特有的心尖部膨出，心室舒张运动异常也是诊断的重要依据。因此，了解在本章"秘传4"和"秘传5"中提到的冠状动脉和心脏超声的关系是诊断该疾病的基础。同时，在心脏超声检查中应格外注意没有典型症状的情况。本章内容还包括心包炎和气胸。

心得 1   章鱼壶心肌病的症状

1）章鱼壶心肌病的典型关键词有"中老年妇女""心理压力过大""前胸导联ST段抬高""冠状动脉正常""心尖部室壁运动消失、章鱼壶型膨出"。

2）发病的原因不止包括心理压力过大，还包括躯体上压力过大，但是也有例外。

3）可能复发和预后不良。

有必要与ACS，尤其是与ST段抬高心肌梗死相鉴别的疾病就是章鱼壶心肌病。其典型表现为"**中老年妇女**"因"**心理压力过大**"，出现"**前胸疼痛**"，在心电图检查中有提示前壁梗死的"**前胸导联ST段升高**"，但急诊心导管检查中则"**冠状动脉无有临床意义的狭窄**"，左心室造影检查中发现"**心尖部室壁运动消失，呈现章鱼壶型膨出**"。大多数病例在治疗过程中表现良好，在接受治疗的1～2周内，通过心脏超声检查发现室壁运动情况得到改善，心电图检查中还暂时存在T波倒置、QT间期延长（巨大T波倒置）的情况（图2.9.1，2.9.2）。其病因考虑与儿茶酚胺有关，但现在还不能完全确定。

诊断标准和实际症状

表2.9.1是日本的章鱼壶心肌病调查研究小组给出的诊断指南[1]。但是从该诊断指南的撰写过程[2]来看，该诊断指南基于"如果是典型病例，确定疾病的发病机制将优先于扩展疾病外延"的前提制定而成，不否认会留有对病情过于关注的印象。

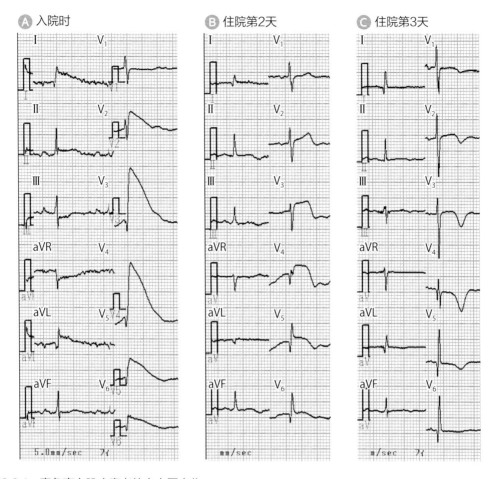

图2.9.1　章鱼壶心肌病患者的心电图变化

Ⓐ：入院时的心电图显示有前胸导联（V_2~V_6导联）以及 I 导联、aVL导联出现类似急性前壁梗死表现的ST段抬高。Ⓑ：住院第2天ST段持续抬高（入院时的心电图呈现这种程度的ST段抬高的情况较多）。Ⓒ：住院第3天前胸导联中T波倒置

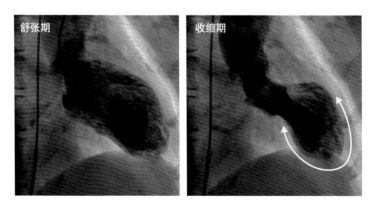

图2.9.2　章鱼壶心肌病患者的左心室造影

和图2.9.1为同一患者。入院时的左心室造影显示心尖部室壁大范围收缩运动消失，出现特征性的如章鱼壶般的心尖部膨出。冠状动脉造影中没有出现有临床意义的狭窄

表2.9.1　章鱼壶心肌病的诊断指南

Ⅰ.定义
章鱼壶心肌病（又名Takotsubo心肌病），指急性发病且原因不明的左心室心尖部呈球状扩张（无收缩）的情况。该疾病表现为左心室呈章鱼壶状。大部分病例心尖部无正常收缩运动的症状会在数周到1个月内趋于正常 心室收缩功能异常主要发生在左心室，但也有发生在右心室的患者。患者可存在心室流出道功能性狭窄（跨瓣压差增加、血流速度加快、心脏杂音） 其他原因，例如，若脑血管疾病患者呈现与此病症相同的心室收缩异常，则将其视为脑血管疾病并发的章鱼壶心肌病，应与特发性区别对待

Ⅱ.排除项目
章鱼壶心肌病的诊断中，以下病变和疾病所导致的异常症状需排除在外 1）冠状动脉器质性狭窄或挛缩，特别是灌注左心室心尖部等区域的左前降支病变导致的急性心肌梗死（冠状动脉造影最好能够在急性期进行，慢性期也需确认是否有狭窄性病变、心室收缩异常类病变等） 2）脑血管疾病 3）嗜铬细胞瘤 4）病毒性或特发性心肌炎 为了排除冠状动脉病变，必须进行冠状动脉造影。注意排除脑血管疾病、嗜铬细胞瘤等并发的心肌功能障碍

Ⅲ.诊断的参考事项
1）症状：与ACS相似的胸痛、呼吸困难，也有无症状的患者 2）发病时机：精神压力、身体不适。也存在没有明显诱因而发病的患者 3）多发于老年人与女性 4）在心室造影以及心脏超声检查中观察到心尖部呈球状扩张，并可在短时间内改善 5）心电图：病发之后ST段抬高，随后典型病例在大范围导联下T波倒置，其倒置部分逐渐加深，QT间期随之延长。这个变化会慢慢恢复，但倒置的T波会持续几个月。在急性期存在Q波异常和QRS波群振幅的变化 6）检查项目：在典型病例中，心肌酶升高保持在中等水平以下 7）预后：大部分患者能够快速恢复，但也有发生肺水肿等其他后遗症的病例和死亡病例

注：厚生劳动省特定疾病特发性心肌病调查研究班章鱼壶心肌病（心肌功能障碍）调查研究小组的章鱼壶心肌病诊断导引（第2案）（引自文献1）。

Mayo clinic制定的诊断标准[3]**如下。**

1）存在超过一条冠状动脉供血区域内的一过性左心室壁运动功能障碍。

2）无冠状动脉闭塞病变以及斑块破裂。

3）心电图出现新异常以及心肌肌钙蛋白水平升高。

4）排除嗜铬细胞瘤和心肌炎。

以上为Mayo clinic制定的章鱼壶心肌病的诊断标准。心脏超声检查可以用来将该病与缺血性心肌病相鉴别。上述诊断标准与日本的诊断指南不同的是，该诊断标准表明，当存在脑血管疾病时，也算作章鱼壶心肌病。

在欧美的国际章鱼壶心肌病登记研究中，90%的病例为女性且平均年龄为67岁，

80%为50岁以上的女性[4]。最常出现的症状为胸痛，占75%，45%的病例表示有呼吸困难的症状，8%有晕厥症状。在人们的印象中，该病可由情感上的压力导致发病，但实际上，身体和生理上的压力比情感上的压力更易引起该病，30%的病例表示没有明显的发病原因。

约90%的病例在入院时会被检查出心肌肌钙蛋白水平升高。入院时，章鱼壶心肌病患者的心肌肌钙蛋白比同等条件下的ACS患者的高，但住院治疗时则是ACS患者的肌钙蛋白水平更高，这也能说明章鱼壶心肌病在心肌功能障碍中属于轻症。此外，除了一些个例，肌酸激酶的含量不会升高。章鱼壶心肌病患者的心电图中的ST段抬高与ACS患者的相似，但是ST段降低的发生率比ACS患者的要低，**在大多数病例中可以发现有QT间期延长**。

治疗过程与预后

在治疗过程中，大多数病例的左心室收缩功能得到明显的改善，其中20%的病例在住院期间有并发症，其发生率与在ACS的患者中的发生率基本相同。患者中出现休克的占10%，出现室性心动过速的占3%，出现左心室内血栓的占1%，出现心脏破裂的占0.2%，死亡率为4%，不能乐观地认为其预后良好。病发后的30天内，有7%的患者发生重度心脑血管疾病，长期死亡率为6%，发生重度心脑血管疾病的概率为10%。很多人认为该病不容易复发，但实际上其复发率为1.8%。

因此，除了要留意该病的典型症状，还应注意即使心电图没有异常变化，患者也有发病的可能。且即使发病，在心脏超声检查中也观察不到典型症状，这一点会在本书中有详细说明。该病的并发症比最开始想到的还要多，因此有必要长期随访。

心得 2　章鱼壶心肌病患者的心脏超声表现

1）心尖部膨出是章鱼壶心肌病患者在心脏超声检查中的特征性表现，但也存在该特征不是很明显的情况。
2）该病的特征是：室壁运动异常的范围超过一个冠状动脉节段所支配的区域。

章鱼壶心肌病典型的心脏超声表现为心尖部的室壁运动消失，**心脏基底段收缩增强，心尖部膨出呈"章鱼壶"状**。心尖部膨出可以从心尖四腔切面中确认（图2.9.3）。

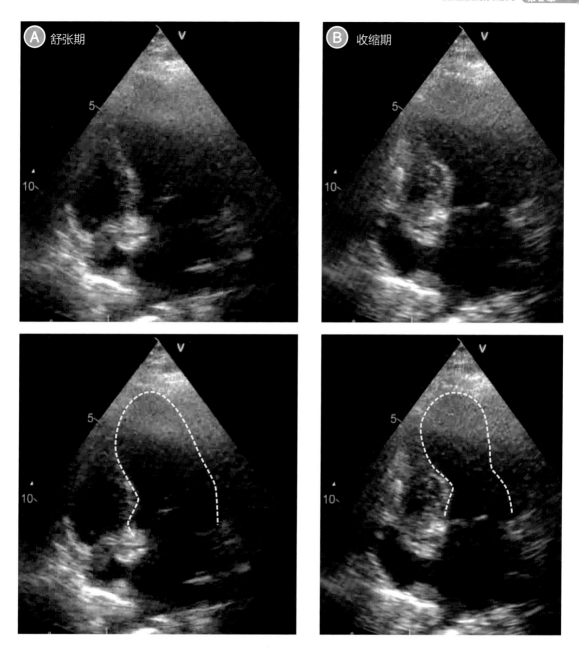

图2.9.3 章鱼壶心肌病患者的心脏超声图像（心尖四腔切面）

心尖四腔切面显示典型的心尖部室壁运动消失以及心尖部膨出。心内膜边界用虚线标出

在心脏超声检查中也存在着左心室造影未见明显的"章鱼壶"状的心尖部膨出的病例。这是由切面不标准、心尖部没有清楚地暴露等造成的，但是下一节（**心得3**）讲到的"心室中段型"等确实没有心尖部膨出的表现。因此，鉴别章鱼壶心肌病和前壁心肌梗死时不应只局限于观察是否有"章鱼壶"状的膨出。章鱼壶心肌病的特征是**局部室壁运动异常的范围超过某个冠状动脉节段的供血区域**。典型的章鱼壶心肌病（心尖部型），在心尖四腔切面中，室壁运动异常范围与前壁心肌梗死患者的相比，环绕区域范围更大，会扩展到回旋支区域（图2.9.4）。

上述病例的室壁运动异常范围，也可以解释为前降支中部以及回旋支中部同时存在病变。如果能确定心尖部有膨出，就可以确诊，但在膨出不明显的情况下诊断是比较困难的。正如诊断指南中写到的，以冠状动脉造影为最终诊断是必须的。

与用心尖四腔切面观察相比，用心尖长轴切面、心尖两腔切面可以观察到以心尖为中心的心肌运动异常，可以用于诊断心尖部膨出不明显的病例（图2.9.5）。用心尖长轴切面和心尖两腔切面观察的重点为心肌运动消失的区域与冠状动脉的走行不一致。在心尖两腔切面中可见，室壁运动异常的范围从左前降支供血区域（对角支到左前降支末梢）延伸到了右冠状动脉供血区域（图2.9.6）。对比并确认各切面中的心尖部形态以及室壁运动异常的范围十分重要。

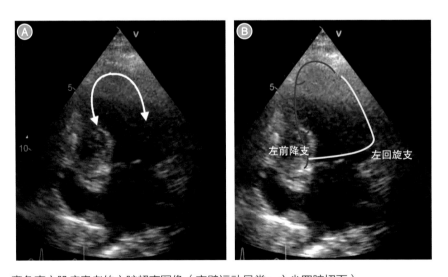

图2.9.4　章鱼壶心肌病患者的心脏超声图像（室壁运动异常；心尖四腔切面）
与图2.9.3为同一病例。Ⓐ：室壁运动异常的部位用双向箭头表示。Ⓑ：冠状动脉走行如图所示，室壁运动异常的范围超出了左前降支的供血区域，延伸到了左回旋支的供血区域

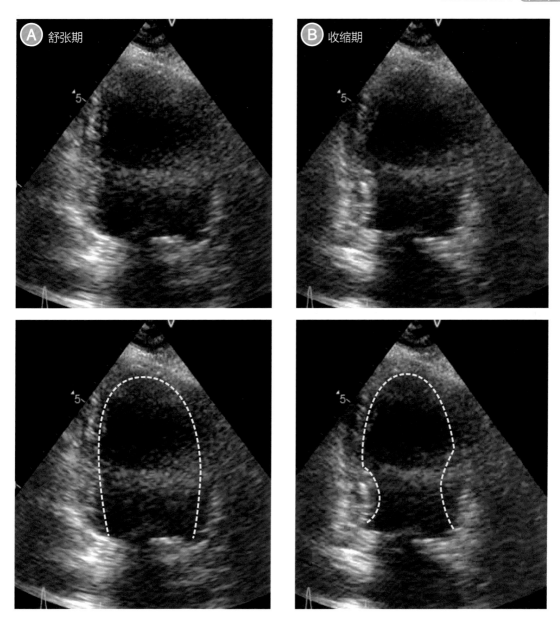

图2.9.5　章鱼壶心肌病患者的心脏超声图像（心尖两腔切面）

心尖两腔切面显示心尖部的心肌运动消失，但与心尖四腔切面相比，心尖部膨出并不明显。心内膜边界用虚线表示

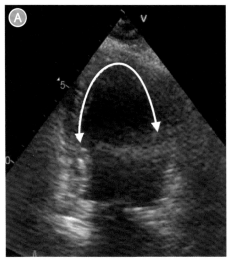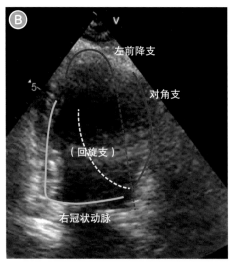

图2.9.6 章鱼壶心肌病患者的心脏超声图像（室壁运动异常；心尖两腔切面）

与图2.9.5为同一病例。Ⓐ：心室壁运动异常区域用双向箭头表示。Ⓑ：冠状动脉走行如图所示，室壁运动异常范围超出了左前降支的供血区域，延伸到了右冠状动脉的供血区域

心得 3　章鱼壶心肌病的分型及观察要点

1）章鱼壶心肌病除了典型的"心尖部型"，还有"基底型（反向章鱼壶型）""心室中段型""局部型"等。

2）对于心室中段型，要注意观察心尖部的室壁运动情况。

章鱼壶心肌病的分型

　　典型的章鱼壶心肌病在心尖段有病变（室壁运动异常、心尖部膨出呈"章鱼壶"形），而有的类型是在心尖部以外的部位出现异常（图2.9.7）。"基底型"为基底段运动功能减退的类型，心室中间段和心尖部的室壁运动功能正常（呈反向或倒置的"章鱼壶"状），也被称为"反向章鱼壶型"。也有只在左心室中段和左心室的局部出现室壁运动异常的病例。在欧美学者的报道中，82%的病例是典型的章鱼壶型（心尖部型），15%是仅在左心室中段有室壁运动异常的心室中段型（图2.9.8），2%是基底型（反向章鱼壶型），1%是只在局部有室壁运动异常的局部型（图2.9.9）[4]。在心室中段型中，有可能忽略心尖部的室壁运动情况。由于没有发现心尖部膨出，有时会被认为心尖部也出现了室壁运动异常，故而被误诊为"大面积前壁心肌梗死"或"左前降支+左回旋支远端的双支病变"等。因此，仔细观察心尖部非常重要。

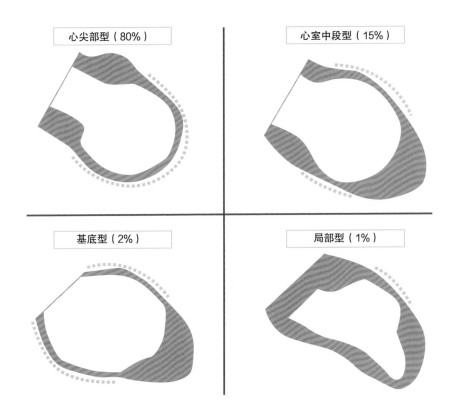

心尖部型（80%）

心室中段型（15%）

基底型（2%）

局部型（1%）

图2.9.7　章鱼壶心肌病分型[4]
用虚线表示室壁运动异常的范围边界。图中的比例来自欧美学者的报道

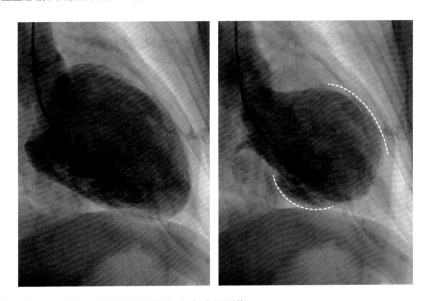

图2.9.8　心室中段型章鱼壶心肌病患者的左心室造影图像
用虚线表示室壁运动消失区域的边界。左心室基底部及心尖部的室壁运动保持不变，未发现心尖部膨出

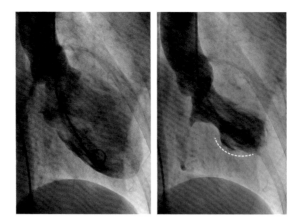

图2.9.9　局部型章鱼壶心肌病患者的左心室造影图像

用虚线表示室壁运动消失区域的边界。只在下壁区域发现室壁运动消失。在冠状动脉造影中，左、右冠状动脉都没有发现狭窄性病变

超声心动图的观察要点

在图2.9.10的心室中段型章鱼壶心肌病的心尖四腔切面（图2.9.10Ⓐ）及心尖

长轴切面（图2.9.10Ⓑ）中，在室间隔中段及后壁区域可见室壁运动消失，而心尖

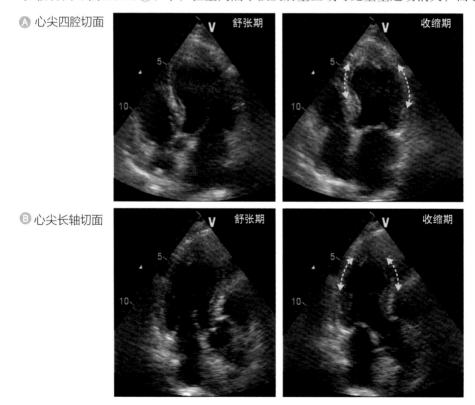

Ⓐ 心尖四腔切面

Ⓑ 心尖长轴切面

图2.9.10　心室中段型章鱼壶心肌病患者的超声心动图

用双向虚线箭头表示室壁运动消失区域的范围。在心尖四腔切面（Ⓐ）以及心尖长轴切面（Ⓑ）中，左心室中段区域以及后壁区域均有室壁运动异常，心尖部室壁运动也有异常。没有发现心尖部膨出

部的室壁运动保持不变。在左前降支病变中，若左心室中段的室壁运动减低，则基本不会出现心尖部心肌运动正常的情况。因此，需要对心尖部室壁运动进行仔细观察，有时会错误地认为其与中间段的室壁运动异常是一体的。

图2.9.11是局部型章鱼壶心肌病患者的超声心动图，在其相应的冠状动脉造影图像中没有发现狭窄性病变。在图2.9.11Ⓑ的心尖两腔切面中，只在下壁区域发现了室壁运动异常。仅凭该心尖两腔切面的发现不能与下壁心肌梗死进行鉴别。在图2.9.11Ⓐ的胸骨旁左心室短轴切面中，室壁运动异常从室隔中下部向下壁扩散，通过发现超出右冠状动脉一个节段的供血区域范围的室壁运动异常，可以确认为缺血性心脏病。

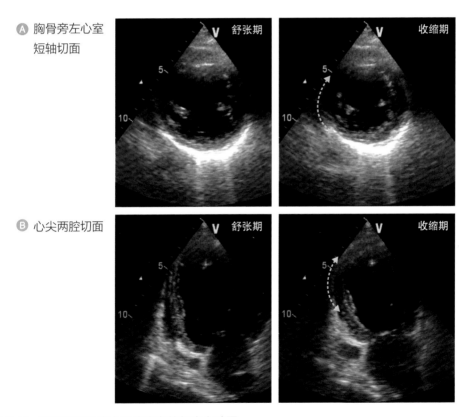

Ⓐ 胸骨旁左心室短轴切面

Ⓑ 心尖两腔切面

图2.9.11　局部型章鱼壶心肌病患者的超声心动图

用虚线双向箭头表示室壁运动消失的部位。Ⓐ：胸骨旁左心室短轴切面（乳头肌水平）中，室壁运动异常从室间隔中下部向下壁延伸。Ⓑ：在心尖两腔切面中，只在左心室中部的下壁区域发现了室壁运动异常

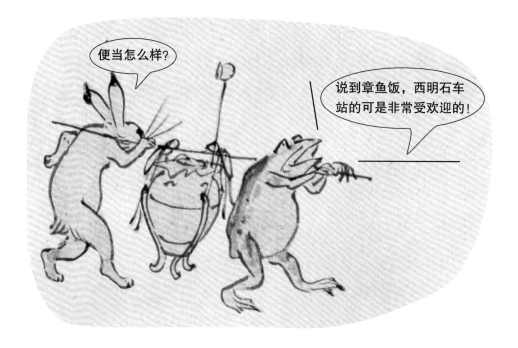

心得 4 伴有休克的章鱼壶心肌病

章鱼壶心肌病导致的休克，其原因除了泵衰竭，也有左心室流出道功能性狭窄和二尖瓣关闭不全等。

　　章鱼壶心肌病患者中也有出现休克的病例，其原因除了广泛的室壁运动异常引起的泵衰竭，还有左心室流出道功能性狭窄和二尖瓣关闭不全的并发症等。章鱼壶心肌病的特征性的心室基底段过度收缩，导致了类似于梗阻性肥厚型心肌病相关的流出道狭窄以及二尖瓣收缩期前向运动（systolic anterior motion，SAM），并产生了左心室流出道的压差。但前者是功能性狭窄（图2.9.12，2.9.13），这种现象在章鱼壶心肌病中并不少见，占10%～25%。

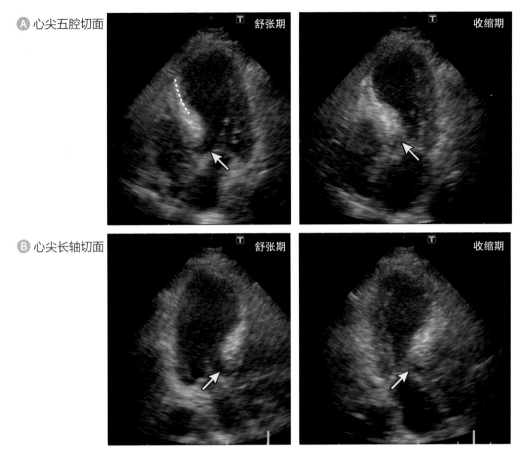

Ⓐ 心尖五腔切面　　舒张期　　收缩期

Ⓑ 心尖长轴切面　　舒张期　　收缩期

图2.9.12　存在左心室流出道功能性狭窄的章鱼壶心肌病

虚线部分表示室壁运动消失的部位。在心尖五腔切面（Ⓐ）以及心尖长轴切面（Ⓑ）中，可见左心室流出道（箭头）在收缩期梗阻及二尖瓣呈收缩期前向运动

心尖部膨出会导致二尖瓣牵张，有时会和二尖瓣SAM一起导致急性功能性二尖瓣关闭不全（图2.9.13）。有报道称，在章鱼壶心肌病患者中，20%伴发中度以上的二尖瓣反流[5]。

也有报道称，大约10%的章鱼壶心肌病患者会出现休克，其发病率接近在ACS患者中的发病率[4]。在伴有泵衰竭的休克病例中，使用血管活性药物和主动脉内球囊反搏（intra-aortic ballon pump）是有效的，但当存在左心室流出道狭窄时，上述操作反而会使患者病情恶化，此时应该使用β受体阻滞剂治疗。

对于伴有心力衰竭和休克的章鱼壶心肌病患者来说，重要的是通过超声心动图检查来判断其发病是否与泵衰竭以外的因素有关。

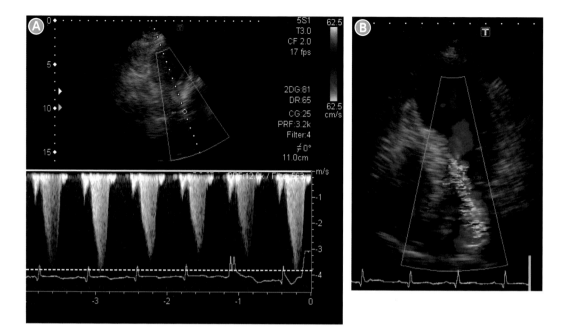

图2.9.13 章鱼壶心肌病患者左心室流出道功能性狭窄及二尖瓣关闭不全

与图2.9.12为同一病例。Ⓐ：左心室流出道压差为60 mmHg。Ⓑ：该病例中，二尖瓣牵拉和二尖瓣收缩期前向运动导致了二尖瓣反流

心得 **5** 急性心包炎的观察方法

1）急性心包炎的ST段呈弓背样向下抬高。

2）心包积液是其主要超声表现，有时只能在局部观察到心包积液。

3）心肌心包炎中也会发现室壁运动异常。

常见的急性心包炎有特发性的和病毒性的两种，也有细菌性的、结核性的以及由自身免疫性疾病、肾功能不全、甲状腺功能低下等引起的。85%～90%的病例会出现胸痛，**典型症状是与呼吸相关的心前区疼痛，卧位时疼痛加剧，坐位或前屈位时疼痛减轻**。多伴有低烧，还可能出现呼吸困难、咳嗽、吞咽障碍等。检查时，心包摩擦音是其主要体征。

在心电图检查的大范围导联中，发现ST段呈弓背样向下抬高，以及PR段压低（图2.9.14）。除了急性心肌梗死，还需要将急性心包炎与早期复极进行鉴别。ST段抬高，在急性心包炎患者中可随时间演变，但在早期复极患者中固定不变。在急性心包炎中，V_6导联的ST/T比值多大于等于0.25，由此可以与早期复极相鉴别。

　　诊断急性心包炎至少需要满足以下4个条件中的2个：①胸痛；②心包摩擦音；③心电图变化；④心包积液（**表2.9.2**）[6]。在超声心动图中，心包积液是急性心包炎的主要表现（**图2.9.15**），有时会发现心包增厚、回声增强等。心包积液多少不等，既可呈弥漫性分布，也可只出现在局部。心包腔内的纤维蛋白渗出，提示炎性反应。少数患者可能出现心包填塞。室壁运动异常表现是与急性心肌梗死进行鉴别的要点。但是在炎症扩散到心肌的急性心包炎中，也会出现室壁运动异常。后者的心肌运动异常可以是局部的，也可以累及多个节段，甚至可能恶化导致休克，所以必须提高警惕。

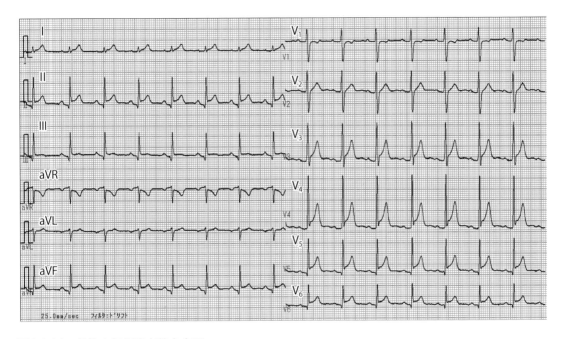

图2.9.14　急性心包炎患者的心电图
在Ⅱ、aVF、V_3~V_6导联中发现ST段呈弓背样向下抬高

表2.9.2　急性心包炎的诊断标准[6]

症状或表现	特征	概率
胸痛	尖锐的、随呼吸变化的疼痛。坐位或前屈位可改善	>85%~90%
心包摩擦音	位于胸骨左缘的摩擦音	≤33%
心电图中出现新的大范围ST段抬高或PR段压低	ST段呈弓背样向下抬高	约60%
新出现的或加重的心包积液		约60%
满足以上两项就可以诊断为急性心包炎		

参考结果
炎性标志（C反应蛋白、红细胞沉降率、白细胞计数）水平升高 影像学诊断中可见心包的炎症影像（如MRI中的延迟强化）

（基于文献6制作而成）。

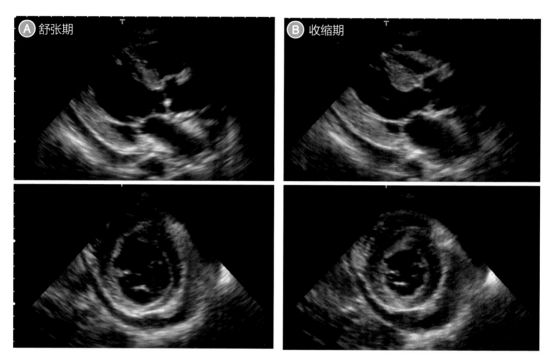

图2.9.15　心包炎中的心包积液

急性心包炎引起大量心包积液，左心室收缩功能良好

心得 6　气胸的肺部超声检查

1）胸膜滑动征消失提示气胸。

2）M型超声的"海岸征"消失，提示气胸。

3）如果发现"肺点"，几乎可以确定是气胸。

　　气胸是不容忽视的非心源性胸痛疾病，特别是张力性气胸，需要紧急处理。在超声心动图检查中，如果在心尖处探查不到心脏，应考虑气胸引起心脏移位的可能。使用肺部超声检查可以精准地诊断气胸。

　　正常情况下，由于肺组织内没有产生反射的阻抗差，所以超声波进入肺部常散射掉，很难精细地描绘出其内部结构。肺部超声检查正好利用这一特点，根据空气引起的"伪像"的变化来诊断病情。**高频线阵探头可观察到胸膜，故常用于气胸的诊断**。扇形探头的敏感性弱于前者。超声检查过程中，患者常处于仰卧位，探头被放置于患者的肋间。

使用肺部超声检查观察气胸的方法

在肺部超声检查中，B线常用于诊断心力衰竭，而气胸则通过胸膜滑动征的消失来诊断。胸膜是位于肋骨正下方的回声组织。在正常的肺组织中，可以观察到胸膜在水平方向上随呼吸运动的滑动现象，即胸膜滑动征。

胸膜由壁层胸膜和脏层胸膜构成。正常情况下，脏层胸膜和壁层胸膜在呼吸运动时会有明显的相对滑动（**图2.9.16**）。但在超声检查中，由于分辨率的关系，这两层胸膜不容易区分，所以这两层胸膜的相对运动看上去像是胸膜与肺组织之间的相对运动。发生气胸时，由于壁层胸膜和脏层胸膜之间存在空气，超声只能探查到壁层胸膜，胸膜滑动征也随之消失。

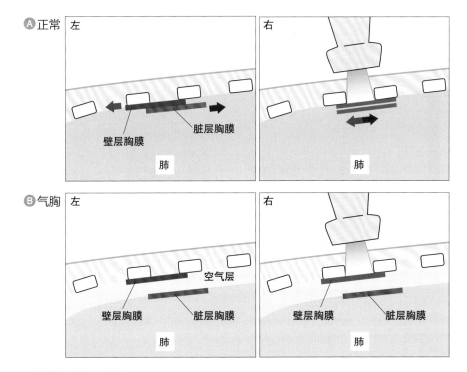

图2.9.16　胸膜滑动征的机制
Ⓐ左：在正常的肺组织中，壁层胸膜相对固定，脏层胸膜随肺的呼吸运动出现相对位移。Ⓐ右：在超声检查中，由于壁层胸膜和脏层胸膜被显示为一个组织，所以胸膜整体看起来像是相对肺活动的。Ⓑ左：由于气胸，壁层胸膜和脏层胸膜之间存在空气，超声不能显示脏层胸膜。Ⓑ右：超声只显示壁层胸膜，胸膜滑动征消失

在M型超声中，正常人胸膜下方的回声线呈颗粒状（图2.9.17），它与表面的肌层和皮下组织共同构成"海岸征"。出现气胸时，由于胸膜滑动征消失，M型超声上胸膜下方的回声呈平行线样表现，称为"平流层征"。

通过胸膜滑动征可以完全排除气胸，其消失则可以作为超声疑诊气胸的主要表现。因为这一现象也会出现在肺不张、单侧气管插管、胸膜粘连等情况中。观察气胸部位和正常肺组织的交界处，会发现胸膜滑动在病变部位消失，此时通过调整探头，将其移动至侧胸，可以再次发现胸膜滑动，这种现象被称为"肺点"，出现这种情况时基本可以认为是气胸，但这需要操作者熟练掌握超声检查技巧。

肺部超声检查时，常将胸廓分为几个区域来扫查。胸部采用胸骨旁线、腋前线、腋后线进行分区，再将每侧肺分为上、下两区，共6个区域进行扫查（BLUE方案）。但在急救中，选择前胸、侧胸的划分方法就足够了。

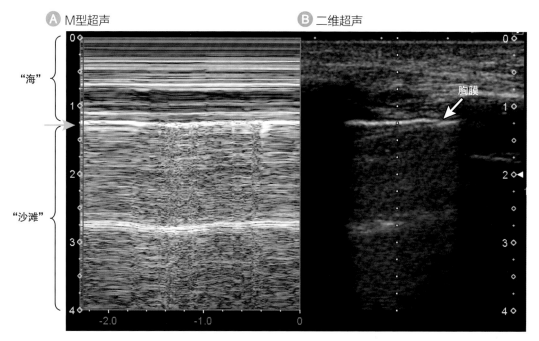

图2.9.17　肺部超声检查中的"海岸征"

Ⓐ：用M型超声观察胸膜滑动时，胸膜以上的部分呈线状，被比喻为"海"，胸膜以下的部分呈点状，被比喻为"沙滩"，故称为"海岸征"。Ⓑ：图Ⓐ相应的二维超声图

●参考文献

1 ）　たこつぼ心筋症（心筋障害）調査研究グループ：厚生労働科学研究費補助金 難治疾患克服研究事業 特発性心筋症に関する調査研究班，平成14–16年度 総合研究報告書 97, 2005

2 ）　河合祥雄，他：心臓，36：466–468, 2004

3 ）　Scantlebury DC & Prasad A：Circ J, 78：2129–2139, 2014

4 ）　Templin C, et al：N Engl J Med, 373：929–938, 2015

5 ）　Parodi G, et al：J Am Coll Cardiol, 50：647–649, 2007

6 ）　Adler Y, et al：Eur Heart J, 36：2921–2964, 2015

第3章

诊断心力衰竭的秘诀

秘传 1

肺栓塞
症状为突发的呼吸困难、胸痛，超声心动图中的主要表现为右心室负荷过重

心力衰竭往往伴随若干说不清道不明的感受。缺血性心脏病、心律不齐、心肌疾病等往往具有明显的特征，心力衰竭却并非如此。在掌握心力衰竭相关的超声心动图知识的基础上，还需要了解心力衰竭的表现及其判定方法。这里先撇开超声心动图温习一下心力衰竭的知识吧。

心得 1　如何定义心力衰竭

1）心力衰竭是指由心脏异常和症状定义的综合征。

2）症状是诊断心力衰竭的重要因素。

3）仅一项检查不能诊断心力衰竭。

首先，让我们来思考一下什么是心力衰竭。**表3.1.1**显示了各大学会对心力衰竭的定义，各学会均将其定义为由心脏异常引起的特征性症状的临床综合征。

在心脏疾病诊断中，发现特征性症状只是诊断的开始，发现疾病的本质，如器质性、功能性异常，才是诊断的过程。而在心力衰竭的诊断中，症状本身是最核心的因素，无症状，则无心力衰竭。

诊断心力衰竭的核心症状，不一定是心力衰竭所特有的，也可能出现在其他疾病中。表3.1.1所示的所有症状都能在其他疾病中有所体现，如肾衰竭时会出现呼吸急促、水肿、全身倦怠感。心力衰竭与肾衰竭并存时（心–肾综合征），很难区分其症状是来自前者还是后者。

作为另一个构成要素的心脏异常也存在类似问题。如果是收缩功能减低和瓣膜疾病，这很容易把握。但心脏舒张功能不全、心包疾病、心律失常，以及代谢异常和血管系统的疾病等也可以作为其病因。美国的指南强调"心力衰竭并不等同于心肌疾病或左心室功能障碍"[1]。

142

表3.1.1　各大学会对心力衰竭的定义

美国心脏病学会（ACC）
心力衰竭是由心脏结构或功能异常导致的心室充盈和射血能力受损而引起的复杂的临床综合征。其基本症状是运动耐量下降、呼吸困难和疲乏，以及液体潴留导致的肺淤血、内脏淤血、肢体水肿

欧洲心脏病学会（ESC）[2]
心力衰竭是以典型的症状（气短、下肢水肿、疲乏等）和体征（颈静脉压升高、肺部啰音、水肿等）为特征的临床综合征，指由心脏的结构、功能变化引起的静息时和劳累时的心输出量降低、心内压升高

日本循环学会[3]
心力衰竭的定义
心力衰竭是由心脏器质性和（或）功能性异常、心脏泵血功能的代偿机制失调导致的临床综合征，常伴有呼吸困难、疲乏和水肿，随之运动耐量下降
急性心力衰竭的定义
由于心脏的结构和（或）功能异常，心脏泵血功能减低，心室的血液充盈能力和射血能力受损，患者突然出现症状、体征或者症状、体征急剧恶化的情形

　　正如指南[1]中所说，**心力衰竭是主要通过仔细询问病史和体格检查进行的临床诊断，单凭一项检查不能诊断心力衰竭**［脑钠肽（brain natriuretic peptide，BNP）含量升高≠心力衰竭］。

心得 2　心力衰竭不仅是心脏疾病

1）血管系统对心力衰竭也有很大的影响。

2）心力衰竭是与神经体液因子等有关的全身性疾病。

3）存在心脏异常是前提条件，是诊断的出发点。

　　心力衰竭过去被认为是单纯的心脏收缩功能减低，不能向内脏器官充分供血并引起机体淤血的疾病。但是，随着医学的进步，逐渐发现心力衰竭不仅和心脏有关。

影响心力衰竭的因素

　　动脉系统作为阻力血管发挥作用，静脉系统作为缓冲血管调节回心血量。基于血管系统与心力衰竭严重程度的关系，心力衰竭常被认为是"心脏+血管系统"的疾病。

血管处于不断舒张和收缩过程中，控制血管舒缩状态的是自主神经、肾素–血管紧张素–醛固酮系统（renin-angiotensin-aldosterone system，RAAS）。血管紧张素转换酶（angiotensin converting enzyme，ACE）抑制剂、血管紧张素Ⅱ受体阻滞剂（angiotensin Ⅱ receptor blocker，ARB）和醛固酮受体抑制剂均可明显改善心力衰竭患者的预后，这表明RAAS在心力衰竭的发生和发展中也发挥了很大的作用。

心力衰竭越严重，交感神经系统的活性往往越高。交感神经β受体阻制剂可以改善心力衰竭患者的预后。这就可以理解为什么交感神经系统对心力衰竭有很大的影响。鉴于此，心力衰竭常被认为是"心脏+血管系统+神经体液因子（交感神经系统和RAAS）"相关的全身性疾病。最近研究发现，心力衰竭也与炎症和全身代谢异常密切相关。

首先要诊断心脏的异常

要了解心力衰竭患者的病情，仅评估心脏异常情况是不够的。但如果心脏没有异常，那就肯定不是心力衰竭。心力衰竭的诊断应该从发现心脏异常开始，如心室收缩功能或舒张功能的异常。另外，心脏瓣膜、心外膜、心内膜、心律和传导系统的异常也是病因，而且可能合并存在。只有弄清病因，才能制订正确的治疗方案。

心得 3 超声心动图在心力衰竭诊断中的作用

1）超声心动图是心力衰竭诊断中的"守门员"。

2）超声心动图能发现导致心力衰竭的疾病。

3）超声心动图的优势在于能够明确心力衰竭患者的血流动力学。

心力衰竭不仅是存在心脏异常的疾病，还是受血管系统、神经体液因子等影响的全身性疾病，超声心动图在心力衰竭的诊断中应该发挥怎样的作用呢？正如上一节（心得2）所述，诊断心力衰竭的前提是心脏结构或功能异常，毫无疑问，超声心动图检查的首要任务是发现心脏异常。

心力衰竭的诊断流程与超声心动图检查

图3.1.1是欧洲心脏病学会指南诊断心力衰竭的流程图[2]。首先，根据症状怀疑为心力衰竭，通过询问病史、体格检查结果、心电图检查仍怀疑心力衰竭时，可测量BNP或NT-proBNP（N端–B型脑钠肽前体），但这些属于排除诊断的内容，因此诊

断标准值设定得较低。如果无法排除心力衰竭的可能性，则要通过超声心动图检查确认是否有心脏异常。因此，超声心动图在心力衰竭诊断中发挥"守门员"的重要作用。

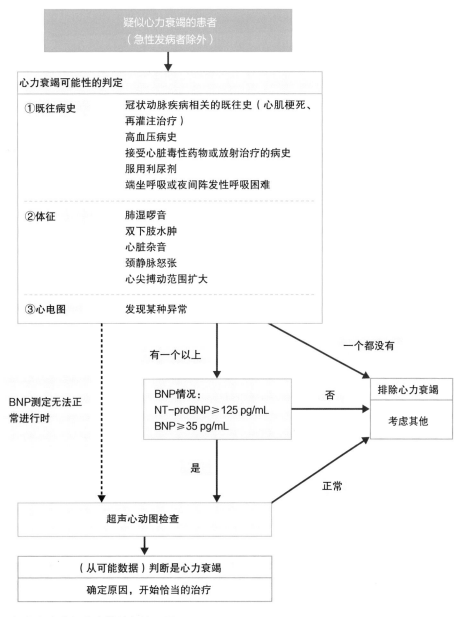

图3.1.1　疑似心力衰竭患者的诊断流程图

BNP，脑钠肽；NT-proBNP，N端-B型脑钠肽前体

（引自文献2，Fig 4.1）

根据诊断流程图（图3.1.1），如果确定为心力衰竭，下一步将查找病因。超声心动图在此会起到核心作用，但其作用并不局限于此。

心力衰竭不仅是心脏的疾病，也是涉及血管系统等的全身性疾病，其病情（与神经体液因子有很大关系）常随治疗动态变化。**为治疗心力衰竭，首先要评估整个循环系统，并据此想办法改善循环系统状态。**虽然超声心动图不能评估血管系统状态，但通过测量心脏内的血流和压力，也可以反映整个循环系统的功能状态。

如果只考虑心脏的结构异常作为心力衰竭的病因，那么影像学诊断方法也不仅限于超声心动图，MRI和CT各有优点。超声心动图的优势在于能够无创地测量心脏的血流动力学，并借此反映疾病的严重程度。

图3.1.1所述的BNP相关阈值是欧洲的标准，与日本的标准（图3.1.2）略有不同。图3.1.2显示了日本心力衰竭学会提倡的BNP、NT-proBNP的诊断阈值[4]。

要准确地了解心力衰竭患者的病情

要了解心力衰竭患者的病情仅有压力、血流的数据是不够的，更重要的是如何正确地解释这些数据。为此，我们需要了解心脏的病理生理学。相对于对心力衰竭病因的表述，本章将重点阐述如何通过超声心动图来评估心力衰竭患者的病情。因此，首先要对心力衰竭患者的病理生理学进行说明，并以此为基础阐述如何用超声心动图评价血流动力学，以及如何从中掌握心力衰竭患者的病情。

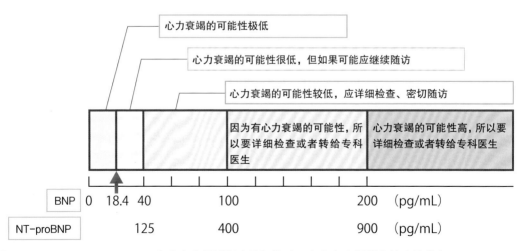

图3.1.2　BNP、NT-proBNP在心力衰竭诊断中的阈值（日本心力衰竭学会的建议值）
（引自文献4）

心得 **4**　从症状、体征诊断心力衰竭

1）从症状、体征开始怀疑心力衰竭。

2）根据体格检查推测颈静脉压。

3）俯身呼吸困难是新的心力衰竭症状。

　　如上一小节（**心得3**）的图3.1.1所示，心力衰竭的诊断是从疑诊开始的。表3.1.2显示的是面对心力衰竭患者时应该重视的症状和体格检查[2]。

颈静脉压的推测

　　颈静脉压几乎等于中心静脉压。使受检者上半身与水平面呈45°，可以触诊颈内静脉，通过测量其搏动顶点距胸骨角的垂直距离可推测颈静脉压的情况。如果搏动顶点距胸骨角的垂直距离小于4.5 cm，则颈静脉压处于正常范围（图3.1.3）。

　　在心力衰竭患者中，触诊的同时通过观察颈静脉搏动也可以推测颈静脉压的情况。中心静脉压的正常值为5~10 cmH$_2$O。将垫高枕头、颈部距床面10 cm的高度设为零点，零点至观察到颈静脉搏动顶点的距离即为颈静脉压[5]。中心静脉压升高时，即使患者取坐位也能观察到颈静脉的充盈、搏动，在这种情况下，可以推测中心静脉压在26.66 cmH$_2$O（20 mmHg）以上[5]。

　　颈静脉压升高可引起肝淤血，按压肝脏可使颈静脉压进一步升高，使颈静脉更加充盈、搏动的位置上升，这种现象称为肝颈静脉回流征阳性，这在检查颈静脉难以充盈的患者时十分有用。

表3.1.2　心力衰竭的症状及体征

	症状	体征
典型的	呼吸困难 端坐呼吸 典型的夜间阵发性呼吸困难 运动耐量下降 疲乏、易疲劳感、脚踝水肿	颈静脉压升高 肝颈静脉回流征阳性 第三心音（奔马律） 心尖搏动向左偏移

续表

症状	体征
夜间咳嗽 喘鸣 腹部膨胀感 食欲不振 谵妄（特别是老年人） 抑郁状态 心悸 摇晃 昏厥 俯身呼吸困难（bendopnea）	体重增加（1周2 kg以上） 体重减轻（重症心力衰竭患者） 组织消耗（恶病质） 心脏杂音 外周水肿（脚踝、骶骨部、阴囊） 肺捻发音 吸气末湿啰音 心动过速 心律不齐 潮式呼吸 肝大 腹水 四肢发冷 少尿 脉压差减小

（引自文献2，Table 4.1）。

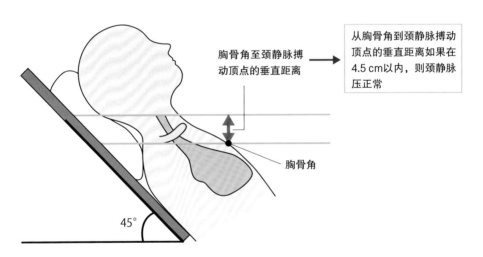

胸骨角至颈静脉搏动顶点的垂直距离

从胸骨角到颈静脉搏动顶点的垂直距离如果在4.5 cm以内，则颈静脉压正常

胸骨角

45°

图3.1.3　颈静脉压的推测

心力衰竭的症状

　　俯身呼吸困难（bendopnea）是最近被发现的一种心力衰竭症状[6]，指穿鞋等前屈姿势会让患者感觉喘不过气。该名词是由"弯腰"的英文"bend"和呼吸困难的英文"apnea"构成。约1/3的心力衰竭患者存在中心静脉压、肺毛细血管楔压升高。潮式呼吸是呼吸的幅度逐渐增大后又逐渐慢慢变小，出现暂时的呼吸暂停的呼吸模式，多见于呼吸中枢缺氧。除了心力衰竭，还可见于肾功能不全、脑卒中、临

终前等。超声心动图检查中发现该体征时要小心。

表3.1.2所示的症状在非心力衰竭患者中也会出现。如果体征、既往史（冠状动脉疾病史、高血压病史、服用利尿剂）、心电图检查均提示心力衰竭，那就要测量BNP或NT-proBNP水平，根据其结果进行超声心动图检查，探讨症状是否由心力衰竭引起。有了相应的症状才能判定为心力衰竭，否则仅凭超声心动图检查的异常结果不能说明是心力衰竭。在进行超声心动图检查时，也要通过与患者的对话和对患者的观察来分析其有无心力衰竭的症状和体征。

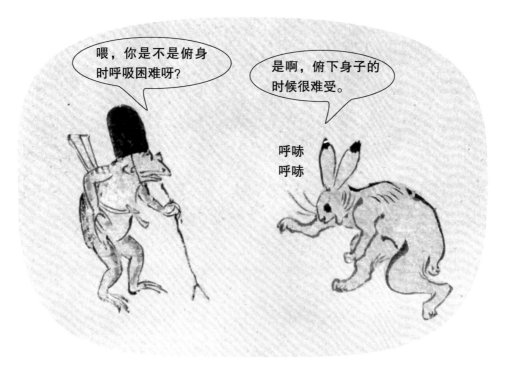

心得 **5** 从症状、体征、超声心动图表现诊断心力衰竭的要点

1）右心系统淤血时，要评估循环血浆量。

2）左心系统淤血时，要评估左心室舒张功能。

3）组织低灌注时，要评估左心室收缩功能。

心力衰竭的主要症状是淤血和组织低灌注。右心系统功能减低时会出现静脉系统淤血，而左心系统衰竭时会出现肺淤血。以下显示的组织低灌注和淤血症状，很少单独出现，多数会两种以上症状同时出现。根据症状出现的先后顺序，可推测心力衰竭的类型，据此也可以决定超声心动图检查重点评估的内容。

·右心系统淤血：循环血浆量过多、右心功能减低、三尖瓣关闭不全等。

·左心系统淤血：左心室舒张功能减低、二尖瓣关闭不全、肺动脉高压等。

·组织低灌注：左心室收缩功能减低、主动脉瓣关闭不全、二尖瓣关闭不全等。

右心系统淤血

双下肢水肿（主要是小腿水肿）、肝淤血引起的肝大等意味着静脉系统淤血，其机制是循环血浆量过多，超声检查重点是评估**有无下腔静脉扩张**。需要注意的是，水肿是血浆成分从血管向组织间隙转移的结果，所以在慢性心力衰竭患者中，循环血浆量不一定过多（这也与血浆蛋白含量以及贫血与否有关）。在右心系统衰竭初期，常伴有循环血浆量过多，使用利尿剂后，**即使仍有水肿，血管内也常呈现脱水状态**。下腔静脉扩张提示淤血，但没有扩张并不意味着没有淤血。

右心室的功能评估比左心室的困难，容易出现错误，**但也应该评估有无右心室增大**。先天性心脏病和肺源性心脏病等疾病有时只有右心系统淤血，但大部分心力衰竭伴随着左心衰。鉴别右心衰以外的淤血原因，如下肢静脉血栓时，血管超声检查发挥了重要的作用。

左心系统淤血

左心衰会引起肺淤血，导致呼吸困难。与循环血浆量的增加相比，肺淤血速度取决于肺循环系统的压力，特别是肺静脉侧压力的上升速度。由于肺静脉没有瓣膜，其压力由左心房压决定。除了二尖瓣狭窄时，左心房压与左心室舒张末期压相

等，因此肺淤血表示左心室舒张末期压升高，即左心室舒张功能不全。左心系统淤血时，超声心动图检查的重点是评估左心室的舒张功能。肺静脉压与二尖瓣关闭不全有关，因此对其进行评估也很重要。

组织低灌注

四肢发冷、出冷汗、少尿、谵妄、脉压差减小等被认为是组织低灌注的表现。心输出量是组织灌注量的主要决定因素，因此左心室收缩功能是超声评估的重点。心力衰竭症状的严重程度不一定与左心室射血分数下降的程度一致。四肢发冷也与末梢血管的收缩有关，少尿也可能是右心衰及肾衰竭的表现。

如前所述，心力衰竭患者中这3种症状基本并存，而且**超声心动图表现和症状的严重程度可能不一致**。考虑到这些情况，需要根据症状决定超声心动图检查的评估要点。例如，虽然伴有水肿，但如果未经评估就使用利尿剂会引起脱水及血压降低。如果先用超声检查评估下腔静脉内径，治疗便会有的放矢。

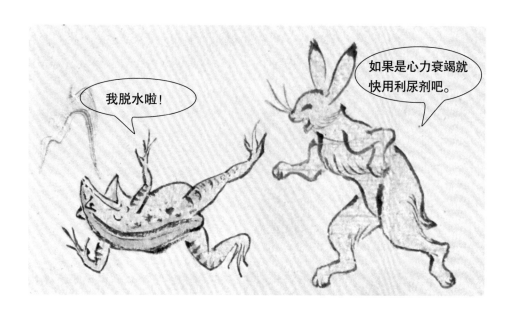

心得 **6** 将急性、慢性心力衰竭区别考虑

1）很多急性心力衰竭都是由慢性心力衰竭失代偿导致的。

2）慢性心力衰竭患者因屡次住院，心脏储备功能逐渐减退。

3）评估急性、慢性心力衰竭患者的血流动力学时，其方法有差异。

　　心力衰竭患者的病情各不相同，诊断时不能做好区分就会产生混乱。对心力衰竭患者的病情进行分类时，首先应考虑是急性心力衰竭还是慢性心力衰竭。最近日本的指南[3]对急性心力衰竭和慢性心力衰竭分类的重要性呈现弱化倾向，但临床治疗时对两种病状的区分依然具有重要的意义。

什么是急性心力衰竭

　　急性心力衰竭指最近突然发生心力衰竭的症状和体征，或者症状急剧恶化的心力衰竭。后一类患者本来就有心脏功能异常，但之前由于通过自身的代偿机制的作用，病情比较稳定，但因为某些因素导致该代偿机制失衡，心力衰竭症状急剧恶化，也称为急性失代偿性心力衰竭。以前没有病史却突然发病的患者，只占急性心力衰竭患者的15%～20%，急性失代偿性心力衰竭患者占多数。急性心力衰竭也会危急患者生命，需要迅速进行诊断和治疗。

什么是慢性心力衰竭

　　即使急性心力衰竭患者的病情得到了缓解，其症状、体征、心脏功能异常等仍会存在，并逐渐发展为慢性心力衰竭。急性心力衰竭和慢性心力衰竭的关系详见图3.1.4，慢性心力衰竭患者由于病情恶化、反复住院，心脏功能逐渐下降，最终会不可避免地走向死亡[7]。因此，在这一过程中，防止慢性心力衰竭患者再次住院就尤为重要。

利用心脏超声检查进行评估

　　利用心脏超声检查评估病情时最好把急性心力衰竭和慢性心力衰竭区分开来。如"第3章 秘传1 心得3"所述，给心力衰竭患者做心脏超声检查的主要目的是评估血液循环情况、解释病情。这时笔者会用到后述（第3章 秘传10和秘传11）经典心脏力学的原理来解释，但其概念是基于血流动力学短时间内发生变化的实验而形成的，因此在利用心脏超声解释急性心力衰竭时非常有效，但其概念是否适用于慢性心力衰竭的解释还不得而知，有时根据经典心脏力学推测出的病情与患者的实际病情相去甚远。虽然经典心脏力学对解释慢性心力衰竭很重要，但这种方法是有局限性的。

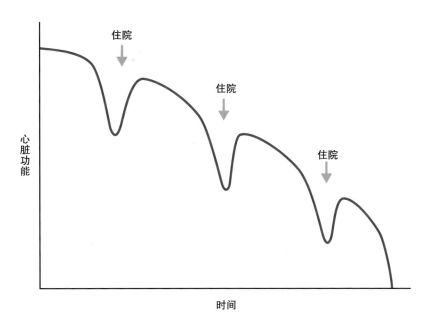

图3.1.4　心力衰竭患者心脏功能随时间的变化[7]

慢性心力衰竭患者的心脏功能是逐渐下降的，但在此过程中可能是代偿机制的失衡使得心脏功能急剧恶化，最后患者不得不住院。虽然通过治疗症状可以得到缓解，但根本恢复不到住院前（失代偿之前）的水平。而且在心力衰竭急剧恶化、反复住院的过程中，心脏功能也会不断下降。因此，治疗慢性心力衰竭时防止患者病情急剧恶化是很重要的

心得 **7**　根据左心室射血分数区分心力衰竭

1）左心室射血分数（left ventricle ejection fraction，LVEF）≤40%的是HFrEF（射血分数降低的心力衰竭）。

2）LVEF≥50%的是HFpEF（射血分数保留的心力衰竭）。

3）LVEF为41%～49%的是边缘型HFpEF[或HFmrEF（射血分数中间值的心力衰竭）]。

心脏收缩功能障碍和舒张功能障碍

对心力衰竭进行分类时应考虑的一个很重要的指标是左心室射血分数（EF）。如前所述，**心力衰竭主要有淤血和组织低灌注两种症状**。组织低灌注时会出现心率减慢，这与血管阻力的变化等有关。左心系统淤血指流入左心房、左心室的血流受阻。从肺静脉流入左心房的血液主要靠左心室的舒张主动抽吸，如果左心室舒张功

能发生障碍，就会使流入左心室的血流不畅，引发肺淤血。从这个角度看，心力衰竭的组织低灌注是收缩功能障碍所致，而肺淤血则由舒张功能障碍引起。

由于心力衰竭病因的不同，以上两种功能障碍的严重程度会有差异，既有以收缩功能减低为主的心力衰竭，也有以舒张功能减低为主的心力衰竭，但是收缩功能障碍一定伴有舒张功能障碍（第3章 秘传5 心得4），所以只出现收缩功能障碍的心力衰竭在理论上是不存在的。而只出现舒张功能障碍的心力衰竭虽然有可能发生，但实际上还是会伴随某种程度的收缩功能障碍。因此，不管哪种心力衰竭都会存在这两种功能障碍，只是其严重程度有高下之分，因此病情也不同。若要将两种的病情加以区分，与其使用复杂的反映舒张功能障碍的指标，不如用易于理解的反映收缩功能的指标。

根据EF值对心力衰竭进行分类

用收缩功能分类时一般以EF值作为分类指标，心力衰竭主要分为射血分数降低的心力衰竭（heart failure with reduced ejection fraction，HFrEF）和射血分数保留的心力衰竭（heart failure with preserved ejection fraction，HFpEF）（以前前者被称为收缩性心力衰竭，后者被称为舒张性心力衰竭，但如前文所述，心力衰竭不可能只由一种功能障碍引起，所以使用了EF相关的这一名称）。在心脏超声检查中使用辛普森法来测量EF值。

过去以EF=50%为界将心力衰竭分为HFpEF和HFrEF两种情况，最近的指南**将HFpEF定义为EF≥50%的心力衰竭，将HFrEF定义为EF≤40%**（或者EF<40%）的心力衰竭。表3.1.3列出了美国心脏病学会（ACC）/美国心脏协会（AHA）[1]的指南中对心力衰竭的分类，表3.1.4列出了欧洲心脏病学会（ESC）[2]的指南中对心力衰竭的分类。ESC的指南显示，在HFpEF的定义中，舒张功能减低是其主要表现之一，**但并非充分条件**。比起舒张功能指标，与舒张功能减低相关的左心室肥大以及与慢性舒张功能减低相关的左心房肥大更受重视。

介于HFpEF与HFrEF之间的、EF为41%~49%（或40%~49%）的心力衰竭在美国被称作边缘型HFpEF，在欧洲被称为射血分数中间值的心力衰竭（heart failure with midrange ejection fraction，HFmrEF）。它被单独分出来自成一类，**尽管其收缩功能减低，但其病情和治疗效果与HFpEF相近**。另外，美国的指南把经过治疗将患者从EF≤40%改善为EF>40%的情况称为改善型HFpEF（HFpEF，improved），把它作为HFpEF的亚型。

表3.1.3 美国心脏病学会指南中对心力衰竭的分类

	分类	LVEF/%	
I	射血分数降低的心力衰竭（HFrEF）	≤40	也被称为收缩性心力衰竭。是随机对比试验的主要试验对象，目前为止已研究出有效的治疗方法
II	射血分数保留的心力衰竭（HFpEF）	≥50	也被称为舒张性心力衰竭。过去对这类心力衰竭曾有过很多不同的定义。诊断时需排除其他症状类似心力衰竭的非心脏疾病，所以不容易诊断。目前尚未研究出有效的治疗方法
	HFpEF，边缘型	41~49	即边缘型HFpEF或射血分数中间值的心力衰竭。其病情、治疗方法、预后与HFpEF类似
	HFpEF，改善型	>40	以前指HFrEF患者病情改善后的情况，即HFpEF的亚型。该类心力衰竭与本来的HFpEF、HFrEF在临床上有区别。对于这类心力衰竭还需进一步研究

（引自文献1，Table 3）。

表3.1.4 欧洲心脏病学会指南中对心力衰竭的分类

心力衰竭的类型		HFrEF	HFmrEF	HFpEF
诊断条件	1	症状 ± 症候[*1]	症状 ± 症候[*1]	症状 ± 症候[*1]
	2	LVEF<40%	LVEF为40%~49%	LVEF≥50%
	3		①脑钠肽的值很高[*2] ②至少满足下列条件之一： a.与之相关的心脏结构的改变〔左心室肥大和（或）左心房肥大〕 b.舒张功能减低	①脑钠肽的值很高[*2] ②至少满足下列条件之一： a.与之相关的心脏结构的改变〔左心室肥大和（或）左心房肥大〕 b.舒张功能减低

注：[*1]：心力衰竭早期（特别是HFpEF）以及处方中有利尿剂的情况下，症状可能不是很明显。
[*2]：BNP>35 pg/mL和（或）NT-proBNP>125 pg/mL。
（引自文献2，Table 3.1）。

心得 8　HFpEF、HFrEF 的临床特征

1）HFpEF与老年人、女性、高血压、肥胖有关。

2）有报道显示，HFpEF的发生频率、预后情况与HFrEF的相近。

3）HFpEF、HFrEF的分类与病因（包括瓣膜疾病、心包疾病）无关。

　　将心力衰竭分为HFpEF和HFrEF的意义是什么呢？虽然HFpEF主要由舒张功能障碍引起，而HFrEF主要与收缩功能障碍相关，但HFrEF必然会伴有舒张功能障碍，HFpEF也会存在不太明显的收缩功能障碍。

HFrEF和HFpEF病情的差异

　　这两者的不同之处有很多，表3.1.5对此进行了总结[8, 9]。HFpEF与HFrEF相

比，其特征有：①老年患者居多；②女性患者占比大；③患者多伴有高血压；④肥胖患者比例较高等。由于HFpEF患者的肥胖率较高且多同时伴有2型糖尿病，所以有专家认为HFpEF是全身代谢异常的表现之一。HFpEF患者的心脏多呈左心室向心性肥大，通常不会出现左心室内径和容积增大。除了一些特殊病例，一般不会发生心室收缩不同步。

有报道显示，心力衰竭患者中HFrEF和HFpEF的发生率几乎一样，但也有一些报道称HFrEF的发生率比HFpEF的高2倍。与HFrEF相比，HFpEF更不易被诊断出来，所以其发生率可能被低估了。

预后与治疗方案

对于HFrEF和HFpEF，目前存在的主要分歧是预后和治疗方案方面的。有报道称，2006年由于HFpEF而住院的患者的预后情况和因HFrEF而住院的患者的差不多，且两种情况下患者的5年生存率都低于40%[10]，这一消息给人们带来了极大的冲击。但之后，既有报道称两者预后情况相同，也有报道显示HFpEF患者的预后比HFrEF患者的好，或者至少不比HFrEF患者的差，总之，HFpEF患者的短期预后略好于HFrEF患者的。至于长期预后，不管是HFrEF患者还是HFpEF患者，日本的都好于美国的，5年死亡率低于20%[11]。由于人种和医疗制度的差异等，心力衰竭患者的预后情况也存在着地域差异。

治疗HFrEF时，主要使用β受体阻滞剂和肾素–血管紧张素类阻滞剂（RAS类阻滞剂）来进行治疗，且已经有证据证明这些药物可以改善患者预后。但是至今还没有可以改善HFpEF患者预后的有效治疗方法。还有人指出HFpEF的治疗效果存在地域差异。

表3.1.5 欧洲心脏病学会指南对心力衰竭的分类

分类因素		HFrEF	HFpEF
临床表现	性别	男性较多	女性相对较多
	年龄	50～60岁	60～70岁
	体型	病程晚期患者身体羸弱	肥胖患者居多
	病因	心肌梗死、扩张型心肌病	高血压、糖尿病、肾功能障碍、心房颤动、一过性心肌缺血
	病情的进展	持续的心力衰竭状态	经常出现间接性的心力衰竭症状
	治疗	β受体阻滞剂、RAS类阻滞剂、醛固酮受体拮抗剂	尚未确立

续表

分类因素		HFrEF	HFpEF
心脏形态、功能	左心室舒张末期容积	↑	无升高或降低
	左心室收缩末期容积	↑	无升高或降低
	室壁厚度	无升高或降低	↑
	心室重量	↑	↑
	心室重量/容积比	↓	↑
	左心室重构	离心性	向心性
	左心室射血分数（LVEF）	↓	无升高或降低
	每搏输出量	↓	无升高或降低
	心室收缩不同步	经常出现	出现频率不多
	二尖瓣血流频谱	呈限制型或松弛受损型	松弛受损型
	二尖瓣正向血流速度（s'）	非常慢	略微减慢
	二尖瓣反向血流速度（e'）	非常慢	略微减慢
	左心房压	↑	↑
	左心房容积	↑	↑

（引自文献8、文献9）。

心力衰竭的病因

指南中利用症状、临床表现和左心室射血分数来定义HFpEF，其病因并不是唯一的。HFpEF经常伴有高血压，但病因不只有高血压。心肌缺血也是HFpEF的主要病因之一，并经常伴有心房颤动，在缺血性心脏病和心房颤动患者中也能诊断出HFpEF。

关于瓣膜疾病导致的心力衰竭，在AHA、ESC的指南中对HFpEF的定义部分没有进行明确的阐述。美国心力衰竭协会的指南将瓣膜疾病与心包疾病一起看作非心肌性HFrEF的病因之一[12]。图3.1.5给出了该指南所列的HFrEF和HFpEF的病因。由此可知，HFrEF、HFpEF属于和病因疾病无关的心力衰竭。但瓣膜疾病等疾病的治疗方法与其不同，还应根据病因疾病的不同进行相应的诊断和治疗。

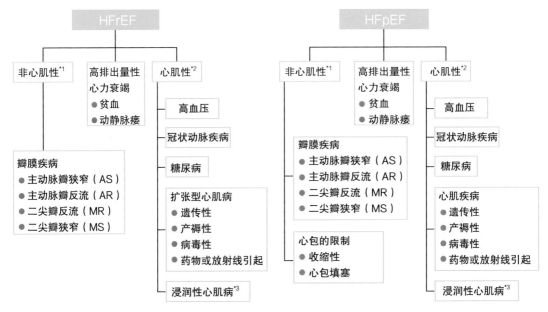

图3.1.5　HFrEF和HFpEF的病因（美国心力衰竭协会的指南[12]）

*1：心力衰竭的原因或治疗对象。

*2：可能发展为心力衰竭的疾病过程。

*3：EF即使处于正常水平也会偶尔降低

（引自文献12，Fig 11.2）

心得 9　　HFmrEF 属于哪种心力衰竭

1）HFmrEF患者的情况和HFpEF患者的相近，但多同时伴有冠状动脉疾病。

2）HFmrEF患者的治疗方案应参照HFrEF患者的。

3）HFmrEF患者的预后比HFrEF患者的好，和HFpEF患者的相似。

　　LVEF值为40%～50%的心力衰竭，拥有与HFrEF和HFpEF不同的特征，被称作射血分数中间值的心力衰竭（HFmrEF）。HFmrEF还是向HFpEF或HFrEF过渡的阶段，所以有人指出不应将其单独分类。

　　HFmrEF尚未被完全研究清楚，它在心力衰竭中约占20%，多与老年人、女性、高血压、慢性阻塞性肺疾病（COPD）和糖尿病有关，这点和HFpEF十分相似。而HFmrEF多伴有冠状动脉疾病，这点又和HFrEF相近，因此冠状动脉疾病的筛查和治疗十分重要。

HFmrEF患者的预后和治疗

　　HFmrEF患者的预后比HFrEF患者的稍好，和HFpEF患者的接近。但是HFmrEF患者的LVEF会经常发生变化，有必要利用心脏超声检查定期进行检测。有些HFmrEF患者的LVEF会逐渐下降并发展为HFrEF，还有些会保持不变或者发展为

HFpEF，前者的预后更加不良。

和其他类型的心力衰竭患者相比，因HFmrEF而住院的患者多和高血压控制不良有关。死亡的高危因素有慢性肾脏疾病（CKD）、COPD、85岁以上高龄等。

关于治疗方法，指南未明确指出，但参照进行治疗可以使患者获得良好的预后，所以从这一点来说HFmrEF也与HFrEF相似。利尿剂对改善淤血十分有效。

表3.1.6将HFmrEF与HFpEF、HFrEF在临床特征以及指南记载的治疗方案方面的差异进行了比较[13]。

表3.1.6　不同类型的心力衰竭在临床特征与治疗方案方面的差异

类型	临床特征			预后	
	高龄	男性	冠状动脉疾病	并发症	死亡率
HFpEF（LVEF>50%）	+++	+	++	++	++
HFmrEF（LVEF为 40%～50%）	++	++	+++	++/+++	++
HFrEF（LVEF<40%）	+	+++	+++	+++	+++

类型	指南中的内科治疗方案				
	ACEI	ARB	ARNI	β受体阻滞剂	MRA
HFpEF（LVEF>50%）	×	○（ⅡB）	?	×	○（ⅡB）
HFmrEF（LVEF为 40%～50%）	?	○（ⅡB）	?	?	○（ⅡB）
HFrEF（LVEF<40%）	○（Ⅰ）	○（Ⅰ）	○（Ⅰ）	○（Ⅰ）	○（Ⅰ）

注：ACEI，ACE抑制剂；ARB，血管紧张素Ⅱ受体阻滞剂；ARNI，血管紧张素受体脑啡肽酶抑制剂；MRA，盐皮质激素受体阻断剂。括号内是推荐级别/证据水平（基于文献13制成）。

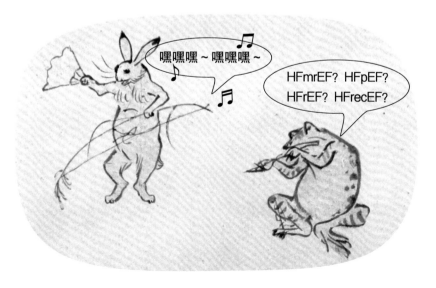

心得 10 改善型 HFpEF 属于哪种心力衰竭

1）改善型HFpEF指HFrEF患者通过治疗恢复到EF>40%的情况（又称为HFrecEF）。

2）改善型HFpEF患者的预后优于HFpEF患者的和HFrEF患者的。

3）相较于HFpEF患者，改善型HFpEF患者的病情与HFrEF患者的更接近。

改善型HFpEF是什么

通过治疗EF值从小于等于40%恢复到大于40%的心力衰竭患者的预后，比HFpEF患者、HFrEF患者的预后好很多（图3.1.6）[14]，所以把这类病例划分为与HFpEF、HFrEF不同的心力衰竭类型。这类心力衰竭作为HFpEF的亚型，被称为改善型HFpEF（HFpEF，improved）或射血分数改善型心力衰竭（heart failure with recovered EF，HFrecEF），也被收录在指南中。

改善型HFpEF患者一般比常规HFpEF患者年龄小，且男性患者居多，性别比例接近HFrEF的。伴有冠状动脉疾病、糖尿病和CKD等并发症的比例比HFpEF患者的小，血压也比HFpEF患者的低。与HFpEF患者、HFrEF患者相比，其治疗药物通常是ACEI和ARB，很少使用袢利尿剂、阿司匹林和地高辛，也不经常使用植入式心律转复除颤器（implantable cardioverter defibrillator，ICD）和心脏再同步化疗法（cardiac resynchronization therapy，CRT）。因此，把它当成HFpEF的亚型来看也不甚妥当，与其叫作改善型HFpEF，不如把它称为射血分数改善型心力衰竭（HFrecEF）。

不管怎么说，这仍是一个新概念，需要进一步研究（也可能随着研究的深入这一概念会消失）。即使当时认为有些患者患有HFrEF，还是应该追踪监测其心脏功能的变化。评估预后情况时，改善后的EF值比最初的EF值更为重要。心脏超声检查最适合评估EF值的变化，所以对于心力衰竭患者，一定要利用心脏超声检查监测其EF值的变化。

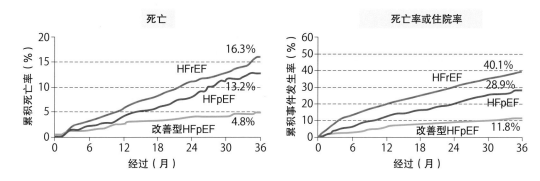

图3.1.6　改善型HFpEF患者的临床预后
通过治疗EF值恢复到正常水平的改善型HFpEF，与原本的HFrEF、HFpEF相比，死亡率和住院率明显降低，预后也很好（引自文献14）

●参考文献

1）Yancy CW, et al: Circulation, 128: e240–e327, 2013

2）Ponikowski P, et al: Eur Heart J, 37: 2129–2200, 2016

3）日本循環器学会/日本心不全学会合同ガイドライン：急性・慢性心不全診療ガイドライン（2017年改訂版）[http://www.j–circ.or.jp/guideline/pdf/JCS2017_tsutsui_h.pdf]（アクセス：2019年2月）

4）日本心不全学会予防委員会「血中BNPやNT–proBNP値を用いた心不全診療の留意点について」（日本心不全学会ホームページ）[http://www.asas.or.jp/ihfs/topics/bnp201300403.html]（アクセス:2019年2月）

5）「General Physician循環器診察力腕試し～達人の極意，マスター!」（室生卓/著），金芳堂，2012

6）Thibodeau JT, et al: JACC Heart Fail, 2: 24–3l, 2014

7）Gheorghiade M & Mebazaa A: Am J Cardiol, 96: 1G–4G, 2005

8）Sanderson JE: Heart, 93: 155–158, 2007

9）Shah SJ, et al: Circulation, 134: 73–90, 2016

10）Owan TE, et al: N Engl J Med, 355: 251–259, 2006

11）Tsuchihashi–Makaya M, et al: Circ J, 73: 1893–1900, 2009

12）Lindenfeld J, et al: J Card Fail, 16: el–194, 2010

13）Hsu JJ, et al: JACC Heart Fail, 5: 763–771, 2017

14）Kalogeropoulos AP, et al: JAMA Cardiol, 1: 510–518, 2016

评估心力衰竭的严重程度

NYHA分级、Killip分级、Forrester分级、Nohria–Stevenson分级

心力衰竭的严重程度有很多评估标准。这些标准各有其根据，而且适用对象和时期也不同。所以理解在什么时候、使用哪种标准很重要，本书将经常使用的评估标准在此加以总结。

心得 1　如何评估心力衰竭的严重程度

1）评估心力衰竭的严重程度，分为基于临床症状指标的评估和基于心脏功能指标的评估。

2）评估心脏功能是评估临床症状指标的基础。

3）评估急性心力衰竭时，使用基于心脏功能的评估标准更有效。

心力衰竭严重程度评估的分类

在诊断、治疗心力衰竭时，对疾病进行分类的同时了解如何评估疾病的严重程度也很重要。心力衰竭严重程度的评估主要分为两大类，即以自觉症状、身体表现等临床发现为指标的评估，以及基于心脏血流动力学的评估。当然临床症状本就包含心脏功能的异常，考虑临床发现的指标时也要考虑其背后的心脏功能变化，这二者的评估结果不一定完全一致。

本书提到的指标多数可以同时用于评估急性、慢性心力衰竭（表3.2.1）。但是急性心力衰竭患者的血流动力学状态通常与症状直接相关，所以**基于心脏功能的评估标准此时更加有效**。后述"**第3章 秘传2 心得5**"中急性心力衰竭的临床场景分类等，也要先考虑血流动力学再做评估，这样有利于更好地理解治疗方案。而对于慢性心力衰竭，应该把患者当前的症状和预后联系在一起考虑，还要注意血流动力学改变以及其他器官的功能障碍。所以，基于临床症状的评估对慢性心力衰竭更有效。

严重程度评估与心脏超声检查

心脏超声检查可以提供血流动力学各个组成要素的定量信息，但是仅凭这个是不

能评估心力衰竭状况的。要想通过心脏超声检查评估心力衰竭，就要理解心力衰竭各诊断指标的意义、考虑患者的病理生理学并把各个指标结合起来进行解释。另外，理解这些心力衰竭指标有利于和其他相关医务人员进行信息交流。

表3.2.1　评估心力衰竭严重程度的指标

评估标准分类		特征	参照
根据临床症状的分级标准	NYHA心功能分级	从患者的自觉症状及其与运动耐量的关系进行分级	心得2
	Killip分级	根据体格检查（听诊）分级	心得2
基于心脏功能（循环情况）的分级标准	Forrester分级	根据"组织灌注→心脏指数""淤血→肺毛细血管楔压"进行分级，也是确定心力衰竭治疗方案的参考指标	心得3
	Nohria-Stevenson分级	根据体征和症状对"组织灌注""淤血"进行分级，可以在短时间内完成评估，还可以预测患者预后	心得4
急性重症心力衰竭的分级	临床场景（CS）	为把握急性心力衰竭患者的病情并选择适宜治疗方法而进行的分级	心得5
	INTERMACS指标	为重度心力衰竭选择治疗方法时进行的分级	心得6

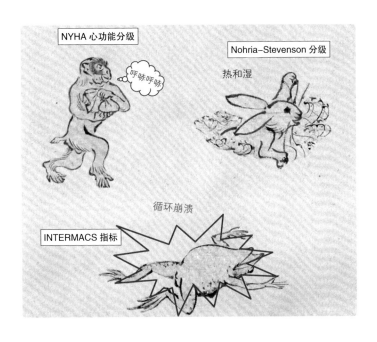

心得 **2** 根据临床症状的分级：NYHA 心功能分级和 Killip 分级

1）NYHA心功能分级中Ⅱ级、Ⅲ级的范围过广，但没有其他可以替代的分级标准。

2）Killip分级本来是与急性心肌梗死严重程度相关的分级标准。

3）有时急性心力衰竭的Killip分级与病情的严重程度并无关联。

NYHA心功能分级

在根据临床症状进行的心力衰竭严重程度评估标准中，使用最广泛的是NYHA心功能分级，这是将心力衰竭患者的自觉症状和运动耐量综合在一起分析的一种分级方法（表3.2.2），在评估慢性心力衰竭严重程度时经常会用到。评估急性心力衰竭时，为了掌握患者住院前的心力衰竭严重程度和从发病到住院期间症状的变化，该分级标准也是不可缺少的。

除了几乎没有自觉症状的Ⅰ级和病情特别严重、必须住院的Ⅳ级，其他病例属于Ⅱ级或者Ⅲ级，而前来就诊的心力衰竭患者大都属于Ⅱ级或Ⅲ级。这样一来，该分级范围就过于广泛了，所以有些学者也把Ⅱ级细分为身体活动略微受限的Ⅱs级和身体活动中度受限的Ⅱm级，但这种方法并未普及。虽然NYHA心功能分级标准过于宽松，但由于其易于使用且没有其他可以替代的分级标准，因此目前它仍是慢性心力衰竭分级的主要标准。

Killip分级·ACCF/AHA指南

评估身体表现时经常使用的是Killip分级（表3.2.3）。Killip分级原本是评估急性心肌梗死临床严重程度的分级标准，但是也被写入了日本的心力衰竭指南，经常作为急性心力衰竭的分级标准来使用。

表3.2.2 心力衰竭的NYHA心功能分级

等级	自觉症状
Ⅰ	身体活动不受限制。日常活动中不会出现显著的疲乏感、心悸、呼吸困难（喘不上气）
Ⅱ	身体活动轻度受限。休息时没有症状，在日常活动中会出现疲乏感、心悸、呼吸困难（喘不上气）
Ⅲ	身体活动明显受限。休息时没有症状，比日常活动激烈程度小的活动也会导致疲乏感、心悸、呼吸困难
Ⅳ	症状严重，无法从事任何活动。休息时也会出现心力衰竭的症状，且身体轻微活动都会使症状加剧

表3.2.3　原本用于评估心肌梗死严重程度的Killip分级

等级	查体所见
Ⅰ	肺野听不到啰音和第三心音
Ⅱ	整个肺野不到一半范围内能听到啰音或第三心音
Ⅲ	整个肺野一半以上范围内能听到啰音
Ⅳ	心源性休克

　　Killip分级中的Ⅱ级到Ⅲ级是肺淤血的结果，Ⅳ级患者提示休克及心输出量减少。急性心肌梗死患者的病情会呈现"Ⅱ级→Ⅲ级→Ⅳ级"这样不断恶化的状况，而一般的急性心力衰竭患者不一定会从肺淤血发展为心输出量减少。对于心力衰竭患者，Ⅲ级确实比Ⅱ级病情严重，但在HFrEF患者中，因为血管内脱水而出现血压降低症状者，不一定比因循环血浆量过多而使血压维持在正常水平但肺淤血明显的患者的病情更严重。Killip分级毕竟原本是评估急性心肌梗死严重程度的标准，应用于急性心力衰竭时要多加注意。

　　美国心脏病学会的指南认为，在身体出现症状之前心力衰竭病情就已经发展了，所以将其分为了A～D共4级（表3.2.4）[1]。现在日本的指南采用的也是这一种分级方法。但是身体出现症状的病例都被分到了C级、D级中，因此临床上没有太大的用处，各位读者只要知道有这种分级方法即可。

表3.2.4　ACCF/AHA指南对心力衰竭严重程度的分级

	ACCF/AHA对心力衰竭严重程度的分级	相对应的NYHA心功能分级
A	心力衰竭发病风险很高但未出现心脏结构异常和心力衰竭症状	无
B	心脏出现结构异常但未出现心力衰竭症状	Ⅰ
C	既存在心脏结构异常也存在心力衰竭症状	Ⅰ、Ⅱ、Ⅲ、Ⅳ
D	需要特别治疗，心力衰竭反复发作	Ⅳ

心得 **3** 如何看待 Forrester 分级

1）Forrester分级评估的是心力衰竭患者的基本症状，即组织低灌注和淤血。

2）对于Forrester Ⅱ型患者，最基本的治疗方案是利尿。

3）发展到Forrester Ⅲ型时，大多数情况下都需要补液。

4）发展到Forrester Ⅳ型时，就需要强心剂等药物配合治疗。

Forrester分级是什么

评估血液循环状况的分级标准中，最有代表性的就是Forrester分级（图3.2.1）。与Killip分级一样，Forrester分级原本也是评估急性心肌梗死严重程度的分级标准。但Forrester分级不仅可以应用于急性心肌梗死，对评估急性心力衰竭也十分有用，并且得到了临床的广泛认可。

如"第3章 秘传1 心得5"所述，心力衰竭的基本症状是组织低灌注和淤血。对于这两个因素，Forrester分级把每平方米体表面积的心输出量，即心脏指数（cardiac index，CI）作为衡量组织灌注情况的指标，把肺毛细血管楔压作为衡量左心系统淤血情况的指标，来评估心力衰竭的状况。心脏指数的基准是2.2 L/（min·m²），这个数值是由多项预后评估研究得来的。在生理学上，肺毛细血管楔压为18 mmHg，与产生肺淤血的临界值是一致的，如果高于这个数值，大概率会发生肺淤血。

Forrester分级和治疗方案

Forrester分级不仅可以评估心力衰竭，还有助于制订治疗方案。其基本理论是将在"第3章 秘传10"中叙述的Frank-Starling定律。若改善肺淤血，就得降低肺毛细血管楔压，利尿剂可以用来降低肺毛细血管楔压。但是根据Frank-Starling定律，

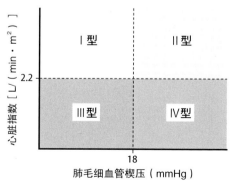

图3.2.1 心力衰竭的Forrester分级

肺毛细血管楔压降低会同时使前负荷减小和心脏收缩功能减低。Forrester Ⅱ型是保证心输出量，即保证心脏前负荷的一种状态，应首先使用利尿剂进行治疗，但利尿过度可能导致心输出量过低（≈Forrester Ⅲ型）。

Forrester Ⅲ型患者的肺毛细血管楔压低（＝前负荷不足），导致心输出量低，所以可以通过补液增加心脏前负荷进而改善心输出量。

Forrester Ⅳ型患者的肺毛细血管楔压（即前负荷）正常，但心输出量依旧不足，需要使用儿茶酚胺等能直接改善心肌收缩功能的药物进行治疗。

根据心脏超声检查推测Forrester分级

要进行Forrester分级需要进行右心导管检查术。利用心脏超声检查可以得出心输出量，**心输出量=左心室流出道面积［（左心室流出道直径（R）/2]^2×圆周率（Π）×左心室流出道频谱的时间速度积分（TVI）×心率**（图3.2.2）。肺毛细血管楔压可以根据肺动脉反流的舒张末期速度和E/e'推断。此方法可以在非侵入性的情况下推断出Forrester分级，但其精度没有证据支撑。心输出量的测量需要考虑左心室流出道宽度的测量误差，计算肺毛细血管楔压时会出现右心房内压估算不准确等问题，导致测量结果不准确。关于根据心脏超声检查进行Forrester分级的内容将在"**第3章 秘传12**"中详细阐述。

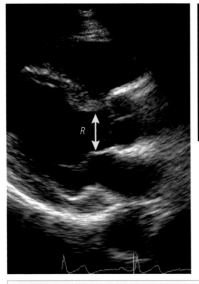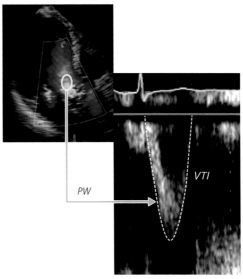

心输出量（L/min）=（R/2）^{2}×π×TVI×心率
心脏指数［L/（min·m^2）］=心输出量÷体表面积

图3.2.2　用超声心动图推算心输出量
R，左心室流出道宽度；TVI，时间速度积分；PW，脉冲波多普勒

心得 **4** 什么是 Nohria-Stevenson 分级

1）Nohria-Stevenson分级根据症状、检查结果对组织灌注情况和有无淤血进行评估。

2）用冷、温表示组织灌注（即心输出量）情况，用湿、干表示有无淤血，把心力衰竭的血流动力学情况分为四类。

3）该评估仅需2分钟且能够预测心力衰竭患者的预后。

何为Nohria-Stevenson分级

依靠心脏超声检查也能推断像Forrester分级里显示的血流动力学情况，但是在临床上，根据患者的症状、体征来推断血流动力学情况的Nohria-Stevenson分级（图3.2.3）更为有用。和Forrester分级一样，Nohria-Stevenson分级也是基于组织灌注情况和有无淤血，并结合患者的症状、体征来评估心力衰竭的血流动力学情况。Nohria-Stevenson分级仅需"2分钟"[2]便可以评估心力衰竭的严重程度。

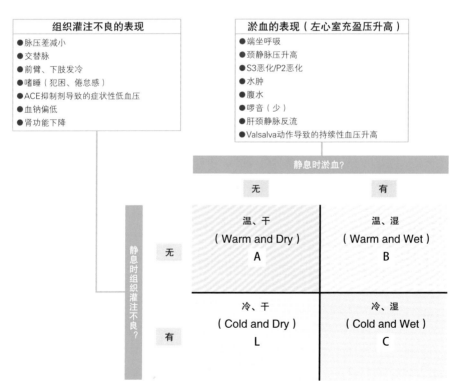

图3.2.3 心力衰竭的Nohria-Stevenson分级
（引自文献2，Fig 1）

Nohria-Stevenson分级根据症状和体征，用冷、温表示组织灌注情况，用湿、干表示有无淤血（**表3.2.5**）。该分级把组织末梢灌注量少表示为"冷"（"Cold"），把灌注正常的状态称为"温"（"Warm"）。"冷"和"温"只是直观的表述方式，并不意味着末梢有冷感（当然末梢有冷感确实是组织灌注不良的表现）。Nohria-Stevenson分级还根据症状**把有淤血表示为"湿"（"Wet"），把没有淤血表示为"干"（"Dry"）。根据"冷"和"温"、"湿"和"干"可以像**Forrester分级一样把血流动力学情况分为四类。

表3.2.5　Nohria-Stevenson分级中与心力衰竭相关的症状和体征[2]

组织灌注不良的表现	淤血的表现（左心室充盈压升高）
脉压差减小	端坐呼吸
交替脉	颈静脉压升高
前臂、下肢发冷	听诊：S3恶化/P2恶化
嗜睡（犯困、倦怠感）	水肿
ACE抑制剂导致的症状性低血压	腹水
血钠偏低	啰音（少）
肾功能下降	Valsalva动作导致的持续性血压升高

Nohria-Stevenson分级的症状和体征

与Forrester分级不同，"湿"既包括左心衰的肺淤血，也包括右心衰的下肢水肿。对于年轻人来说，水肿作为衡量充盈压的指标时其灵敏度较低，所以端坐呼吸和颈静脉压升高等淤血的症状更受重视。在给心力衰竭患者进行体格检查时，有时能听到第三心音，有时听不到，其强弱变化暗示了充盈压的变化。

相较于组织灌注不良的"冷"，人们更重视脉压差减小，重症心力衰竭患者的平均脉压差［（收缩压–舒张压）÷收缩压］如果小于25%，心脏指数就很有可能小于2.2 L/（min·m^2）。只用少量的ACE抑制剂也会导致血压或心输出量降低。

Nohria-Stevenson分级的血液循环状态评估与心力衰竭患者的预后也有关系。Forrester分级中Ⅳ类的**"湿、冷"型患者尤其会出现预后不良**，其1年后的死亡率或心脏移植率比"干、温"型患者高2倍[2]。

心得 **5** 急性心力衰竭的临床场景

1）评估急性心力衰竭临床场景(clinical scenarios, CS)分类时,收缩压这一指标很有效。

2）CS1中左心室收缩功能正常,可用无创正压通气和降压措施来治疗。

3）CS2中患者病情多数情况下进展缓慢,有时需要使用利尿剂。

4）CS3中有很多重度心力衰竭病例。

何为临床场景（CS）

急性心力衰竭（首次发病的心力衰竭和慢性心力衰竭迅速恶化时）和慢性心力衰竭不同，需要进行紧急治疗，所以为了评估急性心力衰竭患者在发病早期（症状出现后的6~12小时）的病情变化、选择合适的治疗方法，基于CS的分类被人们普遍推崇，并在紧急治疗中被广泛应用[3]。

治疗急性心力衰竭从确认症状与临床表现开始。收缩压是预测急性心力衰竭患者预后最重要的因素，所以CS基于患者来院时的收缩压数值，辅以ACS和右心衰的可能性对急性心力衰竭患者进行分类（表3.2.6）。

表3.2.6　基于临床场景的急性心力衰竭分类

分类	定义	特征
CS1	收缩压 > 140 mmHg	●症状突然出现 ●以肺淤血为主 ●全身水肿的情况少（循环血浆量正常或偏低） ●充盈压突然升高，左心室射血分数一般正常 ●与血管系统有关
CS2	收缩压为100~140 mmHg	●缓慢发病，体重逐渐增加 ●以全身水肿为主 ●轻度肺淤血 ●左心室充盈压缓慢升高，静脉压和肺动脉压也升高 ●伴有其他脏器异常（肾功能障碍、肝功能障碍、贫血、低蛋白血症）
CS3	收缩压 < 100 mmHg	●迅速或者缓慢发病 ●以组织灌注不良为主 ●肺淤血、全身水肿较少见 ●左心室充盈压升高 ●分为2类 ①明显的组织灌注不良、心源性休克 ②无组织灌注不良、心源性休克
CS4	伴有ACS的症状、体征	●有ACS的症状 ●仅有肌钙蛋白水平升高是不够的
CS5	只有右心衰	●迅速或者缓慢发病 ●无肺淤血 ●右心衰 ●出现全身性静脉淤血

入院时，收缩压大于140 mmHg的患者大多左心室收缩功能正常，收缩压为100～140 mmHg的患者收缩功能略微减低，收缩压小于100 mmHg的患者大多收缩功能严重减低，据此可分为CS1～CS3。而CS4和CS5属于特殊的情况，本书仅对一般的急性心力衰竭（即CS1～CS3）进行说明。

CS1～CS3的特征与治疗方案

CS1（收缩压＞140 mmHg）的患者发病时常表现为突发性呼吸困难，几乎不会出现水肿，循环血浆量正常或偏低（这与是否使用利尿剂有关），其主要特征是**血压升高和左心室充盈压升高**，左心室收缩功能相对正常。与低血压患者相比，该类患者发生缺血性心脏病的概率较低，这可能与左心室舒张功能障碍和血管阻力上升等因素有关。治疗方案主要为利用面罩式人工呼吸器进行**无创正压通气**和**使用硝酸酯类药物降压**，只要没有循环超负荷就无须使用利尿剂。

CS2（收缩压为100～140 mmHg）与CS1不同，CS2的患者通常表现为体重缓慢增加、症状逐渐显现，还常伴有全身性水肿。很多CS2的患者**随着慢性心力衰竭的恶化而发病**，还存在**左心室充盈压缓慢升高以及循环血浆量增多**。因为病情是缓慢发展的，所以听诊时不能听到明显的啰音等。这类患者常出现由淤血导致的肾功能障碍、肝功能障碍、贫血、低蛋白血症等并发症。**无创正压通气**和**使用硝酸酯类药物降压也是CS2患者紧急治疗的主要方法，但是很多时候会应用利尿剂来应对循环血浆量增加**。

与CS1、CS2的患者相比，**组织灌注不良**是CS3（收缩压＜100 mmHg）患者的主要问题，肺淤血反而居于次要位置。CS3患者既可以表现为突然发病，也可以表现为病情逐渐恶化，一般会出现收缩功能减低和左心室充盈压逐渐升高的症状，其中重度心力衰竭病例也不少见。CS3患者还可以根据是否有明显的组织灌注不良和心源性休克进一步细分。如果没有明显的体液潴留，就可以先通过补液尝试升高患者的血压，但**很多时候需要用到强心剂**，如果采用这种措施依旧不能使血压达到100 mmHg，就要考虑采用有收缩血管效果的药物来进行治疗。

心得 **6** 何为 INTERMACS 指标

1）给最严重的心力衰竭病例进行分类时使用INTERMACS指标。

2）决定患者可否使用可植入式左心室辅助装置时，INTERMACS指标也有重要的参考价值。

NYHA分级中的Ⅳ级重度心力衰竭患者及一部分Ⅲ级心力衰竭患者在治疗时需要考虑植入左心室辅助装置（left ventricular assist device，LVAD）。因此，为了判断患者是否适合植入LVAD，有必要将重度心力衰竭病例按照严重程度进一步分类。而此时使用的就是美国机械辅助循环支持部门注册研究（interagency registry for mechanically assisted circulatory support，INTERMACS）的指标（等级）分类（表3.2.7）[4]。该分类将心力衰竭的严重程度分为了7个等级，当患者有致死性心律不

表3.2.7 重度心力衰竭的INTERMACS指标分类

等级	定义	特征	辅助项目*
1	重度心源性休克（crash and burn）	●有生命危险的低血压状态 ●需要使用大量的强心剂 ●重度组织灌注不良（酸中毒、乳酸值过高）	A、TCS
2	进行性恶化（sliding fast）	●对强心剂产生依赖，营养状态、肾功能、体液潴留等进行性恶化（脉搏过快、缺血等原因导致无法继续使用强心剂，其中还包括反复出现体液潴留、组织灌注不良的病例）	A、TCS
3	稳定的依赖强心剂状态	●通过静脉注射少量至中量强心剂或者体外辅助循环装置可以在临床上稳定病情，但不能脱离这些手段（要注意区分相对稳定的等级3和一不小心就会恶化的等级2）	A、TCS、FF
4	静息时有症状	通过居家休息、应用口服药物可以稳定病情，日常轻度劳作会导致出现心力衰竭症状	A、FF
5	不适合劳作（housebound）	●休息时没有症状，但无法自由活动，只能居家生活 ●即使没有淤血症状也会出现慢性充盈压升高、肾功能障碍等，主要特征是无法劳作	A、FF
6	劳作受限（walking wounded）	●休息时没有症状，也没有体液潴留，可以在户外进行轻度活动，但强度稍微加大就会在2~3分钟内出现疲劳感 ●偶尔症状会加重，1年内多次因心力衰竭而住院	A、FF
7	NYHAⅢ级重度病例	●尽管有症状加重的病史，但临床上较稳定，可以适当活动 ●1个月内如果有静脉注射利尿剂病史或因心力衰竭恶化而住院的经历，可归属为等级6或更高等级	A

注：*参照表3.2.8（基于文献4制成）。

齐、使用了体外循环机、出现频繁就诊或住院等情况时，分别在各自的项目旁加上A（心律不齐）、TCS（暂时性循环辅助）和FF（频繁就诊或住院）等修饰语，如表3.2.8所示（frequent flyer由"频繁接受航空公司里程服务"引申而来）。在日本，INTERMACS指标分类中出现心源性休克的患者适用于体外型LVAD，而INTERMACS2级和3级患者适用于植入型LVAD。心脏移植和LVAD植入后患者的预后也能通过INTERMACS指标来预测。重度心力衰竭患者的心脏移植和LVAD植入应在条件允许的情况下尽早进行，而且最好在患者出现心源性休克之前就采取措施。

表3.2.8　INTERMACS指标分类的辅助项目

A	心律不齐（arrhythmia）	对临床治疗有很大影响的反复室性心律失常（休克频率达到2次/周以上者，需要植入型除颤器）
TCS	暂时性循环辅助（temporary circulatory support）	要继续住院，仅限于等级1～3 应用IABP、PCPS、ECMO、Impella等
FF	频繁就诊或住院（frequent flyer）	由于要静脉注射利尿剂、血液透析、到医院开短效强心剂等而不得不频繁就诊或住院 （在过去3个月里至少有2次，或在过去6个月里至少有3次就诊或住院检查）

注：IABP，主动脉球囊反搏术；PCPS，经皮心肺辅助法；ECMO，体外膜肺氧合；Impella，经皮介入的轴流血泵（基于文献4制成）。

●参考文献

1）Yancy CW, et al: Circulation, 128: e240–e327, 2013

2）Nohria A, et al: JAMA, 287: 628–640, 2002

3）Mebazaa A, et al: Crit Care Med, 36: S129–S139, 2008

4）Stevenson LW, et al: J Heart Lung Transplant, 28: 535–541, 2009

秘传

3

理解评估左心室收缩功能的各项指标
为什么不能只看左心室射血分数呢？

用心脏超声检查评估心力衰竭患者的病情时，必须从收缩功能和舒张功能这两个方面进行评估。左心室收缩功能指标一般选择左心室射血分数（LVEF），当然还有其他评估方法，必须根据病情区别使用。本书将以各个指标的含义为中心，对实际测量时应注意的点及根据病情应如何选择使用等进行解说。

心得 **1** 心输出量与左心室射血分数

1）心输出量是评估心脏泵血功能的基本指标。

2）左心室射血分数则包含对心脏泵血效率的评估。

3）心输出量 ≠ 心脏收缩功能。

心输出量

正如"第2章 秘传2"所述，心力衰竭的特征是组织低灌注及淤血。值得注意的是，组织灌注量意味着向身体组织供应多少血液。对于心脏之外的脏器来说，重要的是心脏为"自己"提供多少血液，而不是心脏本身的状态。也就是对于人的身体来说，**重要的是为全身的脏器、组织提供足够的血液**。因此，在Forrester分类中，心输出量决定患者预后。在心脏力学上，应该如何测量心输出量是主要的问题。心脏超声检查对每搏输出量（systolic volume，SV）及心输出量（cardiac output，CO）的评估是很重要的。由于SV和CO的测量较为烦琐，所以使用频率要比LVEF低，但其对于心力衰竭的评估很重要。

LVEF值

心输出量反映心脏对外的泵血功能，不能仅凭此来推断心脏的状态，一起来看看下面的例子（图3.3.1）。

· **心脏A**：左心室舒张末期容积为250 mL，收缩末期容积为190 mL。

· **心脏B**：左心室舒张末期容积为100 mL，收缩末期容积为40 mL。

　　心脏A的收缩功能减低，是心腔扩大的不健康的心脏。心脏B若是一名成年男子的心脏，则基本为健康的心脏。从LVEF值来看，心脏B有60%的概率是正常的，而心脏A仅有24%的概率是正常的，属于收缩功能减低。但是，对于心脏之外的脏器而言，心脏A和心脏B的每搏输出量都等于60 mL，心脏做功量相同。由此可见，LVEF值并不是单纯反映心输出量的指标，而是衡量心脏是否有效工作的指标。因此，LVEF值被作为评估心脏收缩功能的指标。

· **心脏C**：左心室舒张末期容积为40 mL，收缩末期容积为16 mL。

项目	心脏A	心脏B	心脏C
舒张末期	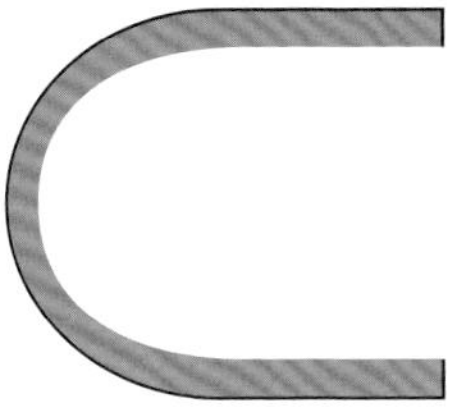	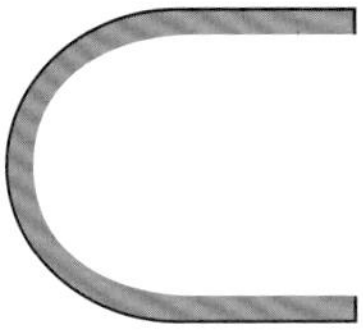	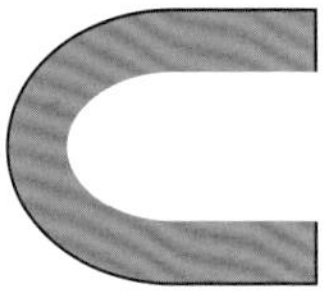
收缩末期	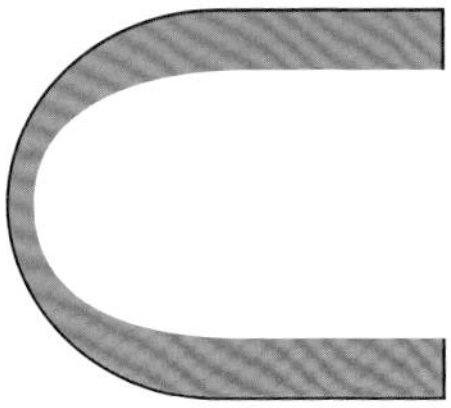	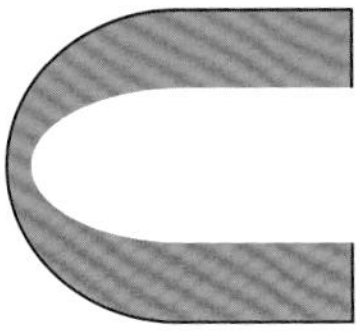	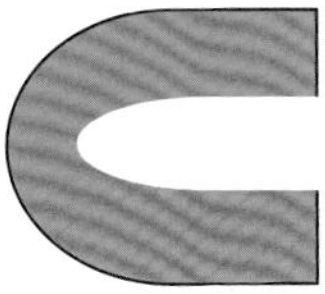
左心室舒张末期容积	250 mL	100 mL	40 mL
左心室收缩末期容积	190 mL	40 mL	16 mL
SV	60 mL	60 mL	24 mL
LVEF	24%	60%	60%

图3.3.1　每搏输出量（SV）和左心室射血分数（LVEF）
心脏A和健康的心脏B有相同的SV，但是心脏A的LVEF值却只有24%；心脏C的LVEF值保持在60%，但SV低

应用LVEF值评估时有以下优点和缺点。例如，在图3.3.1中，LVEF值虽然为60%，但是CO为24 mL，为低心输出量状态，它是肥厚型心肌病及心脏淀粉样变等伴有心肌肥大的继发性心肌病中常见的心力衰竭形式，仅依据LVEF评估会有误。这时，不能只依据LVEF来评估，还要看CO。这样一来，CO和LVEF值就成为了互补的指标。不是所有患者都必须进行SV、CO等的测量。当左心室内径减小、LVEF值不变而血压降低时，可认定为低心排血量综合征（low cardiac out put syndrome，LOS），应测量CO。

心得 2 心输出量的测量

1）每搏输出量（体表面积补充）>35 mL/m^{2}为正常值，心脏指数 > 4 L/(min·m^2)为正常值。

2）左心室流出道内径在距主动脉瓣环0.5～1.0 cm处测量。

3）若只评估收缩功能，左心室流出道频谱的TVI也有用。

SV、CO及心脏指数（CI）可根据心脏超声检查中测量的左心室流出道内径及其频谱的时间速度积分（TVI）求得（图3.3.2）。

· SV=π×（左心室流出道内径/2）^{2}×TVI

· CO=SV×心率

· CI=CO÷体表面积

SV、CO的准确度由左心室流出道内径以及TVI的测量准确度决定，由于是要计算左心室流出道内径的平方，所以误差也被平方了。因此，准确测量左心室流出道内径是很重要的。

左心室流出道内径的测量

左心室流出道内径在**胸骨旁左心室长轴切面**、**距主动脉瓣附着部或瓣环0.5～1.0 cm处**，于收缩中期进行测量（图3.3.2）。

左心室流出道内径应在胸骨旁左心室长轴切面进行测量，不能在心尖长轴切面及心尖五腔切面进行测量。用局部放大功能会测量得更加准确。左心室流出道内径在离主动脉瓣1.0 cm左右处大小基本不会变，所以可在该范围内进行测量。用缘对缘的方法，在收缩中期对心肌和心腔的边界部位进行垂直测量（舒张期会变小约0.02 cm）[1]。

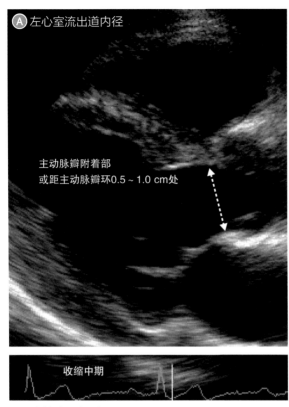
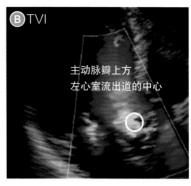
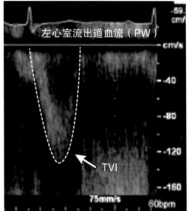

Ⓐ 左心室流出道内径

主动脉瓣附着部
或距主动脉瓣环0.5～1.0 cm处

收缩中期

Ⓑ TVI

主动脉瓣上方
左心室流出道的中心

左心室流出道血流（PW）

TVI

75mm/s   60bpm

图3.3.2　心输出量的测量

Ⓐ：左心室流出道内径在胸骨旁左心室长轴切面距主动脉瓣环0.5～1.0 cm处测量。Ⓑ：TVI选择在主动脉瓣的上方使用PW进行测量。本病例选择以75 mm/s的扫描速度量程测量，最高可达到100 mm/s。PW，脉冲波多普勒；TVI，时间速度积分

TVI的测算

　　TVI的测算，由脉冲波多普勒（pulsed wave Doppler，PW）将取样容积置于左心室流出道的主动脉瓣上方得出。PW的轴尽量与动脉的走向保持平行，取样容积尽量选在主动脉瓣附近。若得不到清晰的波形图，可将取样容积稍向左心室移动。但如果离主动脉瓣太远，则会造成TVI被低估。为进行准确的测算，可将扫描速度量程设定为100 mm/s，进行3次测量，取平均值。

心输出量测量的精度

　　经胸超声心动图所测量的SV、CO的精度是有限的。如果设置的取样容积没有通过左心室流出道的中心，即使看起来操作是准确的，所得数值也会被低估。另外，左心室流出道的切面不一定为正圆，更可能为椭圆，因此用经胸超声心动图测得的左心室流出道内径比用经食管超声心动图测得的结果小[1]。

SV的测量误差是个大问题，尤其在推断主动脉瓣狭窄患者的瓣口面积时。主动脉瓣及瓣环的钙化与室间隔肥厚有关，后者测量不准确的可能性更大，所以要注意。

SV和CO的测量误差主要由左心室流出道内径的测量误差决定，所以有时会只选择误差较小的TVI作为衡量CO的标准。虽然计算主动脉瓣的瓣口面积必须结合左心室流出道的面积，若只进行心脏功能评估那用TVI就足够了。也有报道指出，TVI比CO和LVEF更能有效预测扩张型心肌病患者的预后[2]，因此在左心室流出道内径无法准确测量时，可用TVI进行评估。TVI的正常值为16~22 cm（也有文献记为18~22 cm）。

心得 3 根据左心室内径计算 LVEF 值

1）在M型超声心动图中，取样线在左心室内倾斜时，会高估心室容积。
2）对于局部室壁运动异常的患者，Teichholz法往往无法准确计算左心室内径。
3）LVEF值易受前、后负荷的影响。

LVEF值由［（左心室舒张末期容积–左心室收缩末期容积）÷左心室舒张末期容积×100%］的公式计算，所以其精度是由左心室容积的测量准确性决定的。利用M型超声或二维超声根据左心室舒张末期内径（left ventricular end-diastolic diameter，LVDd）和收缩末期内径（left ventricular end-systolic diameter，LVDs），按照Teichholz法计算舒张末期和收缩末期容积。其原理是将左心室假定为椭圆球体进行计算，即使在左心室增大至接近球形的状态下也能比较准确地计算出其容积。

依据左心室内径计算的方法

左心室内径的测量：在胸骨旁左心室长轴切面上，利用M型超声、二维超声在二尖瓣瓣尖部位或其正下方，于左心室长轴的垂直方向上进行测量。在M型超声上，测量从室间隔心内膜到后壁心内膜外侧的距离，即缘对缘测量；二维超声中则测量心内膜内侧的距离（两侧心内膜与内腔的边界之间的距离）。理论上，三维超声测量的左心室内径比M型超声测量出来的结果要小，但是这点差距作为测量误差是可以忽略的。

用M型超声在垂直于左心室长轴方向上进行测量常有困难，所以指标容易被高估。尤其是肥胖者或老年患者的横膈上移时，M型超声更容易出现斜切问题，此时更适合选择二维超声来测量。

　　利用二维超声测量时，也不一定都是在胸骨旁左心室长轴切面上通过左心室内

径最大的部位来进行测量的（图3.3.3），因此，左心室内径有可能被低估。另外，

由于Teichholz法是将左心室假定为椭圆球体进行计算的方法，所以在心室瘤等左心

室形态失真、局部室壁运动异常的情况下，计算结果会不准确。因此，**原则上不推**

荐依据左心室内径来测算左心室容积，但由于Teichholz法的测量方法十分简便，所

以经常被使用。在日常诊疗中，对所有患者都用辛普森法测量是很困难的，所以只

能对需要精确评估的患者使用辛普森法测量，其他患者则使用Teichholz法测量。

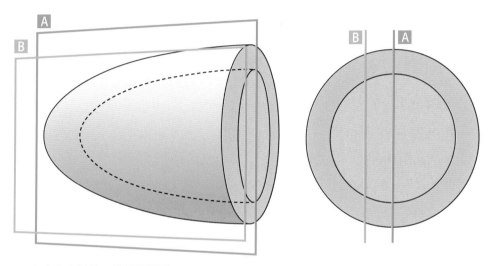

图3.3.3　左心室内径的二维超声测量

用二维超声及M型超声都无法判定是不是准确地从相应切面的中央经过心室。B切面中左心室内径的测量结果过小。

二维超声有助于确认左心室内径是否为最大，但是M型超声由于斜切问题难以辨别左心室内径是否为最大

心得 **4**　用辛普森法进行 LVEF 的测量

1）若要准确应用辛普森法进行测量，则必须清晰地显示真正的左心室心尖。

2）不同切面中心室长轴径测量值的差异在10%以上时，或当右心室的心尖

比左心室靠前时，提示没有准确显示真正的左心室心尖。

3）任何超声测量方法都会低估左心室容积。

　　辛普森法是将左心室看作一堆小的圆盘，通过微积分的方法得出其容积的总

和，因此也被称为"圆盘法（method of disks summation，MOD）"。

和Teichholz法不同，辛普森法没有将左心室假设为特定的形态，所以即使是存在局部室壁运动异常和室壁瘤的患者，也能比较准确地求出其左心室的容积。测量方法如下。

- 在心尖两腔切面、心尖四腔切面这两个切面上进行计算。
- 追踪组织和血液的边界部位。
- 不包括乳头肌和腱索。
- 在二尖瓣水平用直线连接瓣环两端，闭合描记圆环。
- 心室长径是测量二尖瓣环连线中点到左心室内腔最远位置的距离。

表3.3.1列出了由辛普森法计算的700名20~79岁健康的日本人［男性383名，平均年龄（43.7±14.5）岁；女性317名，平均年龄（43.5±14.5）岁］的左心室容积、LVEF值的均值±标准差[3]。LVEF的正常值由年龄、性别、体表面积等因素造成的差异很小。

辛普森法的问题点

辛普森法虽然测量精度高，但也有其局限性。计算误差的来源之一是选定的切面没有经过真正的左心室心尖，从而低估了心室长径。但我们有时并不知道采集到的心尖是否为真正的心尖。

分析各切面的心室内腔所求得的心室长径（**图3.3.4**）。根据心尖两腔切面和四腔切面的模型所测得的心室长径，将其差异用百分比表示。该差异在10%以上时，其精度不可信。

右心室和左心室的心尖位置也可作为参考。在正确的切面上，解剖学上**左心室心尖一定比右心室心尖更接近胸壁**。若右心室心尖比左心室心尖更靠上，则该心尖切面并未采集到真正的左心室心尖（**图3.3.5**）。

表3.3.1　日本健康成人的左心室容积、左心室射血分数（均值±标准差）

指标	男性	女性
左心室舒张末期容积（mL）	93 ± 20	74 ± 117
左心室收缩末期容积（mL）	33 ± 20	25 ± 7
左心室舒张末期容积/体表面积（mL/m²）	53 ± 11	49 ± 11
左心室收缩末期容积/体表面积（mL/m²）	19 ± 5	17 ± 5
左心室射血分数（%）	64 ± 5	60 ± 5

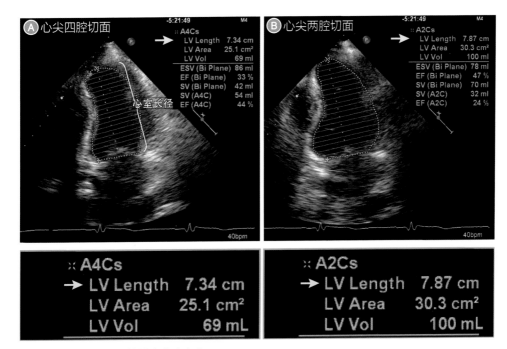

图3.3.4　依据辛普森法计算的左心室长径

用辛普森法在心尖四腔切面（Ⓐ）和心尖两腔切面（Ⓑ）上测量的左心室长径结果（箭头），二者有10%以上的差异时，则认为至少有一个切面没有经过真正的心尖，得到的左心室容积值不可信

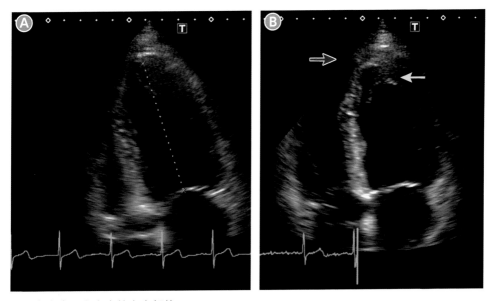

图3.3.5　左心室和右心室的心尖部位

Ⓐ：显示的是真正的心尖，因为在心尖四腔切面上，左心室的心尖比右心室心尖位于更上方的位置。Ⓑ：右心室心尖（红色箭头）比左心室心尖（黄色箭头）位于更靠上的位置，可知该切面并未通过真正的心尖。同一病例中，图Ⓐ的左心室长径为81 mm，而图Ⓑ的左心室长径则为72 mm

这些方法可以判断是否经过真正的左心室心尖，但就算满足这些条件，也不一定能准确测量左心室长径。遗憾的是，就算正确拍到了真正的左心室心尖，也无法得知测量出来的左心室长径是否准确，因为心尖部不一定仅邻肋间。当心尖部远离肋骨时，用二维超声是无论如何都拍不到真正的心尖的。

除了左心室长径测量准确度，还有很多实际问题，如左心室明显扩大时，超声切面有时不能完整显示整个心腔。如果将不能显示的部分随意用直线描绘就会造成左心室容积被低估。虽然原则上不描绘乳头肌，但有时无法清楚地判断乳头肌的边界。若描绘部分包含乳头肌也会造成左心室容积被低估。

心得 5 辛普森法的缺点

1）用辛普森法进行LVEF值测量时，不同检查者之间的误差较大。

2）和MRI的测量结果相比，超声辛普森法测量的左心室容积更小。

3）超声心脏造影和三维超声心动图的测量值与MRI的测量结果接近。

使用二维超声辛普森法测量时总会产生一定程度的误差。即便是同一个病例、同一名检查者连续评估2次，得到的两个数值之间的相关系数也只有0.66，仅为中等程度相关（图3.3.6）[4]。同一检查者的误差比不同检查者之间的误差小，因此不同检查者之间会产生更大的误差。除了测量误差，用超声心动图求得的左心室容积小于用MRI测量的值。要通过超声心动图更准确地计算左心室容积，必须使用超声心脏造影和三维超声心动图，这样得出的值更接近MRI测量的值。本书编撰时，日本还没有超声对比剂，因此本书在"第3章 秘传4"中仅阐述了三维超声心动图的测量方法。

LVEF值的特性

LVEF值作为收缩功能的评估指标时有局限性，即会受到前负荷、后负荷的影响。LVEF值依赖前负荷，会因脱水和补液而发生变化，而后负荷的影响，如血管阻力上升可能引起LVEF值降低。从该角度看，LVEF值不是评价心脏本身收缩功能的指标。实验中观察药物对心肌收缩力的影响时，这便成了缺点。而在临床实践中，LVEF值在评价循环血浆量（前负荷）和血管阻力（后负荷）对循环系统状态的影响上更有优势。尽管如此，不要忘记LVEF值的变化不一定只反映心脏本身的状态，还和前负荷、后负荷的变化有关系。

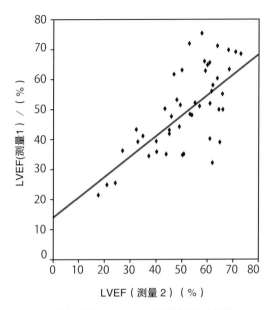

图3.3.6　二维超声心动图左心室射血分数（LVEF）测量结果的差异

同一位操作熟练的检查者在1小时内对同一病例进行2次测量（测量1、测量2）后所得到的结果。两个测量结果的相关系数r=0.66，仅能认定为中等程度相关（引自文献4）

心得 **6** 目测法估算 LVEF 值

1）用目测法估算LVEF值时，一般划分为5%区间或10%区间来表示。

2）结合室壁运动情况、左心室的形态等用经验进行判断，所以日常训练很重要。

　　大多数常规临床实践不需要高精度的三维超声心动图来计算LVEF值，目测法虽有一定误差，但简便有效。非超声心动图专科的急诊医师进行"FOCUS"检查时，建议将左心室收缩功能分为正常、轻度低下、重度低下这三个阶段进行描述，在休克等紧急情况下，这种粗略的评估就足够了。

　　在急救超声以外，不进行准确测算而是靠目测粗略估计的方法被广泛应用。经验丰富的检查者目测判断的LVEF值和由辛普森法测得的值非常接近。目测法不仅在没时间准确测量LVEF值时非常有效，在使用难以定量测量的便携式超声时也非常有效。

　　由于目测法所得的不是准确的值，所以**将LVEF值分为"20%~30%""30%~40%"这样的10%区间来表示**，也有分为5%区间来表示的（分成20%区间的情况也有）。划分为5%区间还是10%区间由各医院事先决定。大多数情况是只从心尖四腔切面来判断，也可以从心尖两腔切面、胸骨旁长轴切面来进行综合判断。

目测法的个人设想

目测法是通过观察图像并推测其程度的方法。没有系统性的分析方法，只依靠检查者自己的能力和经验。基本上由室壁运动和左心室的形态以及扩张程度来判断。以下完全是笔者的个人见解，在心脏功能明显低下的患者中，可将心尖四腔切面中的左心室基底段、中间段各分为2个部分，加上心尖段，共计5个节段，LVEF值以60%为基准，按下述方法进行计算。

- 若有室壁运动消失的节段，则减去9%。
- 若有室壁运动明显低下的区域，则减去6%。
- 若左心室明显扩大，则再减去5%。
- 若左心室呈球状，则再减去5%。

目测法是一种用经验判断的方法，提高其精度需要检查者经验的积累，尤其需要多与辛普森法测得的值进行比较，提高估算能力。考虑到不同检查者之间存在差异，应该加强培训，提高全部检查人员的超声检查能力，以改善整个机构的诊断准确性。

心得 7 左心室长轴方向上的运动

1）左心室长轴方向上的收缩比LVEF值更能灵敏地检测出左心室收缩功能的变化。

2）二尖瓣环收缩期位移的正常值大于等于1.0 cm，0.7 cm以下可能提示重度收缩功能减低。

3）组织多普勒的s'波速度（间隔和侧壁）小于6.8 cm/s，提示在长轴方向上收缩功能减低。

进行超声心动图检查时，一般以二维切面的形式显示心脏。但心脏是一个三维立体结构，其运动本质上也是三维的。左心室的三维运动是由构成左心室的心肌结构决定的。

心室收缩时的运动

构成左心室的单个心肌细胞只在一个方向上收缩，由心肌细胞在相同方向上排列形成的心肌纤维也只在一个方向上收缩。左心室由从心底到心尖螺旋排列的心肌纤维构成（如**图3.3.7**所示，为弹簧状螺旋缠绕形成的一个圆锥体）。该螺旋圆锥体中的心肌细胞在同一方向上收缩，左心室就会：①在短轴方向上观察时呈旋转运动；②在长轴方向上观察时呈收缩运动；③整体朝内侧（心腔方向）收缩。

此外，心内膜侧的心肌纤维和心外膜侧的心肌纤维朝相反方向收缩，从而使心脏更有效地收缩。

用超声心动图进行局部室壁运动评估时，只观察上述③中的心腔方向的收缩。但如上所述，左心室收缩实际是包含3个方向运动的三维运动。长轴方向的收缩异常出现得很早，其**变化比左心室射血分数能更敏锐地反映心脏收缩功能减低**。实际上，仔细观察心脏功能减低的心力衰竭患者的心尖四腔切面、心尖两腔切面，就能

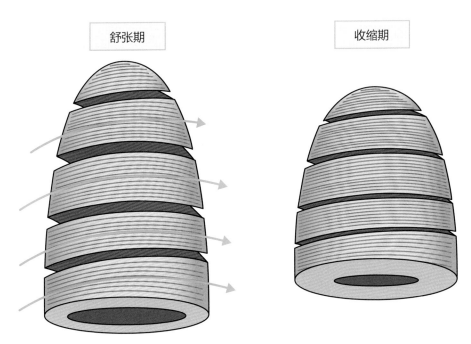

| 舒张期 | 收缩期 |

图3.3.7　左心室的三维收缩

由于心肌的螺旋运动，左心室在横轴上旋转，在纵轴上缩短

发现与正常心脏相比，心力衰竭患者的心脏随着室壁运动减少，二尖瓣朝心尖方向的运动也减少。

二尖瓣环收缩期位移

尽管我们知道朝心尖方向的运动很重要，但和室壁运动不同，目测评估朝心尖方向的运动是很困难的，因此需要一种定量评估的方法。

最简单的方法就是测量心尖切面上二尖瓣环在长轴方向上移动的距离。心尖部几乎不会移动，所以二尖瓣环的运动能反映左心室在长轴方向上的收缩。二尖瓣环收缩期位移（mitral annular plane systolic excursion，MAPSE）是在心尖切面上让超声波束经过二尖瓣环、用M型超声心动图测量二尖瓣环位移的方法（图3.3.8）。与用于右心系统功能评估的三尖瓣环收缩期位移的测量方法相同。可在心尖四腔切面的间隔侧和侧壁侧，以及心尖两腔切面的前侧和后侧这4个点测量，但通常在心尖四腔切面的间隔侧和侧壁侧测量。在正常心脏中，侧壁侧的MAPSE比间隔侧的大。M型超声心

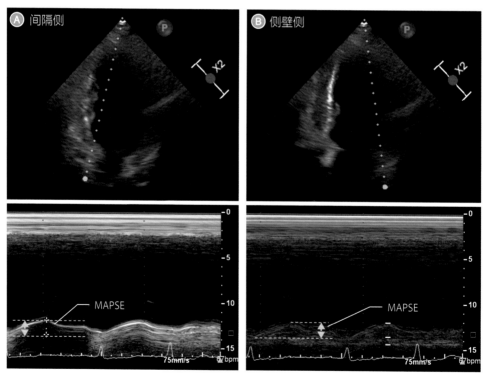

图3.3.8　反映左心室长轴方向收缩功能的指标MAPSE

MAPSE是在心尖四腔切面（上）设定取样线经过二尖瓣环，用M型超声心动图（下）测量移动距离而得。可在间隔侧（Ⓐ）以及侧壁侧（Ⓑ）测量。取样线应尽量设定为与心室壁平行

动图的取样线应尽量与心室壁平行以追踪显示二尖瓣环的运动，测量从舒张末期位置到收缩末期（主动脉瓣关闭时）位置之间的距离。在缺血性心脏病中，等容舒张期有时会出现"收缩后收缩"，造成双相性的运动，评估时不应测量后面的峰值。

虽没有大量的循证医学证据，但若在心尖四腔切面上，2处MAPSE的平均测量值大于等于1.0 cm，则左心室射血分数大概率正常，所以可以将1.0 cm作为正常MAPSE的下限。

在扩张型心肌病中，以MAPSE（平均值）<0.7 cm为指标，可以检出LVEF<30%的心肌功能低下。如上所述，左心室长轴方向的收缩的变化比LVEF值能更敏锐地反映收缩功能的减低。在高血压等伴有心脏肥大的病例中，即使LVEF值正常，MAPSE也可能低下，这能反映早期的心肌损伤。

MAPSE是一个指标，与下述的组织多普勒的s'波速度和二维斑点追踪超声心动图（参照**"第3章 秘传4"**）中长轴方向的应变具有同样的意义，使用低端机器也能轻松测量，且画质不清晰也不影响测量。但MAPSE与和s'波速度一样，也存在角度依赖问题，关键是**测量时取样线的方向应尽量与心室壁保持平行**。但用二维斑点追踪超声心动图自动测量二尖瓣环中点的移动距离的组织运动瓣环位移法（tissue motion annular-displacement，TMAD）能克服角度依赖问题，从而准确测量二尖瓣环的位移。

心得 8 长轴方向收缩功能指标 s' 波速度

1）s'波速度比MAPSE能更敏锐地反映心脏长轴方向的收缩功能。

2）平均s'波速度<6.8 m/s，表示长轴方向上收缩功能减低。

3）组织多普勒的s'波速度存在角度依赖问题。

比MAPSE更常用的是用组织多普勒测量的收缩期二尖瓣环向心尖移动的最大速度，即**收缩期二尖瓣环移动最大速度（s'或Sm）**，类似舒张功能评估中的e'。

MAPSE表示瓣环的移动距离，而s'为移动的速度，是前者的微分，所以比**MAPSE能更敏锐地检测出收缩功能的变化**。与MAPSE一样，可在心尖四腔切面、心尖两腔切面的间隔侧和侧壁侧这4处测量，但通常在心尖四腔切面的间隔侧和侧壁侧进行测量。与MAPSE一样，正常心脏中侧壁侧的测量值比间隔侧的测量值大。

对于s'波，在左心室和二尖瓣的交界处用PW进行测量。确保二尖瓣环在整个心脏收缩期都包含在取样容积处，然后将增益和滤波器调低，以获得清晰的波形。将速度量程范围设为50～100 mm/s进行记录，于呼气末测量（图3.3.9）。

在舒张期的a'波和s'波之间可以观察到一个相当于等容收缩期的双相性波形，**应避免将该等容收缩期的朝上的波形误认为s'波**。实际的多普勒波形的线是有宽度的，一般多普勒测量的是在波形上端（外线）的速度，s'波速度也多在上端测量。不过也有报道指出，s'波速度不应在波形上端而应在波形线的中央部测量，才能反映真实的二尖瓣环的移动速度，其在常规测量中可能被高估[5]。

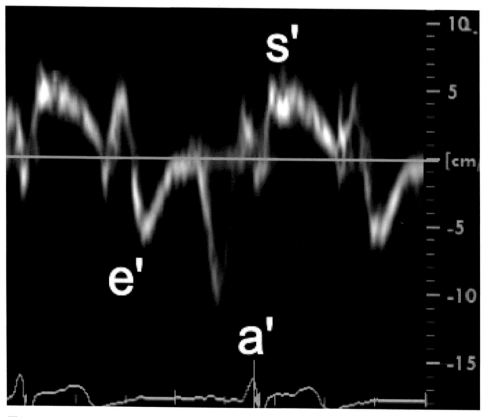

图3.3.9　组织多普勒测量的二尖瓣环速度

a' 波和s' 波间的窄波形是等容收缩期运动，不作为 s'波进行测量

s'波速度的标准值

指南中没有明确规定成人s'波速度的标准值，下方展示的是453名健康成人（35～75岁）的均值±标准差（5%～95%可信区间）[6]。

- 间隔侧：（8.1 ± 1.5）（6.0～10.9）cm/s。

- 侧壁侧：（10.2 ± 2.4）（6.7～14.6）cm/s。

- 平均s'波速度（间隔侧+侧壁侧）：（9.2 ± 1.7）（6.8～12.2）cm/s。

从该结果来看，若间隔侧和侧壁侧的s'波速度的平均值小于6.8 cm/s，可以认为在长轴方向上存在收缩功能减低。

与"**第3章　秘传4**"中所述的斑点追踪二维超声心动图的评估相比，组织多普勒的s'波速度多可用超声设备测量，且不同设备之间几乎没有测量差异，也不需要使用专用软件分析，在临床实践中能随时测量。测量中只需显示二尖瓣环，不依赖图像画质。其缺点是有角度依赖问题，当二尖瓣环的移动方向和PW取样容积方向不平行时，就会造成数值被低估。因此，重要的是要调整取样容积，使其尽可能平行于间隔和侧壁。

- **参考文献**

1 ）Shiran A, et al：Eur J Echocardiogr, 10：319–324, 2009

2 ）Tan C, et al：Cardiovasc Ultrasound, 15：18, 2017

3 ）Daimon M, et al：Circ J, 72：1859–1866, 2008

4 ）Jenkins C, et al：J Am Coll Cardiol, 44：878–886, 2004

5 ）Dhutia NM, et al：Eur Heart J Cardiovasc Imaging, 15：817–827, 2014

6 ）Chahal NS, et al：Eur J Echocardiogr, 11：51–56, 2010

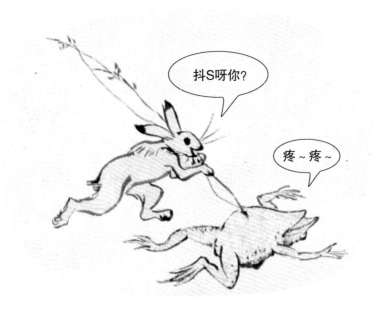

秘传 4 评价左心室收缩功能的新方法
在日常临床实践中试试整体长轴应变吧

为了克服二维超声在左心室射血分数和心输出量等收缩功能评价中的局限性，三维超声心动图、二维斑点追踪超声心动图应运而生。这些技术已有十几年的历史，其临床有效性已明确。遗憾的是，这些技术在临床还不够普及。这里的内容就是为了让更多的人使用上述技术。

心得 1　三维超声心动图的现状及展望

1）左心室增大时，三维超声心动图的探查视角会更大。

2）用三维超声心动图采集多心动周期图像时，需要受检者屏息。

3）测量左心室容积时，应让长轴通过真正的心尖。

什么是经胸三维超声心动图

三维超声心动图（图3.4.1）被称为继二维斑点追踪超声心动图及多普勒超声之后的新技术。尤其是经食管三维超声心动图，被广泛应用于瓣膜疾病的评估，已成为瓣膜疾病术前评估的标准检查方法。但是经胸三维超声心动图还没有被广泛应用。其原因有很多，如只能安装在高端机上、探头大且使用难度大、要检查多个心动周期（multi-beat）才能得到清晰的图像、采集费时、图像分析困难等。最近出现了和二维超声的探头尺寸相同的探头，并且可以通过一次心跳（single beat）得到清晰的图像，分析软件也更简单易用。而现在该技术依然没有被广泛应用，最大的问题可能是不知道什么时候"能"用吧。

经胸三维超声心动图的优点之一是，它提供的左心室容积的测量结果比二维超声心动图的测量结果更接近MRI测量值。三维超声心动图可以比二维超声心动图更好、更准确地采集到正确的心尖部，从而测量准确的心室长径。但三维超声心动图的评估值依然略小于MRI测量值。与MRI不同，三维超声心动图不能区分肌小梁和心肌，所以只能在肌小梁内侧测量。有人指出由于时间分辨率低，单心动周期测量可能捕捉不到真正的收缩末期，使得计算出来的左心室射血分数偏小。

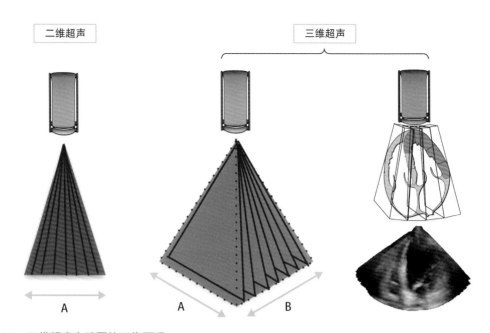

二维超声　　三维超声

A　　A　B

图3.4.1　三维超声心动图的工作原理

在二维超声中，超声波在A方向上呈扇形扫描来记录图像。在三维超声中则是在A方向上扫描的同时，也在B方向上扫描来形成三维图像

　　三维超声心动图的图像分析，可采用手动描记或自动描记心内膜边界这两种方法，分析所用的软件因设备不同而不同。本书只阐述用三维超声心动图进行左心室容积评估的基本注意点。

用三维超声心动图进行左心室容积评估的基本注意点

　　使用三维超声心动图时最需要注意的点是毫无遗漏地采集整个左心室。扫描区域必须包含整个左心室，所以要小心采集扩大的左心室。记录三维超声心动图前会显示两个切面的二维超声图像，**但重要的是要扩大探查视角，以便让每个切面都采集到整个左心室**（图3.4.2）。

　　三维超声心动图是将二维图像进行叠加而形成三维图像，所以比起二维超声，三维超声的帧频和时间分辨率低。为了尽可能地提高帧频，在测量左心室容积时，**需将超声波深度（depth）调整至刚好能容纳左心室。另外，比起单心动周期记录的影像，最好使用多心动周期记录的影像。**

　　基于多心动周期的三维超声心动图，是将多个心动周期的图像拼凑而成的，如果每个心动周期记录的左心室的位置不同，三维图像就会产生重叠影。为了避免这类情形，**在用多心动周期的方法进行记录时，要让受检者屏息。**不能屏息的受检者

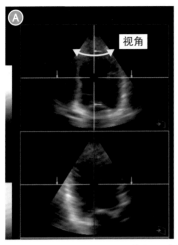
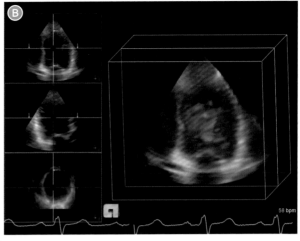

图3.4.2　三维超声心动图记录中的视角问题

在记录三维超声心动图时，记录前设定的长轴切面要能包含整个左心室。必要时可以扩大视角（Ⓐ），确保没有遗漏的部分

及心房颤动患者，则适用于空间分辨率低的单心动周期法。

根据指南，当使用追踪心内膜的方法来计算左心室容积时，需要从三维影像中找出心尖两腔切面、心尖四腔切面所对应的图像。为了进行准确的分析，要确保两个切面长轴均通过真正的心尖部来获取三维图像。在得到的切面中描记心内膜的边界时，不要把肌小梁计算在内。自动测量时必须确认是否正确追踪到了心内膜的边界。心内膜边界识别不当可能导致测量结果被高估或低估，所以必须要调节准确。

表3.4.1展示了20 ~ 69岁的356名［男性222名，女性134名，平均年龄为（42 ± 14）岁）］日本健康成人用三维超声心动图测量的左心室容积、左心室射血分数的均数 ± 标准差[1]。用三维超声心动图测量的值在不同测量者和不同受检者之间的误差，都比用二维超声测量的小，具有极好的可重复性。

表3.4.1　日本健康成人用三维超声心动图测量的左心室容积和左心室射血分数（均数±标准差）

测量指标	男性	女性
左心室舒张末期容积（mL）	86 ± 22	67 ± 14
左心室收缩末期容积（mL）	34 ± 10	25 ± 6
左心室舒张末期容积/体表面积（mL/m²）	50 ± 12	46 ± 9
左心室收缩末期容积/体表面积（mL/m²）	19 ± 5	17 ± 4
左心室射血分数（%）	61 ± 4	63 ± 4

（引自文献1，Table 2）。

经胸三维超声心动图的展望

笔者认为基本没有必要用三维超声心动图来测量左心室容积。在临床日常工作中，即使是将左心室EF值40%测量为45%，治疗方案也不会发生明显的变化。在评估抗癌药物对心脏毒性的早期作用时，二维斑点追踪超声心动图比三维超声心动图更简单、更灵敏。

人工智能可用来自动追踪心内膜边界，以便让有经验的检查者可以分析经胸三维超声心动图的数据（图3.4.3）。检查者只需记录三维超声心动图图像，数据分析就能自动在短时间内完成，分析精度与熟练检查者相同。很多常用的超声心动图检查项目，只需记录一次三维超声图图像就能完成，节省了检查的时间和相应的劳动力。这种自动测量可以被看作经胸三维超声心动图未来的发展方向。

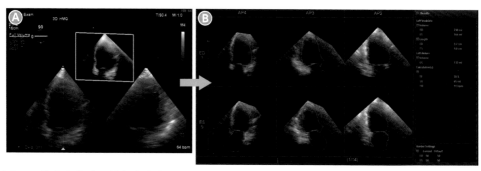

图3.4.3　三维超声心动图的左心室容积、左心房容积的自动测量

Ⓐ：三维超声心动图的单心动周期记录。Ⓑ：自动追踪心内膜区域，显示左心室收缩末期容积以及舒张末期容积（由飞利浦公司生产的Heart Model A.I.生成）

心得 2　二维斑点追踪技术

1）二维斑点追踪技术可以通过心肌应变展示心脏三个方向的运动。

2）整体长轴应变（global longitudinal strain，GLS）是指左心室长轴整体应力峰值的平均值。

3）GLS有助于早期发现心肌损伤。

二维斑点追踪技术的原理

在二维超声心动图中观察心肌时，可以看见心肌内部分布着强光点（斑点）。这些斑点是由超声波反射和散射发生的相互干扰而产生的，心肌斑点的位置比较稳定，并且在各个部分都呈现特有的分布模式。二维斑点追踪技术就是通过在心动周期自动追踪心肌斑点的位置,来获得心肌区域位置变化的信息(图3.4.4)。逐帧对每个斑点进行追踪是不现实的,利用小范围的心肌区域中的斑点分布模式为原型(样板),逐帧追踪该区域斑点的移动,用以计算、预测该区域的位置变化(图3.4.5)。这样就能够确

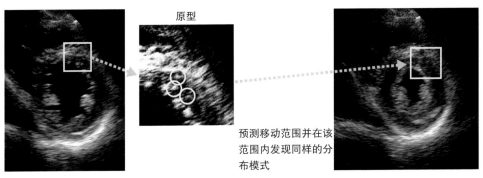

图3.4.4　二维斑点追踪技术的工作原理
在超声心动图中以某部分心肌随机分布的强光点(斑点)的分布模式为原型,在下一帧中预测的移动范围内检查,发现同样的分布模式后,追踪该部位心肌的位置变化。这样就可以计算两点间在心动周期中的位置变化

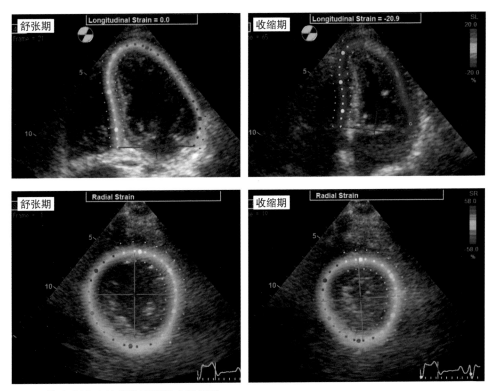

图3.4.5　二维斑点追踪技术追踪到的心肌活动
二维斑点追踪技术能够自动追踪心肌的斑点从而将心肌的变化可视化。上图和下图分别为在心尖四腔切面和左心室短轴切面中,显示心室长轴及短轴方向的应变。两点间缩短时表示为红色,延长时表示为蓝色。可见在心肌收缩时,心尖切面表示为红色时,短轴切面表示为蓝色

定固定时间内特定两点间的位置关系的变化。这些位置关系的变化可被量化为心肌应变。

心肌应变能够反映被追踪对象两点间的距离变化的程度，因此能够作为局部运动的指标。应变一般会给人一种被动变形的印象，但实际上它是指心肌收缩引起的心肌长度的缩短。当特定的两点间的长度发生变化时，心肌应变表示为变化的长度占变化前原本长度的百分比。

假设变化前两点间的距离为L_0，变化（收缩）后的距离为L，则用以下公式可求得（图3.4.6）。

应变（%）=（L−L_0）/ L_0 × 100%

以局部心肌在舒张末期的长度为初期长度（L_0）。心室肌在长轴方向上缩短，在心腔方向上伸展。在长轴方向上的应变为负值，在心腔方向上的应变为正值。

二维斑点追踪技术可以自动追踪心肌在长轴方向上的缩短、短轴方向上的旋转以及心腔方向的伸展。在心尖切面中，向心尖方向的应变称为长轴应变，向心腔方向的应变称为短轴应变；在短轴切面中，向心腔方向的应变称为轴向应变，向圆周方向的应变称为圆周应变（图3.4.7）。左心室心肌在长轴方向上缩短，在心腔方向延长，因此**长轴应变为负值，短轴应变和轴向应变为正值**。

左心室呈立体螺旋式运动，心内膜侧和心外膜侧心肌纤维的走向相反，短轴切面中向圆周方向的扭转在心尖部和左心室基底部方向是相反的。从心尖侧可见心尖部呈逆时针扭转，从心基底部可见心尖部呈顺时针扭转（与右利手拧毛巾时用力方向呈镜面关系）。此时心尖部和左心室基底部的扭转角度之差也可以通过应变解析求得，这就是左心室的扭转。

应该利用哪个方向的应变

应变和扭转都可以用作评价左心室收缩功能的指标。目前没有规定一定要利用哪个应变，在研究中可根据对研究目标的判断和对应疾病来决定选用哪个应变。在临床上，心尖方向的长轴应变的利用频率最高。在二维斑点追踪技术中，可根据左心室各节段的应变，计算3个心尖切面中18个节段上长轴最大应变的平均值，即整体长轴应变（GLS），GLS作为衡量左心室长轴方向收缩功能的指标而备受关注。

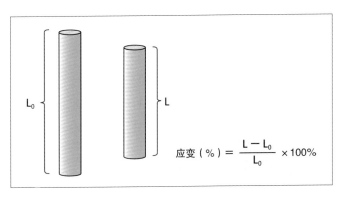

图3.4.6　应变的定义

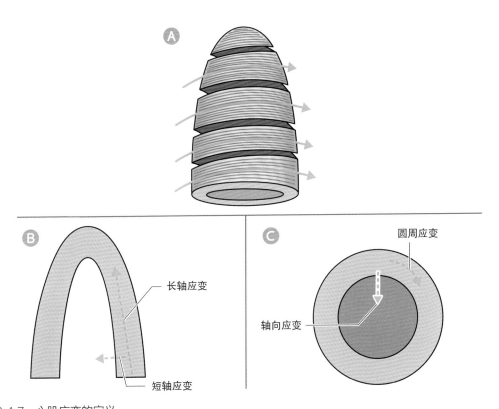

图3.4.7　心肌应变的定义
左心室如图Ⓐ所示呈螺旋式运动，向心尖方向缩短。在各切面分解并测量其运动。心尖切面（Ⓑ）中分别对应心尖方向的长轴应变、心腔方向的短轴应变；轴切面（Ⓒ）中，对应圆周方向的圆周应变、心腔方向的轴向应变。由于心脏在长轴方向上缩短，因此长轴应变在收缩期为负值。通常在超声各切面中用以判断局部室壁运动情况的是短轴应变和轴向应变

心外膜和心内膜的纵向走行的心肌主要用于心尖方向的运动，中层心肌主要负责圆周方向的运动。缺血性心脏病一般从心内膜发病，而心肌病则一般从心外膜发病。因此，在临床上出现难以解决的心脏疾病时，若长轴方向的病变早于心腔方向的病变，那么通过评价长轴应变能提供有用信息。如"第3章 秘传4 心得4"所述，在很多疾病中，长轴应变障碍先于左心室射血分数降低发生，这意味着利用长轴应变可能能够早期发现心肌疾病。在临床中利用二维斑点追踪技术诊断左心室疾病时，应从GLS开始。

在诊断左心室内心室收缩不同步时，短轴切面更有助于判断左心室各节段的情况，在短轴切面中可先利用圆周应变判断达峰时间差。基于超声心动图的心室收缩间期差，可作为诊断左心室内心室收缩不同步的参考指标，但大规模实验证明其并不适用于判断患者是否符合心脏再同步化疗法（CRT）条件[2, 3]，也不应该只通过对应变的评价来判断是否能够实施CRT。

心得 3　二维斑点追踪技术相关的实际应用情况

1）使用二维斑点追踪技术，必须使用50 帧/秒以上的高帧率成像。

2）二维斑点追踪技术观察到的应变，根据设备厂商不同会有差别。

3）无论哪种机型，GLS的正常值为–20%（–18%～–22%为正常范围）。

可能很多人认为二维斑点追踪技术以及应变原理很复杂，但是临床实际中的测量基本都是自动测量，操作非常简单。仪器可以自动求出左心室整体长轴收缩指标GLS的数据，比测量EF更简单。比起掌握理论知识，一定要先实际操作测量。这里主要对长轴应变的实际应用情况进行说明。

根据二维斑点追踪技术得出的分析

二维斑点追踪技术通常是将二维超声图像导出到对应的超声分析软件中进行指标测量。目前也有自带测量GLS软件的超声仪器，其操作更加简便。即使是过去保存的超声切面图像，只要符合条件也能够被分析。

分析长轴应变要使用3个心尖标准切面（长轴切面、四腔切面、两腔切面）。利用1个切面可以求得单个切面的应变，但是测量左心室GLS需要使用上述3个切面。二维斑点追踪技术要求高帧率成像。低帧率会拉大每帧画面上各个斑点的移动距离，导致斑点追踪精度变低。因此，至少需要50 FPS（每秒50帧）以上的帧频。帧频能够通过仪器调整，如果仅追踪左心室斑点，可以调浅超声深度（depth）以提高追踪精度。大家都希望得到更加清晰的画质，但为了获得准确的GLS，需要真正地记录到心尖部。

最新的分析软件可以使用模板来自动设定需要追踪的区域，实现了半自动化操作，例如可以指定仅分析心脏基底部2个区域和心尖部。分析的顺序一般为心尖长轴切面→心尖四腔切面→心尖两腔切面。分析开始时首先需要人工一帧帧地确认主动脉瓣的运动，然后从心电图的R波（开始分析的部位）得出主动脉瓣的闭锁情况。即使是在自动认定主动脉瓣的情况下，也需要人工确认结论是否正确。

在分析时需要注意的信息

最新的分析软件能够非常准确地追踪斑点，但有时也会出现无法追踪的情况。有些程序甚至能够自动判断追踪情况的准确与否，一些无法实现自动判断的就需要人工分析。如果追踪情况不准确或异常就需要重新测量，如手动调整需要测量的区域，或调整其周边区域以扩大需测量区域的范围。但如果范围过大，有时也会导致测量的数据不准确。指南[4]指出，如果切面中有2个以上区域的斑点追踪不准确，就无法计算出GLS，需要使用MAPSE和s'波进行诊断。

二维斑点追踪技术是一种还原度很高的技术，但是它太过依赖应用程序，用不同厂商的设备测量出的数值会有差别。有些程序可以追踪心肌全层，有些可以仅追踪1/2心内膜或分别追踪心内膜和心外膜。各厂商设备的应用程序中应变的算法也有所差异。目前可以比较使用同一厂商的超声设备的应用程序求得的应变，但是**不建议使用不同厂商设备的应用程序得出的数据进行比较**。

为了使各设备求得的应变数值趋向一致，各厂商也正努力减少其中的差异。目前，应用不同厂商设备测出的数据间的差异变得越来越小，特别是常被使用的GLS，目前各个厂商的设备机型已共同将正常值稳定在-20%，标准差为2%左右，所以应变数值为-18%～-22%都属于正常范围（**表3.4.2**标明了用各厂商设备测量出的健康人群GLS的平均值及标准差[4]），以后可能会有所变化）。

表3.4.2　用各厂商设备测量出的健康人群GLS平均值及标准差（％）

厂商	平均值	标准偏差
GE（Health Care）	-21.3	2.1
飞利浦	-18.9	2.5
东芝（现为佳能）	-19.9	2.4
西门子	-19.8	4.6

（在文献4的基础上整理而成）。

心得 4 GLS 的临床意义

1）一些心室肥大患者的左心室射血分数正常，但GLS低下。

2）心脏淀粉样变时可见特征性的相对心尖保留模式。

3）服用抗癌药物的患者，15%会因心脏毒性出现GLS降低。

　　检测左心室长轴方向的GLS，比检测左心室射血分数（EF）能更早检查出心脏收缩功能减低，其临床有效性已得到验证。下述为已证明通过GLS来诊断有效的一部分疾病。

肥厚型心肌病

　　一些患有左心室肥大的患者，由于左心室内径变短，即使收缩功能减低，其EF也不太会变低（第3章 秘传3 心得1）。一部分患有肥厚型心肌病的患者，虽然EF正常，但是GLS低下。此类患者可能存在潜在左心室收缩功能减低，与GLS保持正常的患者相比，其心力衰竭的发病概率更高，并有预后不良倾向。GLS或能为早期发现肥厚型心肌病提供帮助。

高血压性心脏病

　　和肥厚型心肌病一样，伴有左心室肥大的高血压患者常出现EF正常、GLS低下的情况，一般认为可能存在潜在左心室收缩功能减低。以高血压为主体的HFpEF患者常存在GLS低下，HFpEF不是只存在舒张功能障碍的病症，也可能伴有收缩功能减低。

心脏淀粉样变

　　心脏淀粉样变也是伴有左心室肥大的疾病，一般EF正常或轻度偏低，但GLS明显低下。在牛眼图中，其特征是左心室基底部应变下降，但心尖部应变保持正常（图3.4.8）。

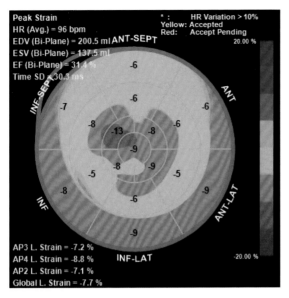

图3.4.8　心脏淀粉样变患者的相对心尖保留模式

一例70岁心脏淀粉样变患者长轴应变牛眼图，可见左心室整体的应变降低，GLS=-7.7%，但心尖的应变相对于左心室中部和基部保持正常，呈现典型的心尖保留模式

主动脉瓣狭窄

患有主动脉瓣狭窄的患者，有时无明显症状，且EF正常，GLS低下。这一特征有助于早期发现左心室收缩功能减低。GLS低下被认为是预测临床预后和评价术后左心室功能恢复状况的有效指标。

药物性心肌疾病（抗癌药物等）

GLS的有效性之所以备受关注是因为它能为早期发现由抗癌药物导致的药物性心肌功能障碍提供帮助。在使用一些有心脏毒性的抗癌药物时，一般在治疗前通过超声心动图检测EF值，追踪其治疗过程中的变化。而实际上，在EF下降阶段心肌损伤已相当严重。GLS降低可以为早期发现心肌疾病提供有效提示。指南指出，若EF未明显降低，但与治疗前相比GLS相对降低15%时，那么患者即使没有症状，也可能已经出现了心肌损伤。GLS相对降低在8%以下时，可以看作未出现明显的心肌损伤（**图3.4.9**）[5]。

缺血性心肌病

EF降低的缺血性心肌病患者GLS也降低。相比EF，GLS能够更加精准地预测缺血性心肌病患者的预后。心肌梗死患者的GLS降低和梗死面积大小之间呈中度相关，残存心肌缺血也与GLS降低有关[6]，这也是GLS能比EF更精准地预测患者预后情况的原因之一。

除了GLS，还可以用牛眼图表示缺血性心脏病患者的左心室17个区域的长轴应变（图3.4.10）。由于牛眼图中的长轴应变有别于局部室壁厚度变化，所以不一定与对局部室壁运动的评价相吻合，但是能够据此客观地判断伴有缺血的心肌局部收缩功能不全。即使不是专业的心脏超声医师也能很好地理解牛眼图所表示的室壁运动异常情况。

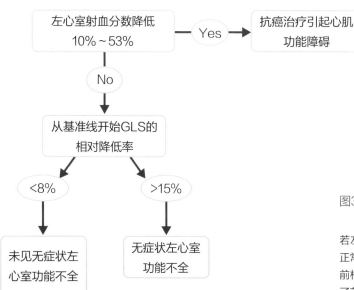

图3.4.9　通过GLS发现抗癌药物导致的心肌损伤

若左心室EF值降低达10%以上，且低于正常值（这里以53%为准），GLS与治疗前相比相对降低15%以上，一般认为出现了药物性心肌损伤（引自文献5，Fig 6）

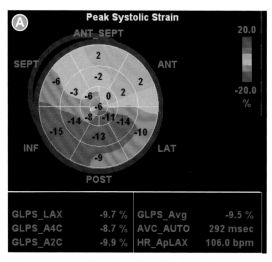

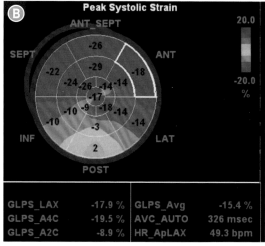

图3.4.10　心肌梗死患者的长轴应变峰值

心肌梗死第3天时，用牛眼图表示左心室各区域的长轴应变峰值。Ⓐ:罪犯病变部位为左前降支（Seg 6）附近的前壁梗死患者。Ⓑ:罪犯病变部位为左回旋支中部（Seg 13）的后壁梗死患者。上述两例心肌梗死患者在与梗死部位一致的区域中都出现长轴应变降低的情况（图中显示蓝色的部分）

心得 **5** 临床上将什么作为评估心脏收缩功能的指标

1）和EF值一样，s'波等也有必要被纳入常规检查。

2）希望对心力衰竭患者增加心输出量的检测。

3）相比于EF，未来GLS将成为评估收缩功能时更需要关注的指标。

日常临床工作中使用什么指标来评估心脏收缩功能

通过"第3章 秘传3和秘传4"可以看到许多平时常用来评估左心室收缩功能的指标，那么日常临床工作中一般使用哪些指标？这些指标在何时使用更合适呢？

笔者认为，日常临床工作中使用左心室EF已经足够了。虽然希望能够用辛普森法检查全部患者，但实际上这是不可能实现的。通常情况下对一般患者使用二维超声或M型超声检查，对心力衰竭或左心室室壁运动异常患者才使用辛普森法。目测法十分简单，能节约时间，并能够很好地评估轻度心脏功能不全患者的情况。

很多机构通过检测组织多普勒成像中的e'波、E/e'来评估心脏舒张功能，同时也检测s'波。s'波和e'波一样，也应该被纳入常规检查。既然将左心室流出道流速最大值作为常规检查项目，那么也可以同时测量、记录左心室流出道的时间速度积分。评估心力衰竭患者的心功能时，可同时检测每搏输出量与心输出量，更加有助于心力衰竭患者的评估。

检测GLS的可能性

心力衰竭中的HFpEF患者，以及未出现明显心力衰竭症状但左心室肥大的患者，都有可能存在长轴方向收缩功能减低，有望通过二维斑点追踪技术来检测这些患者的GLS。同样地，为了早期发现心肌损伤，有必要对接受抗癌药物治疗的患者进行GLS检测。笔者认为，GLS是可以取代EF的有效评估指标，它比左心室EF更加客观，并且可重复性高，也能更好地显示收缩功能减低。在牛眼图中还能够客观地评估局部室壁运动异常，更便于与其他工作人员交流信息。有一些超声设备可以直接计算GLS，并且操作复杂度与用辛普森法求EF值相当。

如果可能，可以找机会亲自感受一下其实用性。

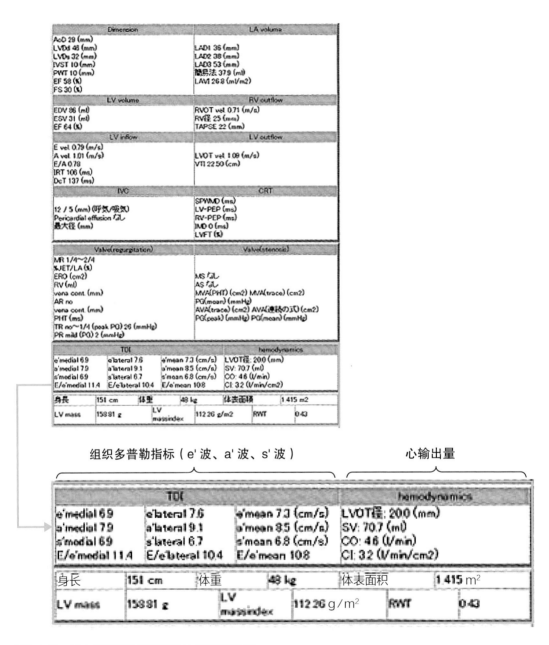

图3.4.11　日本樱桥渡边医院超声心动图报告单
该医院的超声心动图报告单设置了记录组织多普勒成像指标（e'波、a'波、s'波）和心输出量的分栏，并尽可能多地记录了常规检查数据。平时养成记录这些指标的习惯，可强化对这些指标的意识与判断

●参考文献

1 ）Fukuda S, et al: Cire, 76: 1177–1181, 2012

2 ）Chung ES, et al: Circulation, 177: 2608–2616, 2008

3 ）Ruschitzka F, et al: N Engl J Med, 369: 1395–1405, 2013

4 ）Lang RM, et al: J Am Soc Echocardiogr, 28: 1–39.e14, 2015

5 ）Plana JC, et al: Eur Heart J Cardiovasc Imagine, 15: 1063–1093, 2014

6 ）Dimitriu–Leen AC, et al: Am J Cardiol, 119: 1–6, 2017

秘传 5 为什么难以评估左心室舒张功能
理解各项指标的意义和使用方法

很多人可能认为，与评估左心室收缩功能相比，评估左心室舒张功能更困难。理由有两点，一是无法直观判断"左心室舒张功能"意味着什么，二是不知道如何从多项舒张功能指标之中选择出可用于判断的指标。关于第二点，最近的指南里已经整理了可以选择的指标，这让判断变得更加容易。这里首先说明"舒张功能"和"舒张功能不全"分别意味着什么，然后基于指南论述有关舒张功能的评估。

心得 1　重新审视左心室舒张期

1）理解左心室舒张期的基础是压力－容积曲线。

2）左心室舒张期是从主动脉瓣关闭到再次开放的这段时间。

3）左心室舒张期由等容舒张期和充盈期组成。

简言之，评估左心室收缩功能有两种方法，一是"心肌可以收缩多少（短轴缩短率）"，二是"能够泵出多少血液（每搏输出量）"，这两个评估指标是最为直观且便于理解的。相反，"舒张功能意味着什么"却是一个无法简单说明的问题。如果把"心肌僵硬"等同于"舒张功能减低"可能更便于理解。但是在下述说明中，心脏"僵硬度"只是评估舒张功能的要素之一。而造成"舒张功能"难以理解的原因之一，可能是通过日语很难表述清楚"舒张功能"和"弛缓功能"之间的不同，因此首先要弄清楚舒张功能是什么。

舒张功能是什么

要理解舒张功能，需要先理解在心动周期中左心室容积和左心室内压的关系（压力–容积曲线，简称P－V环），如图3.5.1所示。从压力－容积曲线的右下方可见收缩期始于二尖瓣关闭时。收缩初期，二尖瓣和主动脉瓣均为关闭状态，没有血液进入左心室，左心室容积不变，但压力快速升高，称为等容收缩期。

左心室内压高于主动脉压时，主动脉瓣打开，左心室将血液泵到主动脉。随着血液流出，左心室容积减小，左心室内压也降低。当左心室内压低于主动脉压时，主动脉瓣关闭，血液停止流出，这个过程称为收缩期。

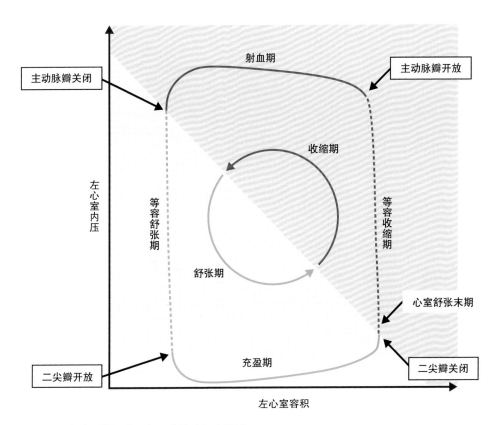

图3.5.1　心动周期压力-容积曲线（P-V环）
舒张期包括从主动脉瓣关闭到二尖瓣开放的等容舒张期，以及二尖瓣开放后的充盈期

而收缩期的结束也意味着舒张期的开始，舒张期始于主动脉瓣关闭时。最初的阶段和等容收缩期一样，主动脉瓣及二尖瓣都处于关闭状态，而心肌舒张、左心室容积不变，心室内压快速降低，这个过程称为等容舒张期。左心室内压低于左心房压时，二尖瓣开放，血液流入左心室。随着血液的流入，左心室内压上升，与左心房压持平后二尖瓣关闭，血液停止流入，这个过程称为舒张期。

由心脏射血结束（主动脉瓣关闭）开始，到充盈期结束（二尖瓣关闭）为止，就是左心室舒张期，由等容舒张期和充盈期组成。区别这两个时期在评估舒张功能时非常重要。

心得 2 了解左心室舒张功能的评价指标

1）评价左心室舒张功能也就是评价在等容舒张期，左心室舒张的速度。

2）评价左心室舒张功能的黄金标准是"τ"。

3）超声心动图中评价舒张功能的指标为等容舒张时间。

首先讨论等容舒张期。等容舒张期没有血液流入，因此左心室内压因心肌能动性变化而降低。等容舒张期，心肌细胞内的钙离子或被肌纤维膜吸收，或被排出细胞外而减少，肌动球蛋白重链解离，这个过程称作"舒张"，在日语中则被称为"弛缓"。钙离子被肌纤维膜吸收表现为钙离子通道活化，需要ATP提供能量，舒张是一个主动耗能的过程。

评价舒张功能的指标"τ（Tau）"

评价舒张功能也就是评价等容舒张期左心室舒张的速度，也可以认为是评估左心室内压降低的速度。舒张功能良好，则左心室舒张得更快，腔内压下降得更快；反之，舒张功能越差，则左心室内压下降得越慢。而衡量**左心室内压降低速度的指标就是"τ（Tau）"**。

图3.5.2中展现了心动周期内左心室内压随时间的变化。等容舒张期相当于从左心室内压低于主动脉压（主动脉瓣关闭）时开始，到左心室内压低于左心房压（二尖瓣开放）为止。这期间左心室内压呈指数级降低，而时间常数就是"τ（Tau）"（设松弛开始时间t=0，这时左心室内压为P_0，则时间为t时，左心室内压为$P(t)=P_0 \times e^{-t/\tau}$，这个公式被称为Weiss公式）。τ也可以说是左心室内压在等容舒张期**从最初大约降低至1/3（$1/e \approx 36\%$）时所用的时间**〔（将t代入τ，$P(\tau)=P_0 \times e^{-t/\tau}=P_0 \times e^{-1}$）〕。

等容舒张期是在二尖瓣、主动脉瓣呈关闭状态下发生的变化，τ不受前、后负荷的影响，也就是说，它不受血管的影响，是反映心脏本身舒张功能的指标。因此也被视作评价左心室舒张功能的黄金标准。

超声心动图中利用等容舒张时间

然而，要求得τ值，必须准确测量心导管中的左心室内压，所以这方法基本不被临床采用。而超声心动图显示左心室流入血流的**等容舒张时间**（isovolumic relaxation time，IVTR）与τ相近。τ越小，左心室内压降低所需时间越长，从主

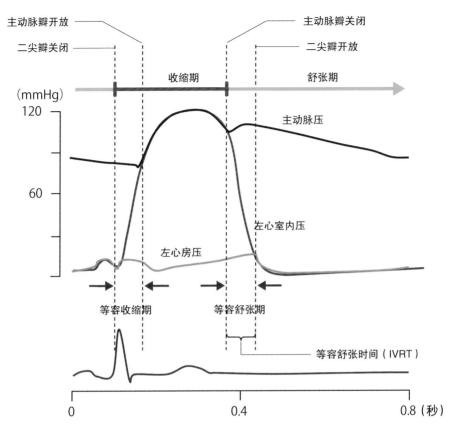

主动脉瓣开放
二尖瓣关闭
主动脉瓣关闭
二尖瓣开放
收缩期
舒张期
（mmHg）
120
主动脉压
60
左心室内压
左心房压
等容收缩期
等容舒张期
等容舒张时间（IVRT）
0
0.4
0.8（秒）

图3.5.2　心动周期中左心室内压随时间的变化
在从主动脉瓣关闭到二尖瓣开放的等容舒张期内，左心室内压减低的时间系数为τ

动脉瓣关闭到血液开始流入左心室（=E波）的时间越长，即IVRT延长。超声心动图中的IVRT与τ密切相关，被视为衡量左心室舒张功能的指标。

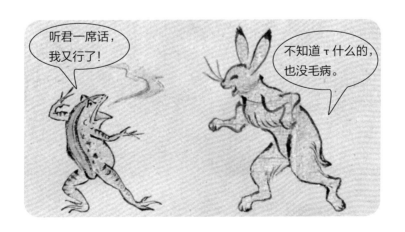

心得 **3** 衡量左心室舒张功能的指标：IVRT

1）建议从心尖四腔切面中，用连续波多普勒（CW）来计算IVRT。

2）也有很难用CW计算的病例。

3）左心室舒张功能减低，IVRT缩短，左心房压升高，IVRT缩短。

根据美国超声心动图学会（ASE）和欧洲心血管成像协会（EACVI）指南[1]，IVRT在心尖四腔切面中将连续波多普勒（CW）的取样容积置于左心室流出道，以100 mm/s的速度高速扫描，计算从主动脉瓣关闭到左心室血液开始流入的时间（图3.5.3）。这与一般依靠脉冲波多普勒（PW）的左心室充盈期E波来计算的方法不同（笔者也在日常临床工作中用PW来计算）。指南中也明确指出用PW和CW计算所求得的IVRT会有所不同。

但若要用CW来计算，需要将主动脉瓣与左心室流入血流置于超声波束的同一条线上，但是也有无法这样显示的病例。与EACVI指南同时期发行的EACVI超声心动图手册[2]，是用PW来进行计算的，用CW来计算的方法或许还不普遍。在无法用CW顺利计算的情况下，只能用PW计算，这是不得已之举。

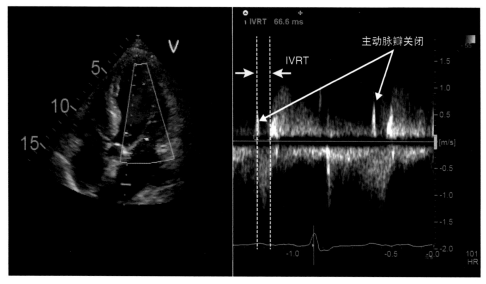

图3.5.3　在心尖四腔切面中用CW测量IVRT

遵从ASE/EACVI指南[1]中的测量方法

应用IVRT的局限性

　　理论上，IVRT是很好的评价左心室舒张功能的指标，但是它有一个很大的缺点。左心室舒张功能减低，IVRT延长，随着左心室舒张功能进一步减低，左心房压上升，二尖瓣开放（左心室充盈期）提前，IVRT随之缩短（图3.5.4）。正常人中，IVRT≤70 ms，而左心室舒张功能障碍的患者，若左心房功能受损，其IVRT比正常人的更长，在E/A限制的患者中IVRT反而会缩短到80 ms左右。

　　除受前负荷影响，IVRT还受到心率、主动脉压、年龄等因素的影响，因此，IVRT只能成为其他指标无法评估左心室舒张功能时的辅助性指标。

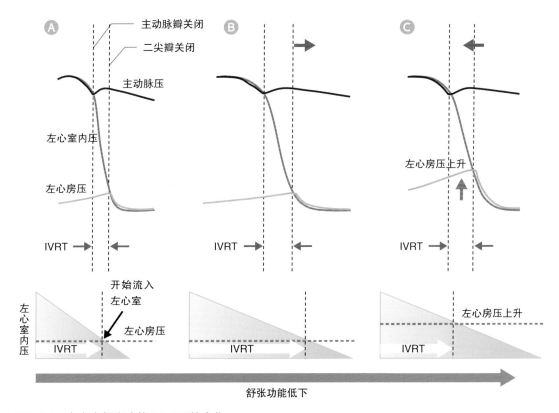

图3.5.4　左心室舒张功能和IVRT的变化
舒张功能减低，左心室内压随之降低，到二尖瓣开放时为止，IVRT延长（Ⓑ）。左心室舒张功能进一步减低，左心房压升高，二尖瓣提前开放，IVRT缩短（Ⓒ）

心得 **4** 左心室舒张的机制

1）充盈期的左心室舒张由左心室舒张功能、弹性回缩、左心房-左心室压差决定。

2）弹性回缩指的是收缩后左心室复原的能力。

3）左心室充盈期E波是上述1）的决定要素之一，A波由左心房收缩决定。

4）左心室收缩功能差的患者，其左心室的弹性回缩功能也差。

如同上一节（心得3）所述，用超声心动图评价等容舒张期是有局限性的，因此评价左心室舒张功能主要以充盈期的指标为主。E/A和E/e'等指标被广泛使用也正源于此。

在探讨充盈期相关超声心动图指标之前，首先要想想"左心室依靠什么力量舒张"以及"充盈期的血流意味着什么"。不认真思考这两点就无法正确理解左心室舒张功能的评价。

充盈期的左心室舒张主要有以下3个机制

● 左心室舒张功能（relaxation）

● 弹性回缩

● 左心房-左心室压差

正如**"第3章 秘传5 心得2"**所述，左心室舒张功能是收缩的心肌细胞在ATP提供的能量下的主动舒张。在等容舒张期之后的充盈早期，左心室舒张功能也发挥着很大的作用。

"弹性回缩"由elastic recoil翻译而来，有时候也翻译为**"复原力（restoring force）"**，后者更加便于理解。弹性回缩也就是左心室收缩时，利用储存的能量在充盈早期主动舒张的现象。定义很难理解，若用日常现象来打比方就很容易明白了。倒置一个空塑料瓶，将瓶口部分浸在水中，用手捏住瓶体，手松开后，塑料瓶为了恢复原本的形态产生负压从而将水吸入瓶中（图3.5.5）。瓶子恢复原本形态的力，即为复原力，也就是弹性回缩。左心室通过其复原力将血液从左心房中吸入左心室。

左心室收缩功能差的患者，其左心室的弹性回缩也差

左心室舒张末期压力会影响弹性回缩，因此若左心室收缩功能减低，弹性回缩

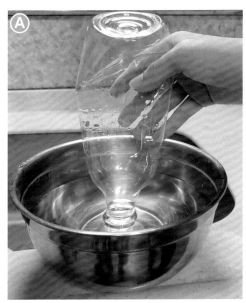 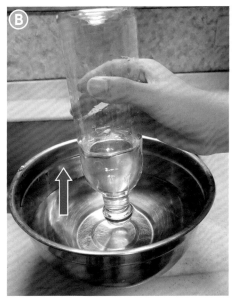

图3.5.5　弹性回缩概念比喻示范
将捏瘪的塑料瓶瓶口浸在水中，塑料瓶在复原时将水吸入瓶中。捏瘪的程度越小，吸入的水就越少

也将变小（参考上述塑料瓶比喻示范）。换言之，左心室收缩功能减低，必然伴随着左心室舒张功能减低。因此，ASE/EACVI指南[1]将评估舒张功能的算法分为收缩功能正常情况下的与收缩功能低下情况的，后者再细分为Ⅰ～Ⅲ级，即使超声中舒张功能的指标在正常范围内，也不能视作"舒张功能正常"[1]（**第3章　秘传5 心得10**）。收缩功能减低的心脏病患者，基本都伴随着由钙离子活动异常等引起的主动性左心室舒张功能异常。

心得 **5** 考虑左心室其他影响因素

1) 左心室僵硬度也会影响左心室舒张功能。

2) 目前还没有确立僵硬度的测量方法。

3) 超声心动图中的舒张期室壁应变或将成为衡量左心室僵硬度的指标。

上一节（**心得4**）中提到的3个机制都起着促使左心室舒张的作用，也可以说它们为左心室舒张提供动力。在这些动力支配**下的左心室僵硬度（chamber stiffness）也会影响左心室舒张功能**。老年人和高压性心脏病患者的左心室舒张功能减低，就与其左心室肥大和心肌纤维化导致的左心室僵硬度增加有关。基本上所有的心脏病患者在早期都会被诊断出左心室舒张功能减低，随着病情发展，左心室僵硬度增加，左心室充盈压升高。但生理性心室肥大，如运动员的心脏，不会出现心室僵硬度增加的情况。

在超声心动图中，评价左心室舒张功能的指标也受左心室僵硬度的影响，但是定量评估僵硬度是很困难的。曾经有试验尝试通过左心室充盈波E波减速时间（deceleration time，DT）来推测左心室僵硬度，但是在临床上未见成效，很难用一般的左心室舒张功能指标来推测左心室僵硬度。

Takada等发现，与僵硬度低的心室相比，僵硬度高的心室在舒张末期的室壁厚度降低较小，因此可以根据M型超声心动图中的左心室后壁壁厚的变化来计算舒张期室壁应变（diastolic wall strain，DWS），并将求得的DWS作为衡量左心室僵硬度的指标[3]（图3.5.6）。

DWS=［后壁壁厚（收缩末期；PWTs）–后壁壁厚（舒张末期；PWTd）］/后壁壁厚（收缩末期；PWTs）

DWS与心脏病住院患者的预后息息相关[4]，但是否与左心室僵硬度存在关联尚不明确。

Yamada等曾首次发表文献称在心力衰竭患者中，直腿抬高试验时左心室充盈波形由舒张受损（impaired relaxation）型变成呈现假性正常化（pseudonormal）的患者，预后不良[5]。一般认为增加前负荷后左心室舒张末期压明显上升的患者，心室僵硬度更高。虽然这是一种间接评价方法，却能够简单评价左心室僵硬度。

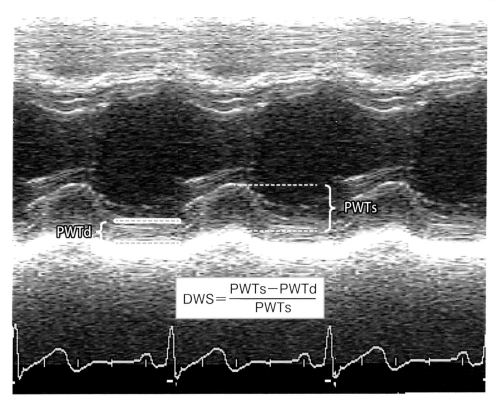

$$DWS = \frac{PWTs - PWTd}{PWTs}$$

图3.5.6 作为左心室僵硬度衡量指标的DWS

胸骨旁左心室长轴切面或短轴切面中，M型超声记录的左心室室壁运动曲线。测量左心室后壁收缩末期的壁厚（PWTs）以及舒张末期的壁厚（PWTd），通过（PWTs–PWTd）/PWTs求得DWS

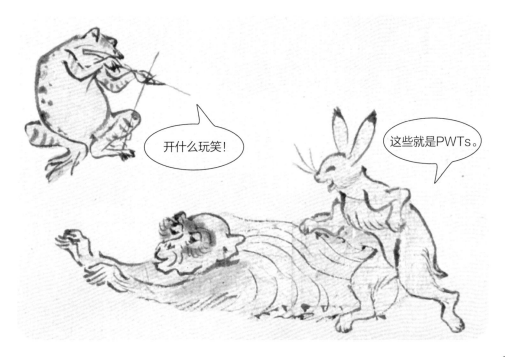

心得 **6** 为什么会出现肺淤血

1）因为有胶体渗透压，所以正常肺的间隙中不会存在积液。

2）肺毛细血管压升高至超过胶体渗透压时，肺的间隙发生水肿。

3）肺毛细血管压（≈左心室舒张期压≈肺毛细血管楔压）≥18 mmHg时，会产生肺泡水肿。

到上一节（心得5）为止的内容，探讨了促成充盈期的因素，接下来一起来思考一下充盈期的血流动态对身体的意义吧。

舒张功能不全是心力衰竭的症状之一，并且很有可能导致肺淤血。心力衰竭患者因为左心室舒张期压力升高而发生肺淤血，其机制简单总结如下。

肺淤血的机制

由于肺静脉没有静脉瓣，因此左心房压会被原原本本地传导至肺静脉中。舒张末期从左心房到左心室的血液充盈结束时，二尖瓣仍处于开放状态，左心房压与左心室内压相同，因此**左心室舒张末期压=左心房压=肺毛细血管压**。

肺毛细血管压与肺间质组织压（正常负压）的压差，以及血浆与组织间隙的胶体渗透压，决定了肺毛细血管与肺实质间液体的移动方向（图3.5.7）。

正常状态下，肺毛细血管静水压在12 mmHg以下，而肺间质的静水压在–7 mmHg左右，前者更高。然而，血浆的胶体渗透压为25 mmHg，肺的胶体渗透压相对来说更低，为19 mmHg左右。根据"渗透压原理"，浓度不同的溶液与半透膜接触后，液体由浓度低的一方向浓度高的一方移动，因此水分由渗透压低的肺实质向渗透压高的肺毛细血管移动。由于使其移动的压力超过了静水压差，故而水分不会在间质组织中潴留，肺泡与毛细血管的氧气交换也能有效进行。

肺毛细血管压一般稳定在14～18 mmHg，如果超出此范围，静水压差大于渗透压，肺毛细血管中的水分会向间质移动。若肺毛细血管压（≈左心室舒张期压）超过18 mmHg就会导致肺间质水肿，若超过25 mmHg就会出现肺泡水肿。肺间质积液会降低肺泡和毛细血管之间的氧气交换效率，引发气喘、呼吸困难等症状。

用Swan-Ganz导管计算肺毛细血管楔压，其结果与肺毛细血管压（=左心室舒张期压）基本一致。在Forrester分类中，肺毛细血管楔压最高为18 mmHg，一旦超过这个值，会导致水分进入肺泡。

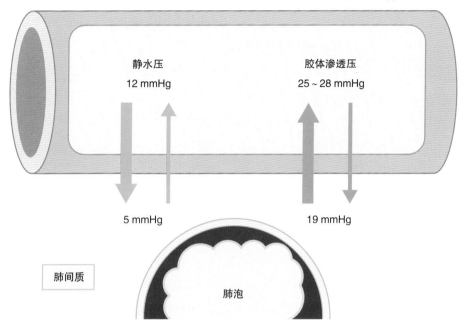

图3.5.7　肺毛细血管与肺泡间的压力关系

肺毛细血管的静水压高于肺间质的，血浆胶体渗透压高于肺间质的，渗透压差促使液体由肺间质向毛细血管移动。正常肺的静水压差和渗透压差让水分移动处于平衡状态，肺间质借此保持相对干燥，维持正常的氧气交换。若肺毛细血管压升高，则水分向肺间质移动增加，导致肺水肿、氧气交换效率降低

心得 **7**　舒张功能指标有什么含义

1）舒张期的左心房压的变化与左心室内压的变化可能并不一致。

2）左心房压A波的升高时间早于左心室舒张末期压的升高时间。

3）超声心动图中舒张功能的指标更能反映左心室平均舒张期压（≈左心房压）。

　　左心室舒张末期压对舒张功能的评价至关重要，这一点在上一节（**心得6**）中已做过解释，想必大家也已充分理解。实际上，并不只有舒张末期压会影响肺静脉。因此，使用**左心室充盈压**（LV filling pressure）这一词来表达可涵盖更广义上的压力。

　　左心室充盈压包含很多层含义，既可以指肺毛细血管楔压、左心室舒张期压、左心室舒张末期压，又可以指平均左心房压或者A波前的左心室内压（Pre-A压）。它们的值都很接近，在临床大部分情况下并不会有太大差异，但是有时根据情况不同，这些压力指标各自的差值将带来一定的问题。

左心室内压和左心房压的变化差异

图3.5.8展示了舒张期（充盈期）左心房及左心室的压力的变化。如图所示，两者的变化并不是完全同步的。左心房压A波的升高时间早于左心室舒张末期压的（图3.5.8Ⓒ）。根据病因的差异，这些差别存在不同的解释。在舒张功能障碍早期，左心室舒张末期压升高。然而，由于左心房僵硬度并未受到病变影响，因此随着压力升高，左心室容积也会出现相应变化，作为平均压的肺毛细血管楔压和左心房压并不会升高。在心房没有收缩功能的心房颤动患者中，舒张末期左心室内压不升高，与左心室舒张末期压相比，左心室舒张期的整体压力更为重要。因此，有必要在超声心动图中区分舒张期指标中哪些只反映左心室舒张末期压，哪些反映左房心压。

舒张功能指标能反映什么？

与左心室舒张末期压相对应的多普勒超声指标，就是在二尖瓣尖端部位测得的A波速度，二尖瓣环处测得的A波持续时间、A波减速时间，肺静脉血流速度波形中Ar波最大速度以及Ar波持续时间（Dur–Ar），肺静脉与左心室流入波形的A波时间差，组织多普勒成像中的二尖瓣环退行时的a'波速度等，但这些基本都是不常用的指标。

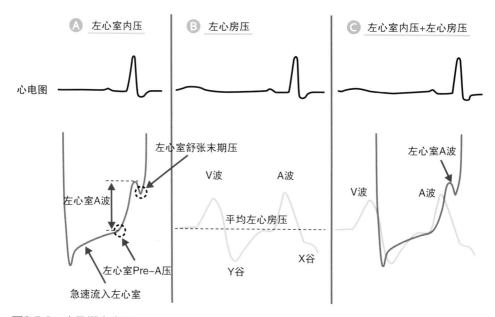

图3.5.8　充盈期心内压

充盈期，左心室内压（Ⓐ）和左心房压（Ⓑ）的变化如上图。图Ⓒ为两者在同一图中的展示

　　与左心室平均压差［以及平均肺毛细血管楔压，A波前左心室内压（Pre-A）］相关的是左心室充盈波E波速度、E/A、E波减速时间（DT）、E/e'、肺静脉血流速度波形的S/D比值、三尖瓣反流（tricuspid valve regurgitation，TR）的最大反流速度等。上述常用的超声中的舒张功能指标，与左心室舒张末期压相比，主要反映的是左心室平均舒张期压（≈左心房压）。

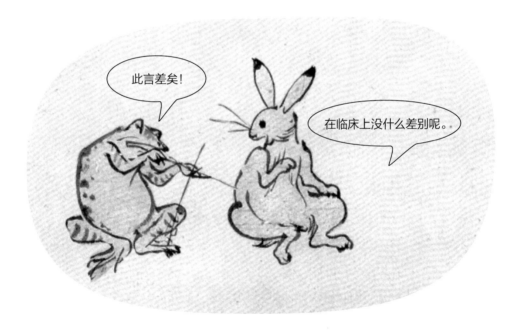

心得 **8** 哪项指标可以评估舒张功能？

1）仅凭一个超声指标无法判断左心室舒张功能正常与否，要根据多个指标进行判断。

2）ASE的心脏功能评估指南建议可根据左心房压升高来判断左心室舒张功能障碍。

3）左心室收缩功能正常与功能降低的情况下，诊断左心室舒张功能障碍的流程有所不同。

利用心脏超声检查评估舒张功能时，我们会因为反映舒张功能的指标太多，不知道该用哪个指标来判断而困扰。如上一节（**心得7**）所述，一般认为，E/A和E/e'都是反映左心室舒张期平均压的指标，但经常会出现两者结果不一致的情况。到底根据哪个指标判断比较好呢？

关于这个问题，我们可以参考美国超声心动图学会（ASE）的心脏功能评估指南[1]。以下内容主要是根据该指南进行的阐述。

指南中诊断左心室舒张功能障碍的思路

由于心脏超声检查出的舒张期各指标受到多种血流动力学变化的影响，因此，不能仅凭一个指标来判定舒张功能是否减低，只有在多个指标结果一致的情况下才能准确判断[1]。相对于舒张功能的小幅度变化，指南更重视判定左心室舒张功能是否存在障碍。左心室舒张功能障碍会导致左心室充盈压，尤其是左心房压升高。虽然血流动力学重视左心室舒张功能指标中的左心室等容舒张期指标（τ），但临床中更注重与心力衰竭症状相关的左心室充盈压的升高。这是诊断和治疗心力衰竭有效且可行的思路，但即使左心室舒张功能减低，由于循环血浆量减少等原因，左心房压未见升高的情况下也不能判定为左心室舒张功能障碍。此外，关于左心室充盈压，考虑到左心室舒张期平均压约等于左心房压，一般使用上一节（**心得7**）中提到的与舒张期平均压相对应的指标。

指南中列举了左心室收缩功能正常（左心室射血分数正常）和收缩功能降低等情况下诊断流程图的差异。左心室收缩功能正常的情况下，仅凭一个指标无法判定舒张功能是否有障碍，只有检测出左心房压升高时才能判定为左心室舒张功能障碍。而对于左心室收缩功能减低或心肌功能障碍的患者，即使只出现了上述左心室收缩功能减低的情况，由于弹性回缩较弱势必会造成左心室舒张功能减低，因此，通过左心房压是否升高就可以判定舒张功能障碍的程度。

年龄增长与舒张功能指标

以E/A为首的左心室舒张功能指标，会随着年龄的增长而变化。可以说年龄增长一般会造成左心室僵硬度增加，也可以说存在"年龄增长造成的舒张功能减低"，但我们不能把老年人都视为舒张功能障碍患者。在这种情况下，我们更要选择受年龄影响比较小的指标进行判断。一般认为，E/e'、Valsalva动作导致的左心室流入道波形的变化、肺静脉与左心室流入波形A波时间差、三尖瓣反流的最大流速等指标不易受年龄的影响。指南在制订应使用的指标组合时，也已将上述情况考虑在内。

心得 9　左心室舒张功能障碍的诊断：EF 正常患者

1）对于EF正常的患者，要通过E/e'、e'波速度、三尖瓣反流的最大反流速度、左心房容积指数来判断是否存在左心室舒张功能障碍。

2）若超过一半的测量指标数值异常，则可判定存在左心室舒张功能障碍。

3）若不到一半的测量指标数值异常，则可判定无左心室舒张功能障碍；若恰好有一半测量指标数值异常，则无法判定。

首先看一下判断左心室EF在正常范围内（EF≥50%）的患者左心室舒张功能是否存在异常的流程图（图3.5.9）[1]。该流程主要用的就是上一节（**心得8**）中所述的相对不易受年龄影响的4个指标（括号内的为阳性判断值）。

①侧壁和间隔的E/e'的平均值（E/e' > 14）；

②间隔或侧壁的e'波速度（间隔e'波速度 < 7 cm/s或侧壁e'波速度 < 10 cm/s）；

③三尖瓣反流（TR）的最大反流速度（ > 2.8 m/s）；

④左心房容积指数（ > 34 mL/m^2）。

这些指标不一定全都正常或全都异常。此外，还有未患三尖瓣关闭不全的患者。若可以测量的指标中有一半以上数值异常，则有左心室舒张功能障碍；若其中异常值占不到一半，则无左心室舒张功能障碍；若恰好有一半的数值异常，则无法

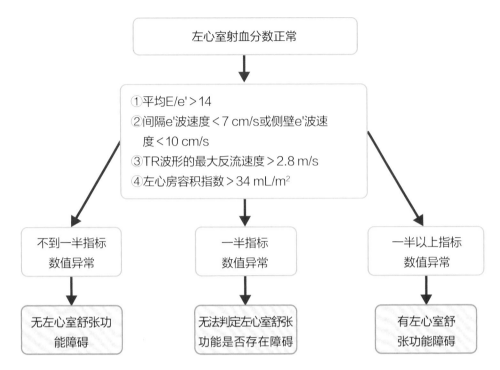

图3.5.9 诊断左心室射血分数正常的患者是否存在左心室舒张功能障碍的流程图

（引自文献1，Fig 8）

判定。当利用流程图无法判定左心室舒张功能是否有障碍时，就要参考临床症状和左心室是否肥大等进行综合诊断。这里补充一句，左心室舒张功能障碍就意味着左心房压升高。

分析各指标的思路

E/e'要取侧壁和间隔的平均值。若只测出了其中一个数值，则阳性判断值为：间隔E/e'>15、侧壁E/e'>13。虽然E/e'为8～14时，既有健康人群又有左心室舒张功能障碍患者，但健康人群几乎不会出现E/e'>14的情况。尽管有的重症心力衰竭患者，尤其是接受过心脏再同步化治疗患者的E/e'不可信任，但对于EF正常的患者，E/e'是可靠的指标。如果只能用一个指标来诊断，那E/e'是最可靠的。

患者没有心房颤动或二尖瓣关闭不全等情况时，若左心房增大，左心房压慢性升高就意味着存在左心室舒张功能障碍。临床上也有仅存在左心房长轴内径增大的情况，但只靠这些数据是无法正确评估的。我们把左心房容积经体表面积校正的左心房容积指数定为参考指标。

三尖瓣关闭不全波形的最大反流速度为2.8 m/s，相当于压力梯度为31 mmHg。肺动脉高压是根据平均肺动脉压来界定的，而非收缩期肺动脉压。平均肺动脉压在25 mmHg以上即可诊断为肺动脉高压；而若收缩期肺动脉压达到37 mmHg以上，则患者患肺动脉高压的可能性比较高。

心得 **10** 左心室舒张功能障碍的诊断：EF 偏低患者

1）左心室EF偏低患者的左心室舒张功能障碍分为Ⅰ～Ⅲ级。

2）使用E/A、E/e'、TR波形的最大反流速度、左心房容积指数来诊断。

3）E/A≥2为Ⅲ级、E/A≤0.8且E波速度≤50 cm/s为Ⅰ级；其他则根据除E/A外的3个指标来判定。

左心室EF偏低患者、疑似患有心肌疾病患者的诊断流程图

对于左心室EF偏低（EF < 50%）的患者或EF正常但根据临床所见、心脏超声检查或其他影像学所见怀疑患有心肌病的患者，要按照图3.5.10的流程图进行诊断。如"第3章 秘传5 心得8"所述，一般认为这种情况下患者必然存在左心室舒张功能障碍，因此将舒张功能障碍分为Ⅰ～Ⅲ这3个等级。Ⅰ级不伴随左心房压升高，而Ⅱ～Ⅲ级伴随左心房压升高。如果Ⅰ级的患者在劳作时出现呼吸困难等症状，就要考虑缺血性心脏病的可能性，或进行负荷超声检查以确认舒张功能的变化。

左心室舒张功能障碍的等级

这个流程图所用的是左心室流入道血流的E/A（和E波）及EF正常患者的4个指标中除e'波速度以外的3个指标。首先评估E/A，若为E/A≥2的限制型心肌病，则为舒张功能障碍Ⅲ级，左心房压有所升高。若为E/A≤0.8且E波速度≤50 cm/s的情况，则左心房压不会升高，为Ⅰ级。

若E/A为0.8～2.0或E/A≤0.8但E波速度 > 50 cm/s，则根据左心室EF值正常情况下除e'波速度外的3个指标进行判断。诊断阈值与左心室EF正常患者的相同。若2个及2个以上的指标没有超过阳性判断值，则为无左心房压升高症状的Ⅰ级；若有2个及2个以上的指标高于阳性判断值，则为有左心房压升高症状的Ⅱ级。

无三尖瓣关闭不全且在只有2个指标可用的情况下，若2个指标正常则为Ⅰ级，若2个及2个以上指标超过阳性判断值则为Ⅱ级。1个指标正常、1个指标超过阳性判

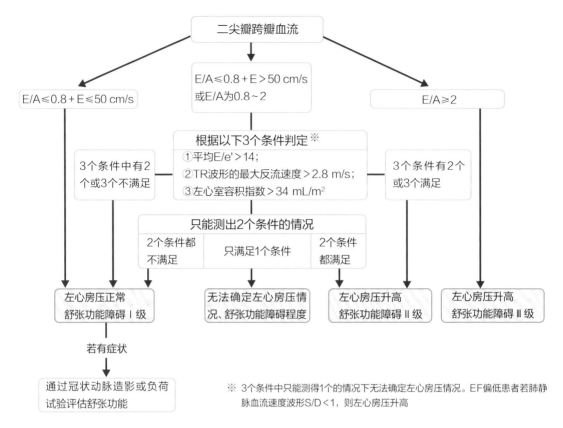

图3.5.10 左心室射血分数（EF）偏低患者或疑似患有心肌疾病患者的左心室舒张功能障碍诊断流程图
（引自文献1，Fig 8）

断值时或只能测出1个指标时无法判定是否存在左心室舒张功能障碍。一般认为，在这种情况下，若肺静脉血流速度波形S/D＜1，则认为有左心房压升高的症状。

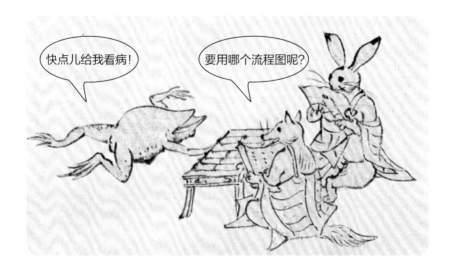

●参考文献

1）Nagueh SF, et al: J Am Soc Echocardiogr, 29: 277–314, 2016

2）「The EACVI Echo Handbook」(Lancellotti P & Consyns B, eds), Oxford University Press, 2016

3）Takeda Y, et al: J Card Fail, 15:68–77, 2009

4）Ohtani T, et al: Eur Heart J, 33: 1742–1749, 2012

5）Yamada H, et al: J Am Coll Cardiol Img, 7: 641–649, 2014

左心室舒张功能各判定指标的测量方法
再回顾一下左心室舒张功能的判定指标吧

仅靠特定的指标诊断左心室舒张功能障碍容易误诊，应该按照指南中的流程图进行诊断。不能正确测量各项指标也会导致误诊。下面的心得主要基于指南再次确认如何正确测量常用的左心室舒张功能判定指标。

心得 1　左心房容积指数

1）左心房的大小依据左心房容积除以体表面积得出的左心房容积指数来评估。

2）利用椭圆体模型法、辛普森法、双平面面积–长度法来测量左心房容积。

3）与辛普森法相比，椭圆体模型法容易低估左心房容积，双平面面积–长度法则容易高估左心房容积。

左心房容积指数的计算方法

左心室是否增大应通过二维超声心动图检查评估，用左心房容积除以体表面积可以得出**左心房容积指数**。这里说一下左心房容积的测量问题。左心房容积增大意味着慢性左心室充盈压升高，是心房颤动、心力衰竭、脑梗死及死亡的独立预测因子。

利用二维超声心动图检查测量左心房容积的方法有3种，分别为椭圆体模型法、辛普森法和双平面面积–长度法。**椭圆体模型法**利用胸骨旁左心室长轴切面来测出左心房径（L1）、利用心尖四腔切面测出左心房长径（L2）和短径（L3），由此算出左心房容积＝（π/6）×L1×L2×L3（图3.6.1Ⓐ）。与其他方法相比，这种方法容易低估左心房容积[1]，精度也比较差。虽然该方法较简便，是日常临床筛查的好方法，但**在评估舒张功能时，用辛普森法或双平面面积–长度法更好**。

辛普森法则通过心尖四腔切面和心尖二腔切面测量，在各切面上选取最大的左心房长径和短径。在收缩末期二尖瓣打开前1～2帧的时相中追踪左心房内膜面的边界（血液与组织的边界）。将二尖瓣环两端的前叶附着点连线，忽略左心耳及肺静脉进行追踪。

无法用辛普森法计算的情况，可以用双平面面积–长度法计算（图3.6.1Ⓑ）。

Ⓐ 椭圆体模型法

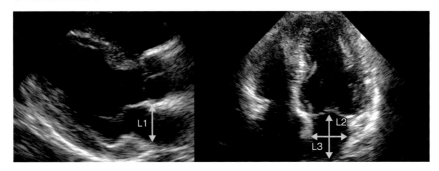

Ⓑ 双平面面积−长度法

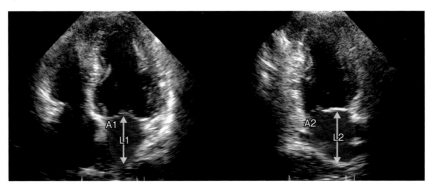

图3.6.1 左心房容积的测量方法

Ⓐ：用椭圆体模型法计算左心房容积。根据胸骨旁左心室长轴切面测出的左心房径（L1）、心尖四腔切面测出的左心房长径（L2）和短径（L3）可算出左心房容积＝（π/6）×L1×L2×L3。Ⓑ：用双平面面积−长度法计算左心房容积。根据心尖四腔切面和心尖两腔切面测出左心房截面积的乘积（A1×A2）除以平均左心房长径（L1+L2）/2，再乘以系数0.85即可算出左心房容积

在心尖四腔切面及心尖二腔切面中测出左心房截面积（A1、A2）和左心房长径（L1、L2），再根据公式：左心房容积＝0.85×{A1×A2÷[（L1+L2）/2]}算出左心房容积。其中，0.85为系数，（L1+L2）/2为左心房长径L1、L2的平均值。有时长径只取心尖四腔切面的L1，但一般认为L1和L2的平均值是最理想的。用该方法求出的左心房容积会比用辛普森法求出的值大一些[2]。

　　除了在左心室舒张功能障碍时，在心动过缓、心输出量大、心房颤动或扑动、二尖瓣疾病等情况下，也可以观察到左心房增大。在运动员心动过缓的情况下也能观察到左心房增大。需要注意的是，如果不在正确的切面上进行测量，就可能低估左心房容积，在画质不清晰时也有低估的可能性。

心得 **2** 左心室舒张功能障碍与 E/A

1）左心室流入波形因受舒张功能障碍的影响而呈二相性变化。

2）松弛受损型的舒张功能障碍，左心房压不会升高，却会因为舒张功能减低、弹性回缩减弱而造成E波较低。

3）假性正常化变为限制型的左心房压升高会导致E波增高，左心房舒张期压升高会导致E波减速时间缩短。

4）只有对于左心室收缩功能减低的患者，E波减速时间缩短才意味着左心室舒张期压升高。

左心室流入道波形是最常用于评估左心室舒张功能的指标，可用于测定E波速度、E/A、E波减速时间（DT）等。虽然该波形也可以测量等容舒张时间（IVRT），但如上文所述（第3章 秘传5 心得3），指南中推荐利用CW进行测定。

E/A的变化

随着左心室舒张功能的减低，E/A会从正常（E/A≥1）下降为松弛受损型（E/A<1），之后再从假性正常化（E/A≥1）上升到限制型（E/A≥2），呈二相性变化模式（图3.6.2）。这种变化可以通过"第3章 秘传4"中所述的左心室舒张功能的力学变化角度来理解。E波是左心室主动抽吸血液形成的。在充盈期早期，等容舒张期的肌动－肌球蛋白的解离过程仍在继续，E波受到左心室舒张功能的影响（因此E波低，E/A<1被称为松弛受损型）。在收缩功能减低的患者中，弹性回缩也会对E波造成影响。在收缩功能正常的情况下，由于弹性回缩的影响较小，因此其流程图（图3.5.9）与收缩功能减低时的不同，E/A不是诊断标准。A波反映的是由于左心房的收缩而将血液"挤入"左心室的能力，所以如果舒张功能减低、复原力下降造成"挤入力"降低，则残留在左心房内的血液就会增加，A波就会变大。E波变小、A波变大就会导致E/A减小。

假性正常化变为限制型

如果左心室舒张功能障碍进一步恶化，左心房压就会上升，二尖瓣打开后左心房和左心室的压力梯度就会变大，E波流速反而会上升，呈假性正常化（图3.5.10流程图中要通过E/A和E波速度初步鉴别左心室舒张功能障碍Ⅰ级和Ⅱ级就是这个原因）。在这种情况下，左心室舒张功能减低导致左心室舒张期压较高，所以即使左心房和左心室之间的压力梯度很大，压力也会马上趋于相等，吸入血流的持续时间就会缩短。即使同样在E/A>1的情况下，假性正常化的波形也会与正常波形不同，即E波减速时间较短。虽然左心房压进一步上升就会变成E/A≥2的限制型，但这与左心室舒张期压高导致来自左心房的血液难以流入以及左心房肌在Frank-Starling定律下伸长、收缩能力下降等机制有关。

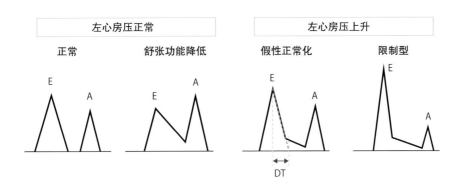

E波降低	E波增高	E波增高
舒张功能减低 弹性回缩减弱	左心房压升高	左心房压升高
A波增高	DT缩短	DT缩短/A波降低
E波降低所致	左心室舒张期压升高	左心室舒张期压升高 左心房收缩功能减低

等容舒张时间	正常 （＜70 ms）	延长	随左心房压升高而缩短

图3.6.2　左心室舒张功能减低造成的左心室流入波形的变化
显示了左心室舒张功能减低造成的左心室流入波形的二相性变化及其机制。限制型E/A≥2。DT，减速时间

　　在收缩功能减低的患者中，DT缩短意味着左心室舒张压升高。这不仅适用于窦性心律患者，也适用于心房颤动患者。正因为如此，在心房颤动的情况下除了要测E波速度，还要测DT。然而，这不适用于心房扑动患者，若窦性心律患者的E波和A波融合，DT就会变得不准确。此外，**若左心室射血分数正常，则DT与左心室舒张压无关。**

心得 3　左心室流入波形的正确测量

1）在二尖瓣尖前端利用脉冲波多普勒测量左心室流入波形。

2）虽然通过Valsalva试验等方法可以鉴别E/A的假性正常化，但鉴别的重要性大不如前。

3）L波速度≥20 cm/s，就意味着舒张功能障碍或左心房压升高。

E波、A波的测量

指南推荐用心尖四腔切面来记录左心室流入波形。将光标方向调整到与流入道血流的方向平行，将脉冲波多普勒的取样容积置于二尖瓣的两个瓣尖前端，宽度设为1～3 mm。以50～100 mm/s的扫描速度记录，采集没有毛刺和尖峰的波形，E波和A波的最大流速通过波形的最外缘（包络线）测量。需要注意的是，如果取样容积的位置偏离，则血流速度也会发生变化。从E波顶点沿着E波的波形连接一条到基线的直线（E波顶点至速度为0的点），这段时间即为E波减速时间。

当心动过速、Ⅰ度房室传导阻滞或心房收缩，导致流入道血流速度大于20 cm/s时，E波和A波可能会融合。在这种情况下如果强行求E/A就会使其被低估。表3.6.1中总结了影响E波、A波、E/A的因素。

表3.6.1　影响左心室流入波形的因素

影响因素	E波	A波	E/A
年龄	↓	↑	↓
心动过速/Ⅰ度房室传导阻滞		↑	↓
前负荷不足 　脱水、利尿剂、血管扩张剂、Valsalva试验	↓	无变化/↑	↓
前负荷升高 　循环血浆量过剩、左心房压升高、二尖瓣 　关闭不全	↑	↓	↑
左心室收缩功能减低	↑	↓	↑
左心房功能减低 　心房颤动、心房扑动（除颤后）、窦性心律		消失/↓	

（引自文献2）。

当E/A≥1时，应通过e'、E/e'、左心房容积指数、肺静脉波形等指标，以及Valsalva动作时E/A的变化，来判断是正常波形还是假性正常化。在Valsalva动作中，若E/A从大于1变为小于1的舒张功能障碍型，则为假性正常化。若E/A>1不改变则为正常波形，其在限制型等舒张功能严重减低的情况下，也不一定会变成松弛受损型。根据现在的指南，不论是否存在假性正常化，我们都能准确判断是否存在左心室舒张功能障碍，所以判断是否为假性正常化已经不像以前那样重要了。

L波

在左心室舒张功能障患者的E波和A波之间，可以看到一个低速流入波——L波（图3.6.3）。如果左心室的主动舒张变慢，左心室的主动舒张会持续到充盈期的中期，再加上左心室内压升高，即使E波结束后也会由于左心室舒张而造成血液吸入，这就会形成L波。由于L波是舒张延迟造成的，所以心动过缓的患者更容易出现这种现象，这意味着左心室内压的升高。即使是正常人，在心动过缓的情况下也会出现L波，因此L波作为左心室舒张功能障碍指标的特异性并不高。一般情况下，L波速度<20 cm/s，较慢；若L波速度≥20 cm/s，则表示舒张功能障碍或左心房压升高。

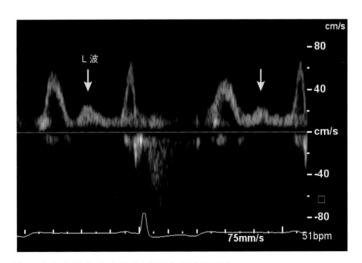

图3.6.3　在肥厚型心肌病患者的左心室流入波形中观察到L波

231

心得 4 舒张早期二尖瓣环速度（e'）及E/e'

1）E/e'<8表示左心室充盈压正常，E/e'>15表示左心室充盈压升高，若E/e'为8～15则这两种情况都有可能。

2）针对正常人，根据E/e'推定左心室充盈压是不准确的。

3）在前负荷增加等二尖瓣关闭不全的情况下测量的e'波速度数值较高。

e'、E/e'的正确测量

在心尖四腔切面中，使用组织多普勒成像测量舒张早期二尖瓣环间隔和侧壁速度（e'）。将脉冲波多普勒（PW）的取样容积置于间隔和后壁侧的二尖瓣环处，即瓣叶附着点。此时，将超声波束的方向（光标方向）尽量调整到与二尖瓣环的运动方向平行，调整取样容积的大小，使瓣环部位在心动周期内可以进入取样容积范围内（5～10 mm）。速度标尺设为20 cm/s，增益不应过高，扫描速度设为50～100 mm/s，采集无毛刺、重影等伪像的波形，速度通过频谱外缘（包络线）进行测量。

e'、E/e'的特征与注意点

一般认为，e'波速度与舒张功能指标τ相关。对于收缩功能减低患者的舒张功能参数而言，前负荷（≈左心室充盈压）、后负荷产生的影响较小，但也并非完全没有影响。前负荷增加的中度至高度二尖瓣关闭不全患者，e'显示值较高，将E/e'作为反映左心室充盈压的指标并不一定准确。若存在局部室壁运动异常、二尖瓣环钙化（mitral annular calcification，MAC）或患者做过二尖瓣手术（人工瓣膜或人工瓣环置换术）等，则e'显示值较低。图3.6.4就展示了二尖瓣关闭不全对e'显示值产生影响的例子。对于这样的病例，解释时就需要注意。

E/e'≤8（平均值）表示左心室充盈压正常，E/e'>14则表示很可能存在左心室充盈压升高（表3.6.2）。若E/e'为9～14，则左心室充盈压可能正常也可能有升高，多数情况下无法判定左心室充盈压是否升高。不过即使E/e'为9～14，若满足以下条件之一，就有左心室充盈压升高的可能性：①左心房容积指数>34 mL/m²；②由三尖瓣反流推断出收缩期肺动脉压>35 mmHg（在无肺疾病的情况下）；③在Valsalva试验时E/A的变化幅度在0.5以上；④肺静脉血流的S波<D波或肺静脉血流的A波时间比左心室流入血流的A波时间长30 ms。

脉冲波多普勒 组织多普勒成像

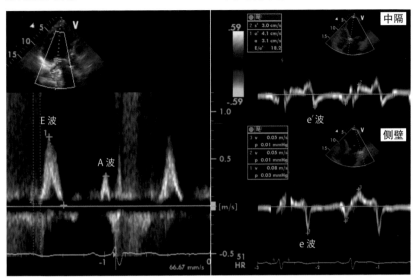

图3.6.4 二尖瓣关闭不全对e'波速度的影响

此为合并重度二尖瓣关闭不全的扩张型心肌病患者的超声图像。E/A=2.31，表示该患者为限制型充盈障碍，左心室舒张功能障碍Ⅲ级。根据肺动脉瓣跨瓣压差（PR-PG）推定左心室舒张末期压为22 mmHg，但E/e'（平均）=13.6，比预想的要低。二尖瓣关闭不全患者的e'波速度有被过高评估的可能性

表3.6.2 E/e'与左心室舒张末期压（左心室充盈压）

E/e'（间隔和侧壁的平均值）	左心室舒张末期压
>14	升高（≥22 mmHg）
9~14	无法判定是否升高（需结合其他所见判断）
≤8	无升高

　　根据E/e'推定左心室充盈压的做法既不适用于健康人群，也不适用于患有高度MAC、二尖瓣疾病、心包疾病等的患者。我们不应该只根据E/e'来判定左心室充盈压的情况，而应该根据左心室舒张功能障碍的流程图来推定左心室充盈压是否升高。

心得 **5** 肺静脉血流速度波形（S/D、DurAr）

1）左心室舒张功能减低时，即使肺静脉血流速度波形的S/D>1，E/A降低时，S/D也会增加。

2）若为假性正常化至限制型则S/D<1，这可作为鉴别假性正常化与正常型E/A的参考。

3）若DurAr比左心室流入波形的DurA长30 ms以上，则左心房压升高。

诊断左心室舒张功能障碍最好参照流程图，在不能用流程图诊断或流程图指标与临床症状不一致的情况下，流程图未包含的指标可以用来辅助诊断。其中最具代表性的就是肺静脉血流速度波形（图3.6.5）。

将脉冲波多普勒的取样容积置于左心房后壁侧的右上肺静脉处来测量肺静脉血流速度波形。将1~3 mm的取样容积设置在右上肺静脉中1~2 cm的位置，以100 m/s的快速扫描进行记录。将壁滤波（wall filter）调低（100~200 MHz），增益也调低。超声波束的方向（光标方向）尽量平行于肺静脉血流方向。

通过肺静脉血流速度波形可以获得什么信息？

肺静脉血流速度波形为心房侧的三相（S1、S2、D）波，以及朝肺静脉方向的反流波（心房反流波，Ar波）。部分患者的S1波和S2波融合。S1波与左心房舒张有关，而S2波与肺循环和二尖瓣环收缩期向心尖方向的移动有关。D波对应左心室舒张，Ar波对应左心房收缩。S1波因心房颤动而下降，S2波因左心房压升高或二尖瓣关闭不全而下降。D波随着左心室流入波形E波的变化而变化，反映左心室舒张功能。

正常人是S波（S2波）较高（S/D>1）的模式。随着左心室舒张功能减低，S/D值也在发生变化。在舒张功能减低的阶段仍然是S/D>1，但是E/A减小时S/D就会增大。**假性正常化变为限制型时反而会出现S/D<1的情况，因此，在左心室流入波形E/A>1的情况下，可以根据这一点来鉴别正常型（S/D>1）和假性正常化（S/D<1）。**若为假性正常化，随着Ar波速度（>35 cm/s）增加，Ar波的宽度（DurAr）变大，会超过左心室流入波形的A波宽度（DurA）。若变成限制型，则DurAr会比DurA长30 ms及以上。因此，**如果DurAr比DurA长30 ms及以上，则为左心室舒张功能障碍Ⅲ级，表明左心房压升高。**此外，一般认为，肺静脉血流速度波形的D波减速时间（DT）与

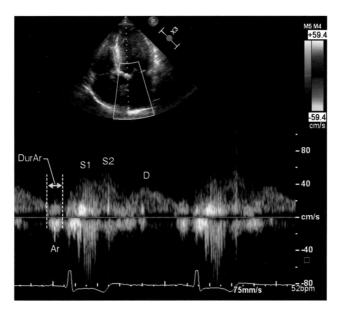

图3.6.5　脉冲波多普勒显示的肺静脉血流速度波形
此为没有左心室舒张功能障碍患者的波形，S/D＞1。无法区分S1波、S2波的患者也很多

心房颤动患者的平均肺毛细血管楔压密切相关。

应用肺静脉血流速度波形的陷阱

需要注意的是，二尖瓣关闭不全等也会对肺静脉血流产生影响。**在重度二尖瓣关闭不全的情况下，S波会降低，有时会出现S/D减小（S/D＜1）、S波逆行的状况**。此外，在针对心房颤动患者实施电除颤后，由于心房处于心肌顿抑状态（stunned myocardium），S波和Ar波有时会下降。S/D不但会受年龄的影响，在Ⅰ度房室传导阻滞的情况下S/D有时会小于1，左心室收缩功能不全患者的S/D会升高。

●参考文献

1）Jiamsripong P, et al: Eur J Echocardiogr, 9: 351–355, 2008

2）「The EACVI Echo Handbook」（Lancellotti P & Consyns B, eds），Oxford University Press, 2016

秘传 7　如何评估心房颤动时的心功能
虽然很难但无法回避

在临床工作中经常会面临为心房颤动患者测量收缩功能和舒张功能的情况，但指南中没有明确说明应如何操作。在此，笔者将针对如何评估心房颤动时患者左心室的收缩功能和舒张功能进行阐述。

心得 1　患者心律不齐时收缩功能的评估

1）两次心跳间的间隔会使前负荷发生变化，进而使收缩功能发生变化。

2）在期前收缩的情况下应注意避开期前收缩后增强效应。

3）推荐心房颤动时至少取5次心跳的心动间期并求其平均数。

心动间期与收缩功能

心脏的收缩受到舒张末期左心室血液充盈状态的影响（Frank-Starling定律）。除了左心室舒张功能，左心室舒张末期血液充盈还与舒张期血液流入的时间有关。心动过速时，二尖瓣开放时间过短，有时无法流入足够的血液，前负荷降低，左心室的收缩就会减弱。若脉搏足够缓慢，有足够的血液可以流入心脏，则左心室的收缩就会增强。左心室的收缩就是这样受到心动间期的影响的。

期前收缩时，由于充盈期缩短，流入左心室内的血液出现不足的倾向。在室性期前收缩的情况下，由于没有心房收缩，流入的血液量进一步下降。最终，由于左心室舒张末期容积小（=前负荷低），左心室收缩的幅度比正常情况下的要小。若下一次的心跳是正常心跳，则R-R间期延长，舒张期的时间变长的同时，上一次心跳时没有完全输送到左心室的左心房内的血液也会流入，所以流入左心室的血液会比通常情况下的多。因此，期前收缩后的下一次正常心跳的心输出量会增加（图3.7.1）。期前收缩时人会感到心悸正是因为这种收缩力的增强。在测量超声心动图的指标时，也要避开期前收缩后的下一次心跳，**至少要在期前收缩后连续两个正常心跳**

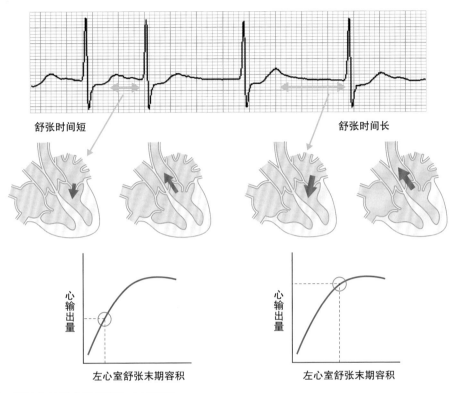

图3.7.1　期前收缩的心动间期和心输出量

如果期前收缩的联律间期短，则血流从左心房流入左心室的时间就会缩短。根据Frank-Starling定律（下），左心室舒张末期容积小，心输出量就会减少。若心动周期长，则左心室舒张时间长，流入血液就会增多，左心室舒张末期容积变大，心输出量就会增加

之后再测量。在二联律的情况下则不能这样测量，否则测出的值会不准确。

心房颤动时的测量方法

在患者心房颤动时，心跳的间隔是不固定的，每次心跳的前负荷状态各不相同，所以每次心跳的收缩力也各不相同。在这种情况下，一般应多次测量后取其平均值。一般认为，为了在患者发生心房颤动时求出正确的心动间期平均值，应该测量10次心跳再取平均值，但是这种做法在临床上是很难实现的。根据美国超声心动图学会的指南[1]，心房颤动的情况下应使用**至少5次心跳的心动间期的平均值**。

心得 2 心房颤动时收缩功能的评估

1）心房颤动时患者左心室的收缩性是由其前面的两个心动间期决定的。

2）通过心动周期长短接近的两个测值，可求得其平均值。

3）心房颤动时要取R–R间期固定的3次心跳中的第3次进行测量。

由于心律不规整，在心房纤颤的情况下即使取5个心动周期测值的均值，也存在很大困难。如果可以，最好测量某次特定心跳作为代表值，那么到底应该使用哪次心跳呢？

如上一节（**心得1**）所述，左心室的收缩受其前后两个心跳和心动间期的影响。在心房纤颤的情况下，如果这两个间期相同，则心跳变动的影响变小。设测量心跳和前一次心跳之间的间期为RR_1，和后一次心跳之间的间期为RR_2，随RR_1和RR_2的变化，一次心输出量或左心室EF的变化如图3.7.2所示[2]。

与RR_2相比，RR_1越短（RR_1/RR_2值越小），心输出量和左心室EF越小，随着

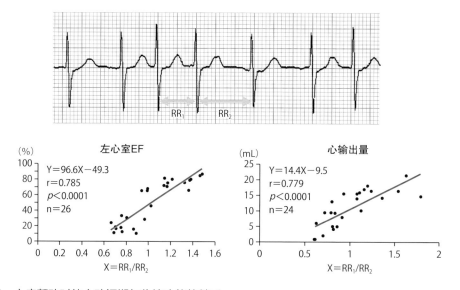

图3.7.2 心房颤动时的心动间期与收缩功能的关系

将心房颤动时的3次心跳之间的间期设为RR_1、RR_2，该图表示了RR_1和RR_2的比与左心室EF及心输出量的关系。先前心跳越短，RR_1/RR_2越小，左心室EF、心输出量也越小；反之，该比值越大，则以上数值越大（引自文献2，Fig 3）

RR_1/RR_2值变大，心输出量和左心室EF会增加。需要注意的是，决定收缩力的不是R–R间期的绝对值，而是RR_1/RR_2的比值，如果规定要在RR_1/RR_2值一定的心跳下进行测量，应该就可以测出变动小且数值几乎一定的值。这样求出的最终数值就可以更加接近抵消变动幅度的值（=平均值）。实际上，有报道称该数值接近测量20次心跳所得的平均值[3]。

也就是说，**在心房颤动的情况下，如果取R–R间期固定的3次心跳中的第3次进行测量**，就可以得到接近平均值的值，所以最好是测量这次心跳的值（图3.7.3）。

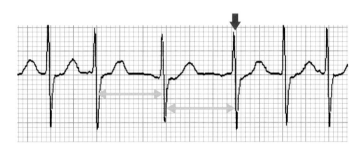

图3.7.3　心房颤动时应该测量的心跳
即使是在心房颤动的情况下，如果能保持与先前心跳的间期一定，则测量值也会较稳定。我们应该使用间期几乎固定的3次心跳中的最后一次心跳（➡）的测量值

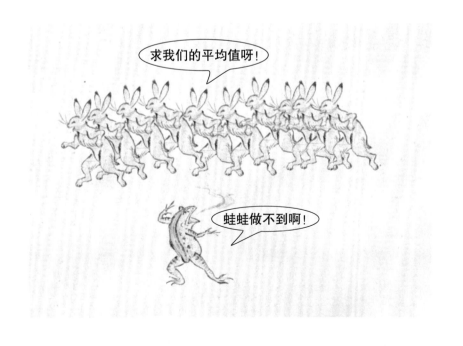

心得 3　心房颤动时舒张功能的评估

1）心房颤动时的左心室舒张功能障碍的判定指标中，只有DT≤160 ms、平均E/e'≥11是有价值的。

2）最好取10次心跳的平均值，取R–R间期变动小的3次心跳的平均值也可以。

3）E波速度变动消失，L波的存在也表明左心室舒张功能减低。

评估心房颤动时的舒张功能比评估其收缩功能更复杂。由于没有A波，所以不能使用E/A和肺静脉血流速度波形S/D值进行评估。此外，舒张功能与收缩功能一样，受心率波动的影响。由于左心房增大（重构）的现象不一定与舒张功能减低相关，因此也很难用左心房容积进行评估。

如"第3章 秘传5 心得8"所述，舒张功能障碍需综合多个指标而非仅凭一个指标来判断，指南[4]的建议是：如果左心室舒张期压（≈左心室内压）上升，则可将其视为左心室舒张功能障碍。心房颤动情况下许多指标不能使用，因此使用怎样的组合比较好尚未明确，指南中也只是列举了对心房颤动患者相对比较有用的指标。以下是对指南涉及指标的相关说明。

心房颤动时的舒张功能指标

对于左心室EF值下降的心房颤动患者，如果左心室充盈波E波的减速时间（DT）缩短到160 ms或更短，则左心室舒张压升高的可能性很高。除此之外，还可借助以下指标判断左心室舒张压是否升高。

- E波速度上升慢，峰值上升速率大于1900 cm/s^2；
- 等容舒张时间（IVRT）在65 ms以下；
- 肺静脉血流速度波形中的D波的DT；
- 平均E/e'≥11。

如果是能够同时测量脉冲波多普勒和组织多普勒成像的装置，那么可以求出从QRS波到脉冲波多普勒E波开始的时间及同样的组织多普勒成像的e'波开始时间的差（TE-e'），一般认为，IVRT-［IVRT/（TE-e'）］与左心室舒张压有关。然而上述指标中，由于心房颤动的情况下IVRT有变动，一般不测量该数值。E波的上升速度和D波的DT也并非常用指标。TE-e'只能使用可以同时测量脉冲波多普勒和组织多普勒成像的特定设备来测量。考虑到这种情况，笔者认为，**E波的DT和E/e'是临床上应用价值较高的指标**。

该测量哪次心跳呢

关于舒张功能评估，也是使用多次心跳测量值的平均值的可信度更高，指南推荐使用10次心跳的平均值来评估舒张功能。但指南也指出这是不太现实的，也可以使用R-R间期变动在10%～20%及以下的3次心跳的平均值。实际上，由于很难测量间期变动，所以与评估收缩功能一样，比较实用的做法是**尽量选择R-R间期差较小的3次心跳，测量其DT、E、e'等并求出相应平均值**。

此外，即使R-R间期有明显变化，E波速度变化较小的患者存在左心室舒张期压上升的可能性也很高。另外，在左心室流入道波形中，发现E波之后有L波的存在也是**心房颤动患者存在左心室舒张功能减低的表现**，作为心房颤动时评估舒张功能的简单指标，这样的指标是十分有价值的。

●参考文献

1）Lang RM, et al: J Am Soc Echocardiogr, 28: 1-39.e14, 2015

2）Tabata T, et al: Am J Physiol Heart Circ Physiol, 281: H573-H580, 2001

3）Wang CL, et al: Int J Cardiol, 113: 54-60, 2006

4）Nagueh SF, et al: J Am Soc Echocardiogr, 29: 277-314, 2016

秘传 8 如何评估右心系统
不显眼但很重要的右心系统

右心系统与全身的静脉回流有关，同时也决定着肺循环。在心力衰竭的情况下，右心系统的功能也起着重要的作用，还是预后影响因素之一。在解剖学层面上，测量复杂的右心系统比测量左心系统更加困难，其精度也受到局限。这里就介绍一下评估右心系统的一般方法，当然，今后可能还会出现新的测量方法。

心得 1 依据下腔静脉推定右心房压

1）确定下腔静脉的呼吸性变异时要让受检者"深吸气"并记录。

2）右心系统的E/e'>6意味着右心房压>10 mmHg。

3）接受呼吸机治疗和重度三尖瓣关闭不全的患者，右心房压的推定值有时会不准确。

虽然在超声心动图检查时可以利用简化伯努利方程推测压力，但推测出的不是压力的绝对值，而是两点之间的压力差。**中心静脉压（≈平均右心房压）是反映静脉系统容量负荷的指标**，也是超声心动图中用于推断压力的基准压，因此必须要准确地推定其数值。但是，通过下腔静脉（inferior vena cava，IVC）的内径来推定右心房压总会产生误差。其基准值时常会随着指南的修订而变化，由此，推定右心房压的难度也可见一斑。这里列举的是美国超声心动图学会2010年版指南中的值[1]。

测量下腔静脉内径的要点

下腔静脉内径是通过仰卧位从剑突下用长轴切面测量的。在下腔静脉与右心房交界处周围1.0～2.0 cm的位置上，尽量垂直于长轴方向测量下腔静脉的内径。吸气使胸廓内变成负压时，由于右心室增大、从中心静脉到右心室的血液回流增加，血液被抽走，下腔静脉内径缩小。这种呼吸性变异（塌陷）的程度对于中心静脉压的推定十分重要。正常呼吸时的吸气对于该测量方法有时是不够的，因此指南规定，

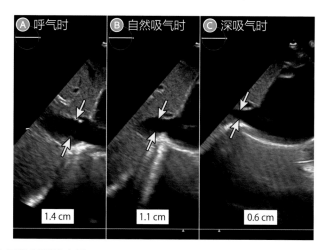

图3.8.1 下腔静脉内径的呼吸性变异
与深吸气时（ⓒ）相比，自然吸气时（Ⓑ）下腔静脉内径的变动较小，不足以用于呼吸性变异的评估

可通过让受检者"深吸气"来测量下腔静脉内径的变化（图3.8.1）。"深"意为"用鼻子用力吸气"，可以指示患者**"用鼻子深呼吸"**。

右心房压的推测值

表3.8.1为右心房压的推测值。若数值为中间值，则最好考虑用其他方法继续推测。若患者为年轻人、应用呼吸机的患者或重度三尖瓣关闭不全患者，也会出现推测不准确的情况，需要通过其他方法再判断。

通常，肝静脉血流的收缩期波形比舒张期波形大，若非重度三尖瓣关闭不全患者，如收缩期波形高度降低，则可判断为右心房压升高。也可以与左心室流入波形的E/e'一样，依据三尖瓣部位的右心室流入波形的E/e'进行推测。在三尖瓣环侧壁测量e'时，**如果右心系统的E/e'＞6，则右心房压＞10 mmHg**。

表3.8.1 根据下腔静脉内径推定右心房压

下腔静脉内径	吸气时的缩小幅度	推测右心房压（range）
＜2.1 cm	＞50%	正常，3 mmHg（0～5 mmHg）
＞2.1 cm	＜50%	升高，15 mmHg（10～20 mmHg）
非以上情况		可推测为8 mmHg（5～10 mmHg）*

注：*需利用其他方法推测右心房压。
（基于文献1制成）。

心得 2 评估右心房的大小

1）测定右心房尺寸的临床意义并不大，且没有明确的参考值。

2）使用心尖四腔切面测定右心房内径（长径、短径）、容积（辛普森法）。

3）男性的右心房容积相对较大。

比起下腔静脉或右心室乃至左心房，右心房大小变化的临床意义较小，检查的患者也不多。其临床研究的数据较少，基准值也并未确定。

测定右心房内径、容积的要点

右心房的内径通过心尖四腔切面进行测定（图3.8.2）。长径是指从三尖瓣环的中心到右心房最上部、平行于房间隔的直线长度。短径是指垂直于右心房长轴方向，以长轴中心为测量高度测得的从侧壁的心内膜边界到房间隔的心内膜边界的距离。

比起内径数值，通过辛普森法（或面积–长度法）求出的右心室容积的数值更为稳定。用左心室收缩末期三尖瓣打开之前的轮廓成像，追踪除三尖瓣环、上腔静脉、下腔静脉以外的心内膜边界。在测量三尖瓣环时，通过将瓣环的两端连成一条直线进行测量。

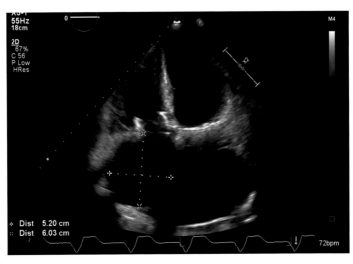

图3.8.2　用心尖四腔切面测量右心房内径

二维超声中的右心房容积比三维超声所测值小，这可能和右心室只能通过一个切面进行测定有关系。

右心房容积的性别差异比左心房容积的更明显，男性的容积普遍更大；美国超声心动图学会的指南提及，依据人体体表面积校正的右心房容积指数的正常范围，男性为（25 ± 7）mL/m^2，女性为（21 ± 6）mL/m^2。右心房面积 >18 cm^2，右心房长径>53 mm，短径 >44 mm，可视为右心房增大[1]。

心得 3　右心室的构造

1）右心室心肌为三层结构，其中最发达的是内层和外层。
2）右心室的收缩与其长轴方向的要素有很大关系。
3）右心室的收缩功能会受左心室收缩功能影响。

右心室的解剖学特征

在评估右心室功能时，有必要了解右心室与左心室不同的特征。右心室位于心脏的前面、胸骨的内侧，在解剖学上右心室是由右心室流入道部（由三尖瓣、腱索、乳头肌组成）、肉柱发达的心尖心肌部以及漏斗部（右心室流出道）这三个部分组成的（图3.8.3），形态复杂。从侧面观察，右心室整体呈三角形，横切面为半月形。从超声心动图中看，与左心室相比，右心室看起来较小，但实际上右心室的容积比左心室大。由于右心室的心肌较薄，其重量大约只有左心室的1/6。三尖瓣的位置比二尖瓣的更靠近心尖部。调节束（走行于右心室内的肌肉束）的存在、三组以上的乳头肌、粗大发达的隔缘肉柱等解剖结构，都使得右心室明显异于左心室。右心室整体可划分为前壁、侧壁和后壁，更进一步还可划分为心尖部、中部与基底部。

右心室心肌的构造与活动

右心室的心肌与左心室的一样，由外层、中层、内层三层肌肉构成。左心室的内层较薄，按圆周方向收缩的中层最发达，而右心室主要是心肌外层和内层发达。右心室的心肌外层与左心室的不同，其运动方向与房室沟平行，做圆周运动并向心尖方向靠拢，并与左心室的心肌外层相连。因左心室心肌与右心室的相连，故左心室收缩时，右心室的侧壁会受到牵扯。而与此不同的是，右心室的心肌内层做从基底部到心尖部垂直方向的收缩运动（图3.8.4）。

各个心肌层有着明显的差异，因此右心室心肌与左心室心肌的收缩运动不同。

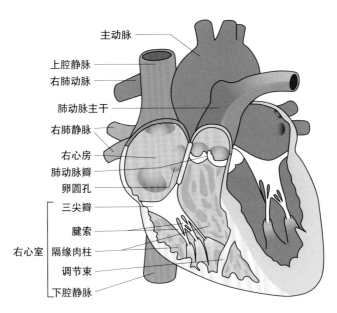

图3.8.3　右心系统解剖结构

［参考自Heart Anatomy, BC Open Textbooks/Anatomy and physiology（http://opentextbc.ca/anatomyandphysiology/chapter/19-1-heart-anatomy）］

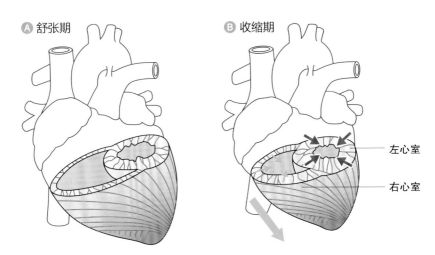

图3.8.4　心肌的运动走向与右心室的活动

与左心室相比，右心室短轴方向的运动幅度较小，以长轴方向的运动为主

［参考自Heart Anatomy, BC Open Textbooks/Anatomy and physiology（http://opentextbc.ca/anatomyandphysiology/chapter/19-1-heart-anatomy）］

右心室通过侧壁向内运动（由此产生的风箱效果会吸引血液流动）、心肌内层的收缩引起的纵向运动以及左心室收缩牵拉右心室侧壁（右心室和左心室的心肌相连）这三个动作完成收缩。**右心室的收缩运动主要是长轴方向上的**，短轴方向的运动较少，几乎没有心肌旋转运动。与左心室相比，在相同容积下表面积更大的右心室只需轻微的向内运动就能排出与左心室相同的血量。右心室的收缩功能受左心室的影响很大，在动物实验中，右心室内压的20%～40%是由左心室收缩功能决定的。

心得 4　决定右心室功能的因素

1）右心室与左心室相比更容易受后负荷的影响，在较低的负荷下也会出现收缩功能减低。

2）右心室容量负荷过重时，会因为两心室间的相互作用而导致心输出量减少。

右心室心肌也遵循Frank-Starling定律，受生理范围内前、后负荷升高的影响，右心室收缩功能增强。比起主动脉，右心室更适应血管阻力低的肺循环。因此右心室的Frank-Starling曲线与左心室的相比，在前负荷降低的情况下收缩功能更容易减低。右心室的后负荷是由肺循环决定的，因此在生理状态下会比左心室的小，但是**在后负荷增加时，右心室的收缩功能会比左心室的更容易减低**（图3.8.5）。肺栓塞容易引起心力衰竭也是受此影响。作为右心室后负荷的指标，除了三尖瓣关闭不全时的肺动脉收缩压，肺血管阻力（pulmonary vascular resistance，PVR）也被作为参考因素。

前负荷在生理范围内也会使右心室收缩增强。右心室比左心室能够更好地承受容量负荷，但如果容量负荷过重，右心室增大会使室间隔受压，导致左心室容积减小，甚至引发由前负荷降低导致的**心输出量减少**（图3.8.6）。此外，与左心室增大相比，右心室增大会导致**心包舒张受到更多的限制**，从而引起右心室舒张功能障碍。右心系统衰竭与两心室间的相互作用息息相关。

右心室与左心室一样，收缩功能几乎不受年龄影响，但舒张功能会随年龄的增加而逐渐减低。肺动脉僵硬度（stiffness）增大，肺动脉压与肺血管抵抗力数值都会随年龄增长而逐渐升高。

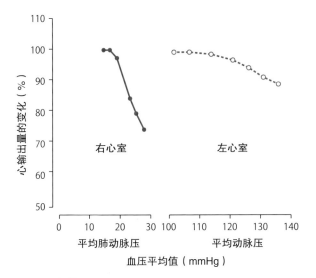

图3.8.5　右心室、左心室与后负荷的关系

右心室的后负荷为平均肺动脉压，左心室的后负荷为平均动脉压，这两项作为后负荷来显示和心输出量的关系。从Frank-Starling定律中的下降部分的变化可以看出，与左心室相比，右心室更容易在受到后负荷影响后发生收缩功能减低（引自文献2）

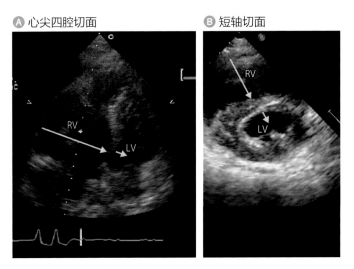

图3.8.6　右心室负荷引起的心输出量减少

肺栓塞等引起负荷增加时，右心室（RV）增大，左心室间隔受压，左心室（LV）内径缩小，导致每搏输出量减少

心得 5 评估右心室的大小

1）心尖四腔切面中，若右心室内径大于左心室内径，可以确定右心室增大。

2）右心室增大患者中，右心室在心尖四腔切面中可能被视作心尖。

3）在以右心室为主的心尖四腔切面中，若右心室基底部内径>4.1 cm、中部内径>3.5 cm，则视作右心室增大。

辛普森法假定待测物为椭球体来对整体容积进行计算，但右心室的形态、构造比左心室的复杂，所以其容积的测定并不适合用此法。右心室容积的标准测定方法是MRI检查，而三维心脏超声的测量精度与MRI检查的相当。只是三维心脏超声测量需要花费更多的时间、精力，且对设备和软件有一定要求，导致该方法未在临床被广泛使用。

右心室内径的评估

现在通过二维心脏超声诊断右心室增大时，参考的仍是右心室内径的大小。但是由于右心室形态复杂，加上没有可以作为目标测量点的解剖学结构，存在一些无法将右心室侧壁展示于图中的病例，因此右心室内径的测量容易不准确。右心室内径通过舒张末期的心尖四腔切面进行测量。正常心尖四腔切面中，右心室内径应不超过左心室内径的2/3。**在标准的心尖四腔切面中，若右心室内径比左心室内径大，则可以确定存在右心室增大。**

在正常心尖四腔切面中，由于左心室是由心尖部形成的，若出现右心室增大，则可导致左心室位置偏离、右心室占据心尖部。在标准心尖四腔切面中，**出现右心室占据心尖部的状况时，一般会诊断为中度右心室增大**。但在非标准心尖四腔切面中，若测量时没有经过心尖部，也会出现右心室看起来位于心尖部的状况。

测量右心室内径的要点

右心室并不具有能够判定成像切面是否准确的解剖学参照物。因此，在没有注意到设定的成像切面有误差的情况下，会使左心室成像过大或过小（图3.8.7）。为了准确测量，需要清晰地显示右心室侧壁（侧壁），因此，比起标准的心尖四腔切面，应选择右心室更明显的切面。**测量时，从标准的心尖四腔切面转动探头，使右心室最大程度地展示出来**，注意探头要牢牢地位于心尖部。另外，要注意不要显示成包含左心室流出道的心尖五腔切面。

指南[1]中并不推荐使用标准心尖四腔切面，而是更推荐用上文中提到的右心室更明显的切面，来测量右心室基底部至中部的内径以及长轴方向的内径[1]。

将右心室三等分，测量基底部内径，即三等分后基底部最大的内径，右心室中部内径，即测量与左心室乳头肌处于同一水平的内径（图3.8.8）。长轴径测量的是从心尖到三尖瓣环面的距离。**若右心室基底部内径＞4.1 cm、右心室中部内径＞3.5 cm，则为右心室增大**。

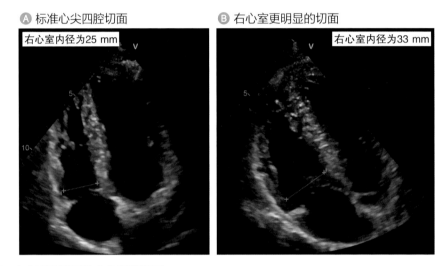

Ⓐ 标准心尖四腔切面   Ⓑ 右心室更明显的切面

右心室内径为25 mm   右心室内径为33 mm

图3.8.7　右心室更明显的心尖四腔切面
标准心尖四腔切面（Ⓐ）中测量的右心室内径为2.5 cm，而经右心室更明显的心尖四腔切面（Ⓑ）测量的右心室内径为3.3 cm

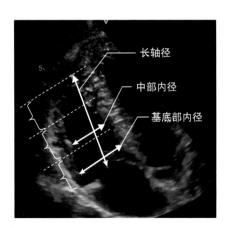

长轴径
中部内径
基底部内径

图3.8.8　右心室内径的测量方法
将右心室更明显的切面图上的右心室划分成3部分，以基底部的最大内径作为基底部内径，在中部区域，以与左心室乳头肌同等高度的内径作为中部内径进行测量

右心室壁的厚度可以通过M型超声或二维超声心动图在心尖长轴切面上测得，或在舒张末期通过剑突下切面测得。使用剑突下切面测量时，最好在三尖瓣前瓣部位测量。无论是在哪个切面测量，若右心室壁厚度＞0.5 cm，则认为存在右心室肥厚。

心得 6　右心室面积变化率

1）右心室面积变化率（right ventricular fractional area change，RVFAC）是评估右心室收缩功能的指标。

2）若RVFAC＜35%，则诊断为右心室收缩功能减低。

3）RVFAC数据的可重复性存在问题。

因右心室无法用辛普森法测量容积，也不能通过二维超声心动图测量右心室EF值。于是使用与右心室EF值相近的右心室面积变化率（RVFAC）。通过心尖四腔切面测量收缩末期与舒张末期的右心室面积，RVFAC=（舒张末期面积－收缩末期面积）/舒张末期面积×100%（图3.8.9）。

关于RVFAC，有报道称其与肺栓塞或心肌梗死后的心力衰竭、猝死、脑卒

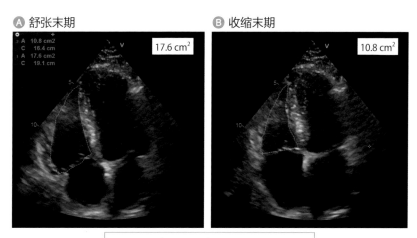

RVFAC=（17.6－10.8）/17.6×100%＝38.6%

图3.8.9　右心室面积变化率（RVFAC）的测量

该病例中，应用了标准心尖四腔切面而不是右心室更明显的切面来测量RVFAC。Ⓐ：舒张末期右心室面积为17.6 cm²。Ⓑ：收缩末期右心室面积为10.8 cm²。RVFAC=（17.6-10.8）/17.6×100%=38.6%

中、死亡率等有关。指南上也推荐将其作为右心室收缩功能的评价指标[1]。35%是RVFAC的正常值低限，RVFAC低于35%则视为右心室收缩功能减低。

计算RVFAC的诀窍

计算RVFAC时需要用到右心室面积，应在右心室更明显（右心室内径最大）的心尖四腔切面上测量。从三尖瓣环开始沿侧壁心内膜边界向心尖部移动，再从室间隔回到瓣环区域。注意不要包绕隔缘肉柱。将右心室内径最大程度地显示出来存在不确定性，RVFAC数据的可重复性存在问题也是该方法的缺点之一。

心得 7 右心室的心肌做功指数

1）心肌做功指数（myocardial performance index，MPI）同样适用于右心室。

2）组织多普勒成像法也可用来测量MPI。

3）若MPI＞0.40（脉冲波多普勒法）或MPI＞0.55（组织多普勒成像法），则说明可能存在右心室功能低下。

心肌做功指数（MPI），又称Tei指数，作为左心室收缩功能和舒张功能整体参考指标被广泛使用。MPI用于评估右心室功能也十分有效，并且操作简单、可信度高，是推荐使用的一种评估方法。MPI的定义：等容收缩时间与等容舒张时间之和除以右心室射血时间。右心室的MPI计算方法如下（图3.8.10Ⓐ）。

①用连续波多普勒计算三尖瓣反流的反流持续时间（T_R）。

②在胸骨旁左心室短轴切面上，通过脉冲波多普勒记录右心室流出道血流，并计算右心室射血时间（ET）。

③MPI=（T_R–ET）/ET。

组织多普勒成像法计算的MPI

上述计算MPI的方法虽然简便，但由于需要使用两张图像，若获得这两张图像时存在心率的偏差，会导致结果不准确。于是便开发出使用组织多普勒成像技术计算MPI的方法。用组织多普勒成像技术，将取样容积放在三尖瓣环侧壁一侧，计算从a'波结束到下一个e'波开始的时间间隔作为三尖瓣关闭–开放时间（tricuspid closure opening time，TCO），将s'波的持续时长作为右心室射血时间（ET），从而通过公

式：MPI=（TCO−ET）/ET求得（**图3.8.10** Ⓑ）。

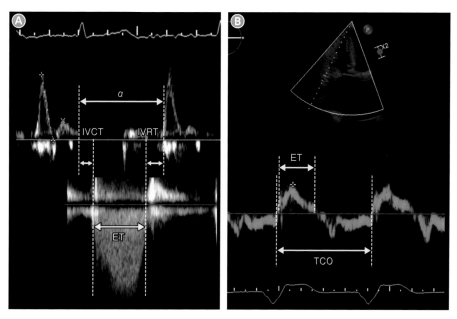

图3.8.10　用脉冲波多普勒法（Ⓐ）与组织多普勒成像法（Ⓑ）计算右心室MPI的方法

　　MPI虽受前、后负荷影响，但可重复性好，且不受右心室复杂形态的影响。**若脉**

冲波多普勒法计算的MPI大于0.4或组织多普勒成像法计算的MPI大于0.55，则被认为

有右心室功能低下的可能。但是，不应仅凭MPI一项数值判断右心室功能是否低下。

　　在第245页**"心得3"**中提到过，比起短轴方向的收缩运动，右心室的收缩运动

更主要的是在长轴方向的收缩运动。超声心动图中右心室长轴方向的运动的评估可

用来评价右心室收缩功能。

心得 **8** 右心室长轴方向运动的评估

1) 右心室功能的评价用评估右心室长轴方向运动的方法效果更佳。

2) 三尖瓣环收缩期位移是评估右心室长轴方向运动的简便指标，若该指标低于17 mm则认定为右心室功能低下。

3) 组织多普勒成像中的s'波速度、长轴应变也可作为参考指标。

三尖瓣环收缩期位移

经常用到的指标是侧壁侧的三尖瓣环向长轴方向的最大位移，即三尖瓣环收缩期位移（tricuspid annular plane systolic excursion，TAPSE）。在心尖四腔切面，将取样线设定为通过三尖瓣环，记录M型超声心动图中瓣环的移动，计算三尖瓣环舒张期位于基底部时的位置与收缩期移动到最靠近心尖处之间的距离（图3.8.11Ⓐ）。若TAPSE<17 mm，则认定为右心室功能低下。此指标虽然对扫查角度和右心室前、后负荷的依赖性较高，但操作简单且可重复性好。

右心室的三尖瓣环收缩期移动速度（s'）

组织多普勒成像法中的s'，也可作为评估长轴方向收缩运动的指标之一。在标准心尖四腔切面中，将组织多普勒的取样容积置于三尖瓣环的侧壁侧，用脉冲波多普勒法测算收缩期三尖瓣环移动的最大速度（指南[1]指出，将右心室三等分后，一般情况下测量的是三尖瓣环，也可测量基底部区域的中央区）。因测量结果受测量角度影响，所以应尽量使三尖瓣环的移动方向与游标测量方向平行，防止增益过大。若出现右心室s'小于10 cm/s的情况，则提示存在右心室功能低下的可能。这种方法是将一个部位的运动的测量结果作为整体功能判断的指标。若出现右心室梗死或肺栓塞（McConnel征）等情况，**有可能出现局部室壁运动异常，则不能够准确反映右心室功能的状态。**

右心室的长轴应变

s'是通过测量一个部位的运动来对右心室整体功能进行评估的，而长轴应变是通过测量更大范围的运动进行评估的。由于室间隔的运动受左心室影响，所以**测算侧壁即可**。与左心室的长轴应变相同，可使用二维斑点追踪技术测量心尖四腔切面的右心室侧壁（三等分）的最大长轴应变，将划分的各部分的数值或选取三等份的数值的平均值作为参考指标（图3.8.11Ⓑ）。

正常值与临界值还没有确定，但可参考**表3.8.2**中引用的指南的数值[1]。

右心室的长轴应变不受测量角度影响，可重复性好，并且不容易受右心室前、后负荷的影响，因此备受关注。该指标对于肺动脉高压的评估、预后预测等也十分有价值，有望成为评价右心室收缩功能的参考指标。

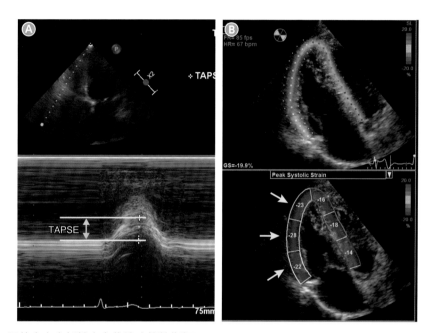

图3.8.11 评估右心室长轴方向收缩功能的指标

Ⓐ：TAPSE是将游标设定为通过侧壁的三尖瓣环，记录M型超声心动图中瓣环的移动距离（双向箭头）。Ⓑ：使用二维斑点追踪技术测量的右心室长轴应变。没有专门应用于右心室的技术，因此使用常用于左心室测量的二维斑点追踪技术进行测量，只需测量六等份侧壁部位中的三等份（黄色箭头）

表3.8.2 二维斑点追踪技术测量的长轴应变（%）

测量部位	正常下限 （95%置信区间）	平均值 （95%置信区间）	正常上限 （95%置信区间）
右心室基底部	18（14～22）	28（25～32）	39（35～43）
右心室中部	20（15～24）	29（29～33）	38（34～43）
右心室心尖部	19（15～22）	29（26～32）	39（36～43）

注：长轴长轴应变值为负值，但此处显示为绝对值。
（引自文献1，Table 5）。

心得 9　右心室舒张功能的评估

1）右心系统的负荷和疾病可导致右心室舒张功能减低。

2）使用与评估左心室时相同的指标来评估右心室的舒张功能。

3）右心室的E/A也被评估为松弛受损型、假性正常化、限制型。

　　除了先天性心脏病，右心室的舒张功能不太受关注，但是右心室梗死等右心室疾病都会使其舒张功能减低。慢性阻塞性肺疾病、缺血性心脏病、心肌疾病等慢性右心室压力负荷、容量负荷过重表现，都会使右心室的舒张功能减低。右心衰竭也有可能受到右心室舒张功能减低的影响，但这一点还不是很明确。

　　应用超声心动图评估右心室舒张功能所选用的指标和评估左心室的指标相同，可使用右心室流入波形的E峰、E/A、E峰减速时间（DT）、左心室等容舒张时间（IVRT），或组织多普勒成像中的e'、E/e'等。右心室流入波形在心尖四腔切面采集，测量区域位于三尖瓣前端。三尖瓣环的e'波只通过侧壁测量。指南推荐在受检者屏住呼吸后，评估5个心动周期并取平均值[1]。存在中度以上三尖瓣关闭不全时，使用右心室道流入速度波形评估右心室舒张功能是不准确的。其他的评估指标：在胸骨左缘主动脉短轴切面，于肺动脉瓣与肺动脉分支的中间部位使用脉冲波多普勒测量舒张末期的肺动脉血流，若前进方向存在血流则暗示存在右心室限制型充盈障碍。

　　指南[1]中利用右心室流入波形和组织多普勒成像对右心室舒张功能的评估，参照左心室的评估，操作方式具体如下。

　　·E/A<0.8：右心室舒张功能减低（impaired relaxation）。

　　·E/A为0.8～2.1，E/e'>6，或者肝静脉血流的舒张期血流速度大于收缩期的：假性正常化。

　　·E/A>2.1且E峰减速时间<120 ms：限制型（restrictive pattern）充盈障碍。

　　·肺动脉舒张末期的前方波形：限制型充盈障碍。

　　右心室的E/A与左心室的E/A变化趋势相同，会随着年龄的增长而出现数值降低。呼气会使E峰升高，E/A随之上升。脉搏过快会使E峰和A峰都升高，由于A峰升高更加显著，E/A数值降低。

心得 **10**　右心室舒张功能的评估

1）右心室容量负荷过重，表现为室间隔受压、平坦化。

2）肺动脉高压分为5类，其中伴有左心系统疾病的第Ⅱ大类较多。

3）右心室压力负荷过重，除了在收缩期出现室间隔受压、平坦化，还常伴有容量负荷变化。

心力衰竭时评估右心系统的目的是，评估右心功能以及右心系统整体承受负荷的情况。虽存在容量负荷与压力负荷之分，但实际上这两种负荷是混在一起的，没有纯粹的容量负荷或压力负荷，但二者的区分有利于理解病情，因此在这里分别阐述。

右心室的容量负荷

容量负荷过重常见于分流性疾病（如左向右分流异常）、三尖瓣关闭不全等的典型病例。随着右心室增大，患者初期的前负荷增加会使右心室收缩运动处于兴奋状态。病情发展过程中，右心室收缩正常化；若病情继续加重则出现右心室收缩功能降低。容量负荷增加会使室间隔被压向左心室方向，呈现平坦化外观。在重度容量负荷增加时，收缩期室间隔同时受到来自左心室的压力，使室间隔被压向右心室方向，从而抵消容量负荷增加对室间隔的压迫，使得室间隔移回中间位置附近。而在舒张期，室间隔受到的压迫和所呈现的平坦化外观，被认为与重度容量负荷增加有关。

右心室的压力负荷

压力负荷过重常见于肺动脉高压、肺动脉瓣狭窄等疾病。急性肺动脉高压常提示肺栓塞。慢性肺动脉高压分为动脉型肺动脉高压（第Ⅰ类）、伴有左心系统疾病的肺动脉高压（第Ⅱ类）、伴有肺部疾病和（或）低氧血症的肺动脉高压（第Ⅲ类）、慢性血栓栓塞性肺动脉高压（第Ⅳ类）以及存在不明机制或由多种因素造成的肺动脉高压（第Ⅴ类）（表3.8.3）[3]。在临床上，伴有左心系统疾病的肺动脉高压的情况最多。因常伴随循环血浆量的增加，故会出现压力负荷过重和容量负荷过重并存的情况。

重度的压力负荷增加会使室间隔受压而变得平坦，并常常能够观察到**左心室**呈**"D"字形**（D-shape）。存在压力负荷的情况下，右心室的压力较高，在收缩期室间隔会受到压迫。在伴有左心系统疾病的第Ⅱ类肺动脉高压中，左心系统在舒张末期压力增大，室间隔受压时的变化会更加复杂。在容量负荷过重的情况下，即便在舒张期，室间隔也会受到压迫，比起在收缩期，室间隔在舒张期能够大概回到正常位置，但第Ⅱ类肺动脉高压受到的压力负荷**不仅会使室间隔在收缩末期受到压迫，还会使其在舒张末期也受到压迫**。

表3.8.3　肺动脉高压的分类

第Ⅰ类: 动脉型肺动脉高压

1）特发性肺动脉高压
    2）遗传性肺动脉高压
    3）药物、毒物诱发的肺动脉高压
    4）伴有各种疾病的肺动脉高压

第Ⅰa类: 肺静脉闭塞症和（或）肺毛细血管瘤
第Ⅰb类: 新生儿迁延性肺动脉高压
第Ⅱ类: 伴有左心系统疾病的肺动脉高压

1）左心室收缩功能不全
    2）左心室舒张功能不全
    3）心脏瓣膜病
    4）先天性或后天性的左心室流入道/流出道闭塞

第Ⅲ类: 伴有肺部疾病和（或）低氧血症的肺动脉高压

1）慢性阻塞性肺疾病
    2）间质性肺病
    3）混合有限制性与阻塞性障碍的肺部疾病
    4）睡眠呼吸障碍
    5）肺泡低通气综合征
    6）长期居于高海拔地区
    7）发育障碍

第Ⅳ类: 慢性血栓栓塞性肺动脉高压
第Ⅴ类: 存在不明机制或由多种因素造成的肺高血压

1）血液疾病
    2）全身性疾病
    3）代谢性疾病
    4）其他

若要根据室间隔受压迫的时间相位鉴别容量负荷和压力负荷，采用M型超声心动图分析是十分有用的方法。但存在左束支传导阻滞等异常时，判断较为困难。

心得 **11** 肺动脉压的推断

1）肺动脉收缩压的测量，会用到三尖瓣反流的最大流速。

2）肺动脉高压的定义为平均肺动脉压大于25 mmHg，不用肺动脉收缩压定义。

3）肺动脉收缩压大于40 mmHg，有可能存在肺动脉高压。

为了评估右心室的压力负荷，对右心室压力的测量是很重要的。根据三尖瓣反流的最大流速（V），使用简易的伯努利公式：$4 \times V^2$+**推断的右心房压（mmHg）**，求得肺动脉收缩压，右心房压可以用下腔静脉的形态及相关测值来推算。三尖瓣反流时的流速（V）受测量角度的影响，因此需要在胸骨左缘主动脉短轴切面、心尖四腔切面等多个**切面测量，采用其中最大的流速**。为避免高估测量结果，要在**包络线清晰、信号强的部分测量**；避免低估时则相反。

在没有肺动脉瓣狭窄、右心室流出道狭窄的情况下，肺动脉收缩压与右心室收缩压一致（这种情况下，肺动脉收缩压=右心室内压）。因此，**若要确认存在肺动脉收缩压升高，则有必要排除右心室流出道狭窄**。

肺动脉高压的定义为平均肺动脉压大于25 mmHg，不用肺动脉收缩压定义。但确诊了肺动脉高压的大多数患者都患有中度以上的三尖瓣关闭不全，测得的肺动脉收缩压超过60 mmHg[4]。因此，由三尖瓣跨瓣压差引起的**肺动脉收缩压大于60 mmHg时**，考虑患者有很大的可能性患有肺动脉高压。一般来说，患者若有呼吸困难的症状，且肺动脉收缩压超过40 mmHg，就可能患有肺动脉高压，需要进行更精细的检查。

存在肺动脉瓣反流（pulmonarg regurgitation，PR）的情况下，肺动脉舒张压用以下公式求得：$4 \times$（PR舒张末期速度）^{2}+**推断的右心房压（mmHg）**，平均肺动脉压可以使用以下公式计算：$1/3 \times$肺动脉收缩压+$2/3 \times$舒张末期压。或者根据PR收缩早期的最大流速，使用简易的伯努利公式的跨瓣压差，用公式：$4 \times$（PR收缩早期最大流速）^{2}+**推断的右心房压（mmHg）**来推断平均肺动脉压。

心得 **12** 肺血管阻力的推断

1）肺血管阻力是右心系统后负荷的评估指标。

2）三尖瓣关闭不全、肺动脉瓣关闭不全时，运用公式：肺血管阻力=V_{TR}/$TVI_{RVOT}\times 10$（wood单位）推断。

3）超声心动图中，若肺血管阻力>3 wood单位，则有患肺动脉高压的可能。

评估右心系统后负荷的指标有肺血管阻力（pulmonary vascular resistance，PVR）。肺动脉压=肺动脉血流量×肺动脉阻力，肺动脉压升高并不代表肺动脉阻力也升高。但通过计算肺血管阻力，能够区分由肺血管系统异常和由肺部疾病引起的肺部血流量增加，从而确定肺动脉高压的原因。肺血管阻力在心脏移植配型方面也有重要的意义，例如，在服用舒张血管的药物之后，肺血管阻力仍超过6 wood单位（480 dynes·cm/s[2]）的肺动脉高压患者，不可进行心脏移植。

通过超声心动图推断PVR

PVR的正确测量需借助右心导管检查进行，也可用超声心动图测量。与欧姆定律一致，**血压=血流量×血管阻力**，因此肺血管阻力计算公式如下。

肺血管阻力=肺动脉压÷肺动脉血流量

超声心动图中，肺动脉压用三尖瓣反流的最大流速（V_{TR}）计算出的肺动脉收缩压代替，血流量用右心室流出道血流代替，使计算更简化（图3.8.12）：

肺血管阻力=V_{TR}/$TVI_{RVOT}\times 10$（wood单位）。

此处V_{TR}的单位是m/s，TVI_{RVOT}是由脉冲波多普勒计算的右心室流出道速度波形的时间速度积分（TVI），单位为cm/s（最初提倡的是将V_{TR}/$TVI_{RVOT}\times 10$后加0.16作为校正，但最近使用了简化的V_{TR}/$TVI_{RVOT}\times 10^{5)}$计算）。

通过超声心动图计算的PVR，正常情况下不超过1.5 wood单位，若PVR超过3 wood单位，则有患肺动脉高血压的可能。另外，若PVR超过8 wood单位，则用上述公式不能准确求得PVR。由上述公式得出的PVR数值很高时，建议用V_{TR}^{2}/TVI_{RVOT}来计算PVR。

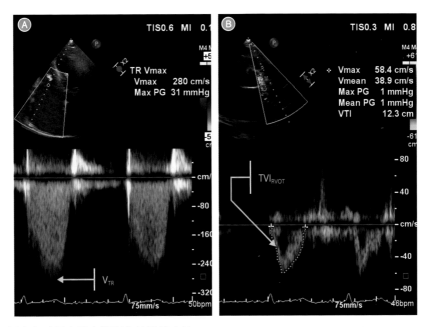

图3.8.12　超声心动图中肺血管阻力的计算方法

在胸骨左缘短轴切面以及心尖四腔切面，用连续波多普勒（Ⓐ）计算出三尖瓣反流的最大流速（V_{TR}，单位为m/s），用脉冲波多普勒（Ⓑ）计算出右心室流出道速度波形的时间速度积分（TVI_{RVOT}，单位为cm），则肺血管阻力= $V_{TR}/TVI_{RVOT} \times 10$（wood单位）

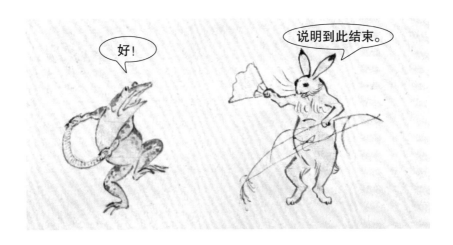

●**参考文献**

1）Rudski LG, et al: J Am Soc Echocardiogr, 23: 685–713, 2010

2）Haddad F, et al: Circulation, 117: 1436–1448, 2008

3）Simonneau G, et al: J Am Coll Cardiol, 62: D34–D41, 2013

4）Hinderliter AL, et al: Am J Cardiol, 91: 1033–1037, 2003

5）Abbas AE, et al: J Am Soc Echocardiogr, 26: 1170–1177, 2013

秘传 9 如何通过超声心动图诊断心力衰竭
急性心力衰竭看这里

到目前为止，读者已经了解了心力衰竭的概念、分类以及其在超声心动图上的收缩功能与舒张功能指标（这些都是用于评估心力衰竭的参数）。从这部分开始，要使用这些内容对心力衰竭进行评估。因此，如何将各个参数联系起来是非常重要的。

心得 1 使用超声心动图评估心力衰竭

1）急性心力衰竭和慢性心力衰竭的检查目的不同。

2）急性心力衰竭的主要目的是以急性期治疗为目标的血流动力学评估。

3）慢性心力衰竭中，详细评估病因也十分重要。

心力衰竭的病因在"**第3章 秘传1 心得6**"中有提到，要区分急性心力衰竭和慢性心力衰竭的病因。急性心力衰竭包括新发心力衰竭与慢性心力衰竭的急性恶化。慢性心力衰竭急性恶化指的是患者病情反复变化导致心功能下降，表现为症状加剧，甚至发展至死亡，这被认为是心力衰竭的自然病程[1]（**图3.9.1**）。因此，急性心力衰竭与慢性心力衰竭是"表与里"的关系，但两者在治疗上有差异，并且进行超声心动图检查的目的也不同。

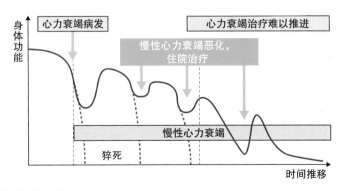

图3.9.1 心力衰竭的自然病程
慢性心力衰竭，反复的急性恶化导致心功能下降，患者症状加剧（根据文献2制成）

急性心力衰竭与慢性心力衰竭的超声心动图

急性心力衰竭中，以改善淤血、稳定血流动力学为目的的紧急治疗十分重要。与急性冠心病患者一样，心力衰竭患者会因住院后治疗延误而导致预后恶化（**图3.9.2**）[3]。因此，该病需要迅速诊断与治疗。急性期的治疗以改善肺部乃至全身的循环动力为目的，因此，比起查明病因，超声心动图更应该优先迅速评估血流动力学状况。

慢性心力衰竭患者的病情不能只根据血流动力学判断。决定心力衰竭患者病情的不止有心脏，还有全身的血管系统、肾、肌肉、交感神经系统以及肾素-血管紧张素-醛固酮系统等，甚至与炎症也有关系。慢性心力衰竭不只是心脏的疾病，更是一种全身性疾病，其病情严重程度并不只取决于心功能。因此，**通过超声心动图评估的只是慢性心力衰竭表现的一部分**。记住有这种局限性，通过超声心动图对疾病的病理生理情况进行详细的分析，明确会影响预后的心功能指标、形态特征，综合上述这些内容才能更全面地评估心力衰竭患者的病情。

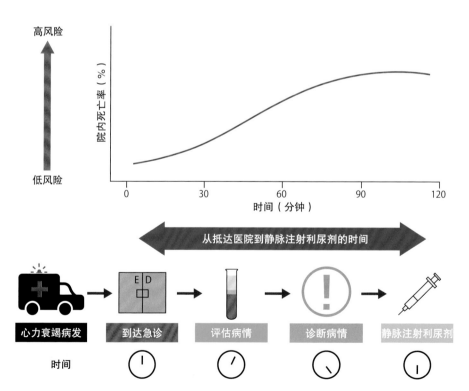

图3.9.2　急性心力衰竭患者从住院到注射利尿剂的时间与院内死亡率的关系
从住院到开始治疗（注射利尿剂）的时间越久，患者院内死亡率越高（引自文献3）

心力衰竭患者的超声检查报告应怎么写

心力衰竭患者的心脏超声检查报告应如何写？只列出计算值及有异常的地方，将最终判断权交给主治医师的做法也可行。但只将各种结果罗列在一起，会使主治医师在不清楚各项结果临床意义的情况下仓促诊断。应将结果与超声检查医师的看法有机地结合并加以分析，完成能够清楚描述心力衰竭病理情况的报告。本章的目标是使读者最终能够完成这样的报告。

心得 2　急性心力衰竭的超声心动图

1）对于急性心力衰竭病例，应在心脏超声检查初期做患者的鉴别分类。

2）肺部超声在判断呼吸困难的原因是否是急性心力衰竭时十分有用。

3）心脏血流动力学对于治疗中把握血流动态十分有用。

4）通过对局部室壁运动的评估确认是否患有ACS。

对于急性心力衰竭，迅速应对很重要，与检查的精度相比，更重要的是不延误治疗。在急性心力衰竭的初期应对中，日本的指南提倡采用简单易懂的流程[1]。

急性心力衰竭的初期应对与超声心动图（表3.9.1）

首先在开始吸氧的同时，用最初10分钟进行患者的鉴别分类。这个阶段重要的是血压，"第3章 秘传2 心得5"中提到过，评估急性心力衰竭临床场景的CS1～CS3，以此为基准开始初期治疗。如果患者处于CS1，则先进行血管扩张疗法，即使用硝酸甘油喷雾。处于CS2的患者也有需要吸入硝酸甘油的情形。

心脏超声检查在下一阶段进行。心电图、胸部X线检查、血液检查等同时进行，综合身体各部位检查的所有结果对病情进行诊断分析。在这个阶段，根据淤血和心输出量减少等症状进行Nohria-Stevenson分级评价，根据此评价决定治疗方案。

表3.9.1　急性心力衰竭患者在住院后应进行的检查与应对措施

项目	住院后的时间推移	评估与分类	评估内容
患者的鉴别分类	10分钟内	临床场景分类	是否四肢发冷、血压、心率、呼吸频率、血氧饱和度、体温、心电图
迅速评估	接下来的60分钟内（11～70分钟）	Nohria-Stevenson分级	是否有淤血、末梢血流灌注指数、血液检查（BNP/NT-proBNP）、12导联心电图、超声心动图、肺部超声、胸部X线检查或胸部CT检查
二次评估	接下来的60分钟内	二次评估心力衰竭病情及治疗效果，诊断基础心脏疾病，特殊症状治疗	是否四肢发冷、血压、心率、呼吸频率、血氧饱和度、体温是否有淤血、末梢血流灌注指数、评估Nohria-Stevenson分级、根据需要再次进行心脏超声检查和心电图检查

（基于文献1制作而成）。

大约需要60分钟进行诊断与治疗，在下一阶段会对检查结果进行二次评估，必要时再次进行心脏超声检查。心脏超声检查在短时间内捕捉到的变化是有限的，只能进行最初阶段的检查，不能进行的更精准的检查，可以用于评估肺动脉压和下腔静脉循环血量等在短时间内容易发生变化的指标。循环血浆量可以通过尿量推断，其他的血液循环动态也可以通过身体各个部位的变化推测，所以如果评估结果和最初阶段的结果相同，再次进行心脏超声检查的必要性就不高了。

急性期超声心动图应观察什么

急性期的超声心动图应该观察哪些要点呢？指南[1]建议根据患者的状态，优先评估左心室功能和左心室充盈压等指标，但没有给出特别具体的检查项目。心脏超声检查是为了确定治疗方案而进行的检查，因此**不应将各项指标分开来看，而应考虑各项指标的关联性，对整体状况进行综合评估**。

单从下腔静脉内径判断，静脉注射利尿剂有可能导致血压降低。在测量下腔静脉内径的同时，也要测算左心室容积和心输出量，考虑这些项目之间的联系再进行治疗会避免患者的血流动力学状况恶化。心脏血流动力学的基础知识在将各个指标进行关联方面是十分有用的，特别是急性期血流的动态变化，大多可以用心脏血流动力学解释说明。在慢性心力衰竭中，虽然心脏血流动力学也很重要，但其病情与神经体液因子、向血管外移动的体液等的关系也很大，而且预后仅凭血流动力学是无法准确预测的。

另外，在急救阶段，多数患者还处于"有患心力衰竭的可能性"阶段，不一定就是心力衰竭。例如，在早期阶段，可能不清楚呼吸困难是否是由心力衰竭引起的。这种情况下，可以**通过肺部超声检查确认是否有肺淤血**，指南[1]推荐，可通过肺部超声是否有B线来诊断肺淤血。虽然不是所有的患者都需要进行肺部超声检查，但肺部超声检查也是急性期检查中需要重视的一个项目，该内容在**"第3章 秘传12 心得1"**中会做解释说明。

指南中指出，如果心力衰竭的原因是ACS，则应尽快实施再灌注手术，其治疗流程与其他原因导致者不同。根据心电图等不能明确诊断ACS时，**超声心动图中出现的局部室壁运动异常可作为判断存在心肌缺血可能性的重要工具（第2章 秘传5 心得1）**。因此，为诊断ACS，最好将局部室壁运动的评估加到初期评估中。

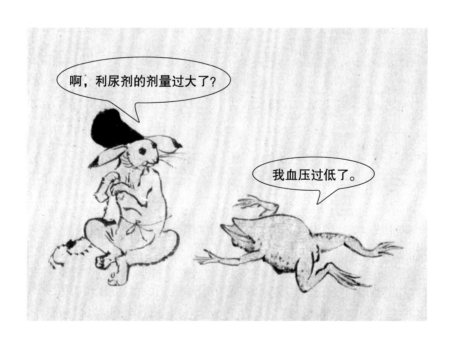

心得 **3** 确定是否需急性心力衰竭治疗的评估项目

1）急性心力衰竭的治疗方案是决定如何使用利尿剂、血管扩张药、强心剂。

2）根据超声心动图的指标来评估血流动力学，决定使用哪种药物。

3）若有可能，临床上应对急性心力衰竭进行定量评估。

治疗急性心力衰竭的一大原则

急性心力衰竭时进行超声心动图检查的目的，不仅仅是评估病情，还要确定治疗方案。如前所述，心力衰竭是指以心输出量减少和淤血为主的疾病，所以治疗的目的是增加心输出量、消除肺等器官的淤血。为此，心力衰竭的治疗中最基本的是：①利尿剂，②血管扩张药，③强心剂（必要时需使用IABP、PCPS、Impella等体外辅助循环装置和人工透析）。从心脏力学的观点来看，**利尿剂可减轻心脏的前负荷，血管扩张药可减轻心脏前、后负荷，强心剂可改善心肌收缩力。**

急性心力衰竭的治疗与超声心动图检查

超声心动图检查的目的是**利用心内压和心脏收缩功能的指标，决定如何使用药物**。但是，不能单纯地因为下腔静脉扩张就使用利尿剂，也不能单纯地因为左心室收缩功能减低就判断应使用强心剂。由于超声心动图无法测量循环阻力，有必要在状态不明时对心脏后负荷情况进行判断。另外，儿茶酚胺等强心剂也有可能提高心率、增加心肌耗氧量、引起心律失常、使长期预后不良，所以不太建议使用。确定能否不使用强心剂、判断主要使用血管扩张剂和利尿剂中的哪一种也很重要。不能仅通过超声心动图做出判断，还需要综合血压、心率等生理指标和CS分类、Nohria-Stevenson分级等判断，如果有超声心动图的信息，可以更准确地确定治疗方案。届时，心脏血流动力学将是一个非常有效的指标。

第3章的"秘传10"和"秘传11"对决定急性心力衰竭的治疗方案所必需的心脏血流动力学的基础内容进行了简单的说明。另外，急性心力衰竭不能通过超声心动图进行定量评估，心脏收缩功能也只能进行"正常""轻度降低""明显降低"等定性评估，有时也没有时间测量与心内压相关的指标。**定量指标对血流动力学的评估非常重要**，如果病情允许，即使是急性心力衰竭也最好进行定量评价。

心得 **4**　评估急性心力衰竭所需的心脏血流动力学知识

1）需要Frank–Starling定律以及心室压力–容积曲线（P–V环）的基本知识。

2）有时不能正确理解Frank–Starling定律。

3）要熟练使用P–V环，不拘泥于Emax。

急性心力衰竭和心脏力学

为了确定急性心力衰竭的治疗方案，有必要正确评估心脏血流动力学，考虑心力衰竭为什么恶化、现在是怎样的状态、怎样治疗才能恢复稳定的血流状态。为了解读血流动力学，需要了解心脏血流动力学的基本知识，如Frank-Starling定律和心室压力–容积曲线（P–V环）。

说到心脏血流动力学，可能有读者认为它很难。有些指标在日常临床工作中不使用（代表例子是Emax），确实可能很难理解。但是，为了评估急性心力衰竭的血流动力学，只要理解最基础的内容就足够了。下面将对最基础的内容进行说明。

Frank-Starling定律广为人知，在日常诊疗中也经常被使用，但也存在理解不正确的情况。在**"第3章 秘传10"**中，将回顾Frank-Starling定律，以确保该定律没有被误解。P–V环虽然广为人知，但很少被使用，似乎也有人无法正确使用。只强调Emax的重要性也是它让人讨厌的理由之一。从Emax的概念"评估不依赖于前、后负荷的收缩功能的指标"上看，该指标应是很重要的，但是这类临床上无法测量的指标能有多大的价值呢？

本章最重要的议题：P–V环为什么在急性心力衰竭中非常重要呢？**"第3章 秘传11"**将讲述如何在急性心力衰竭的临床工作中使用P–V环。

●参考文献

1）日本循環器学会/日本心不全学会合同ガイドライン：急性・慢性心不全診療ガイドライン（2017年改訂版），2018［http://www.j-circ.or.jp/guideline/pdf/JCS2017_tsutsui_h.pdf（アクセス：2019年2月）］

2）厚生労働省　脳卒中、心臓病その他の循環器病に係る診療提供体制の在り方に関する検討会：脳卒中、心臓病その他の循環器病に係る診療提供体制の在り方について，2017［https://www.mhlw.go.jp/file/05-Shingikai-10901000-
Kenkoukyoku-Soumuka/0000173149.pdf（アクセス：2019年2月）］

3）Matsue Y, et al：J Am Coll Cardiol, 69：3042–3051, 2017

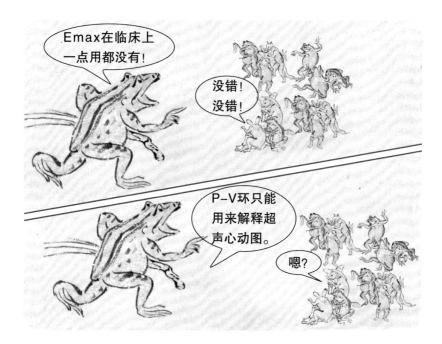

服务于超声心动图的Frank-Starling定律
过于古老？但对于心力衰竭的诊断是非常重要的

Frank-Starling 定律是 100 多年前确立的循环系统的基本法则。虽然它是古老的学说，但在今天的心力衰竭的诊断、治疗方面仍是必须理解的概念。

虽然该定律在超声心动图诊断心力衰竭方面也很重要，但存在不少被误解的情况。现在来重新审视 Frank-Starling 定律。

心得 1　Frank-Starling 定律

1）基本原理是左心室舒张末期容积越大，每搏输出量越大。

2）将横轴作为右心房压（≈左心房压）也没有错，但是在左心室舒张末期容积不会增加的患者中，容易产生误判。

3）不能滥用"降支"的概念。

众所周知，Frank-Starling定律是指"收缩开始时（=舒张末期）的左心室容积越大，每搏输出量就越大"。

Frank-Starling定律及其生理意义

Frank-Starling定律是解释左心室收缩能力的基本机制，它基于构成左心室的心肌在收缩开始时的初长度越长，产生的收缩力越强（图3.10.1Ⓐ）。可以认为，肌肉长度和张力的这种关系不局限于心肌，在其他肌肉中一般也是成立的，一般认为这与心肌发力后具有的对钙敏感的性质有关。即使是同样类型的肌肉细胞，骨骼肌的伸展也会受到骨的限制，表现为通常状态下能产生最合适的张力的肌肉长度。心肌在稳定状态下的长度比其产生最大张力时短，根据需要可以使收缩力亢进。如果将各个心肌的性质应用到整个左心室，就是"左心室收缩开始时（=舒张末期）的容积越大，每搏输出量就越大"的Frank-Starling定律（图3.10.1Ⓑ）。

Frank-Starling定律成立，即使回心血量增加，心室也可以通过扩大内径、增加每搏输出量来应对（图3.10.2）。

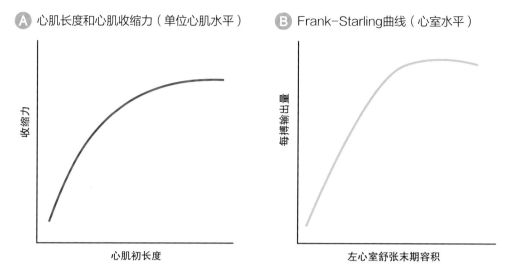

Ⓐ 心肌长度和心肌收缩力（单位心肌水平）   Ⓑ Frank-Starling曲线（心室水平）

收缩力

心肌初长度

每搏输出量

左心室舒张末期容积

图3.10.1　心肌收缩力与Frank-Starling定律

Ⓐ：单位心肌在收缩前伸展得越长，收缩时产生的张力就越大。Ⓑ：左心室收缩开始时（=舒张末期）容积越大，每搏输出量越大

　　回心血量增加指流入左心室的血液量增加，因此左心室舒张末期容积增加。图3.10.2中显示回心血量的蓝线右移时，与Frank-Starling定律曲线的交点就会移动到更高的位置。该交点为每搏输出量，因此，可以说明回心血量增加后，每搏输出量也会增加。

前负荷代表什么？

　　Frank-Starling定律的横轴是左心室舒张末期容积，纵轴是每搏输出量。前负荷本来由"收缩开始时的心肌初长度"决定，但是由于该长度不能实测，因此将左心室舒张末期容积作为前负荷。

　　但是，斯塔林（Starling）使用开胸犬进行实验时，很难控制左心室容积，只能通过调节流向右心系统的血液容器的高度来改变右心房的血液灌注量。因此，有时Frank-Starling定律的横轴为右心房压（≈左心房压），故右心房压和左心房压也被称为"前负荷"。

　　如果横轴为右心房压，Frank-Starling定律就可表达为"右心房压越大，每搏输出量就越大"。虽然没错，但也容易引起误解。这在增加回心血量时左心室内径可以扩大的前提下才是正确的。但是，在限制性心肌病等情况下，即使通过大量补液增加右心房压，左心室舒张容积也不会变大，则每搏输出量也不会增加（增加的循环血量会积存在静脉系统中）。此时，可总结为"即使右心房压上升，每搏输出量

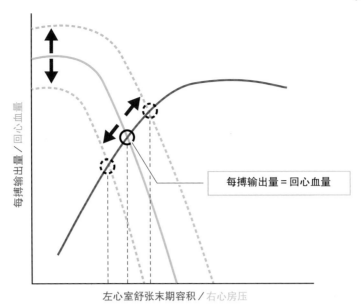

每搏输出量 = 回心血量

图3.10.2　Frank-Starling定律和回心血量
红线表示显示左心室舒张末期容积和每搏输出量的Frank-Starling定律曲线，蓝线表示回心血量的变化。二者的交点决定左心室舒张末期容积和每搏输出量。回心血量增加时，交点向右上方移动，左心室舒张末期容积和每搏输出量增加；回心血量减少时，交点向左下方移动，左心室舒张末期容积和回心血量减少

也不会增加"，所以Frank-Starling定律在这种情况下并不成立。

　　在Frank-Starling定律曲线向右移动时，存在心输出量减少的"降支"。虽然在实验中也发现存在"降支"，但是在临床上，"降支"的概念有可能被滥用。从限制性心肌病的例子中可以看出，**即使循环血量增加，如果与之对应的左心室容积没有扩大，即使没有"降支"，心输出量也不会增加。**淤血状态下的急性心力衰竭导致血压不上升，不一定是进入了Frank-Starling定律曲线的"降支"，也可能是因为没有出现与循环血量的增加相对应的左心室增大，这可能是心输出量不增加的根本原因。

　　（"前负荷"这个词来源于骨骼肌中关于肌肉长度和张力关系的非常古老的实验。当时很难调节分离出来的骨骼肌的长度，就通过收缩前在肌肉上加重物来调节其长度，所以有了"前负荷"这种说法。这种陈旧的说法导致了概念的混乱。）

心得 2   Frank-Starling 定律的临床应用

1）在临床超声心动图中考虑Frank-Starling定律时，大多认为横轴为右心房压（≈左心房压）。

2）补液、利尿引起的血压变化是以Frank-Starling定律为基础的。

3）HFpEF患者禁止给予长效硝酸酯类药物。

用超声心动图观察Frank-Starling定律

如本章"**秘传10 心得1**"所述，Frank-Starling定律的横轴是左心室舒张末期容积，用右心房压等代替更简便。因为，超声心动图中难以检测左心室容积的轻度变化。在超声心动图中，将横轴考虑为右心房压或左心房压（左心室舒张末期压）更容易理解。在临床中，也有很多种情况会根据下腔静脉情况估测右心房压，将下腔静脉内径的扩大、缩小作为前负荷的变化。如果是用于在临床上大致考虑前负荷的变化，那也可以。但是，在心包填塞等阻碍静脉血回流入右心系统，以及在肺栓塞等情况下，下腔静脉扩张对左心系统来说并不意味着前负荷增加。

补液、利尿的效果与Frank-Starling定律

Frank-Starling定律最容易理解的例子是利尿和补液引起的循环血量的变化对心输出量或者血压的影响。补液导致表示每搏输出量或血压的交点沿Frank-Starling定律曲线向右移动，利尿导致循环血量减少时，交点向左移动，血压发生变动（图3.10.3）。

利尿导致血压下降的情况与Frank-Starling定律曲线的形状有关。交点在比较靠右的位置时，即使其位置稍微向左移动，每搏输出量的减少也是轻度的，若进一步向左移动，则即使前负荷只发生微小变化也会导致每搏输出量大幅减少（图3.10.3，**点A**）。对于循环血量少、接近脱水状态（图3.10.3，**点B**）的患者，如果使用利尿剂，每搏输出量就会大大减少，所以需要注意这一点。

慢性心力衰竭时，即使患者有肺淤血和水肿等，水分也会向组织（第三间隙）移动，**血管内循环血浆量不一定过剩**。在这种状态下使用利尿剂会引起低心排血量综合征和血压下降。口服利尿剂时，随着血管内循环血浆量的降低，水分从第三间隙向血管内移动，因此很多情况下血压得以维持。但在静脉注射利尿剂时，水分的移动慢于循环血浆量的降低，故血压会突然降低。使用口服药即使没有引起明显的

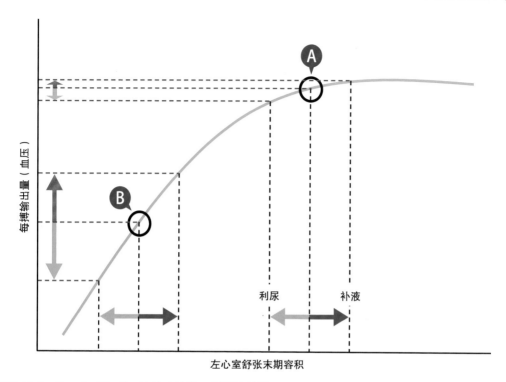

图3.10.3　Frank-Starling定律中补液、利尿的效果

在Frank-Starling定律曲线左侧的点B处，与在右侧的点A处相比，由相同的左心室容积的变化引起的每搏输出量的变化较大。在血管阻力不变的情况下，心输出量的变化与血压的变化一致

血压下降，也有可能出现由心输出量减少引起脏器损伤的情况。利尿剂引起的急性肾损伤，也与心输出量减少引起的肾血流量下降有关。在静脉注射利尿剂之前，用超声心动图评估下腔静脉的情况可以避免这种损伤。

硝酸酯类静脉扩张剂，可增加静脉系统中的血池容量，和利尿剂一样，也能降低前负荷，但它比利尿剂见效快。在CS1、CS2的急性心力衰竭中，为了控制血压应该首先使用此类药物。这种药物也有扩张动脉的效果，可以稍微降低后负荷，但效果不是很明显。和利尿剂一样，在循环血浆量少的状态下使用时，会导致血压过度降低。另外，如本章**"秘传10　心得5"**等所述，HFpEF患者，由于前负荷降低，也有可能出现低心排血量综合征。长效硝酸酯类药物的使用，会降低心肌活性，导致预后不良，在指南中已被列为禁忌。

反流性瓣膜疾病和Frank-Starling定律

Frank-Starling定律也与反流性瓣膜疾病，如二尖瓣反流和主动脉瓣反流有关。在二尖瓣反流中，回心血量加上反流到左心房的血液，使流入左心室的血液量相应增加，左心室舒张末期容积增加，心输出量增加（**图**3.10.4）。

如果重度二尖瓣反流持续存在，会产生心肌功能障碍，左心室收缩功能减低。但由于左心室扩张导致心输出量增加，左心室收缩能力被高估。在重度二尖瓣反流的情况下，左心室射血分数在60%以下［和（或）左心室收缩末期内径为40 mm］者需要手术治疗，这是因为收缩能力被高估了，即使左心室射血分数达到60%，收缩能力也会降低。

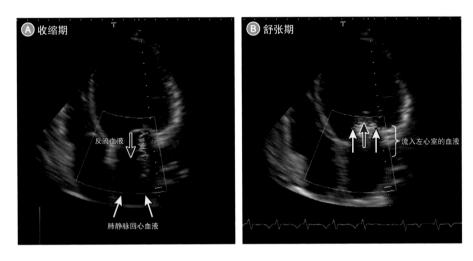

图3.10.4　二尖瓣反流中前负荷增加
从右心到左心的循环血液和反流到左心房的血液在下一个心动周期流入左心室，因此左心室的前负荷增加

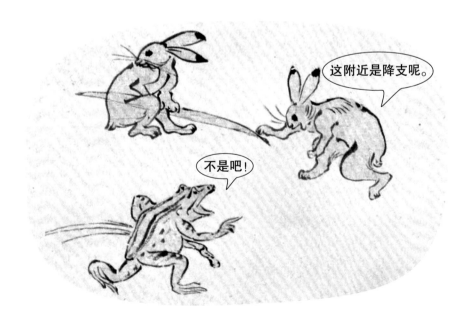

心得 3 休克和 Frank-Starling 定律①

1）对于休克患者，用超声心动图首先观察其下腔静脉情况。

2）对于循环血量减少的休克患者，即使左心室射血分数上升，心输出量也会减少。

3）对于血流分布不均衡性休克患者，下腔静脉有时会保持内径正常。

休克的分类

休克一般被认为是血压急剧下降的状态，准确地说，是指因机体遭受创伤或类似反应，使得血液循环无法满足全身主要脏器的氧气需求的状态。其血压波动与Frank-Starling定律有关。

休克按照其形成原因可分为以下几类（表3.10.1）。

（1）低血容量性休克（原因为出血、脱水、腹膜炎、烫伤等）。

（2）血液分布不均性休克（原因为过敏、脊髓损伤、败血症等）。

（3）心源性休克（原因为心肌梗死、瓣膜疾病、重度心律失常、心肌病、心肌炎等）。

（4）心外梗阻性休克（原因为肺栓塞、心包填塞、张力性气胸等）。

超声心动图不仅在左心室收缩功能减低引起的心源性休克的诊断、鉴别中是必须的，在其他休克的鉴别及病情评估中也是必须的。

低血容量性休克

低血容量性休克的原因除了出血，还有烧伤和肠梗阻导致血液以外的体液大量丢失。由于循环血量降低（=前负荷的降低），根据Frank-Starling定律，心输出量减少，血压降低。通过紧急补液，Frank-Starling定律曲线向右方移动，心输出量增加，血压上升。

在休克患者的超声心动图检查中，首先要确认下腔静脉的情况，如果下腔静脉内径缩小、灌注不足，提示循环血量降低，同时也会发现右心室和左、右心房缩小。

需要注意的是，Frank-Starling定律曲线的纵轴是每搏输出量，而不是左心室的收缩能力。

在低血容量性休克中，存在心动过速的同时，左心室呈现收缩亢进，左心室EF值也会升高。陈旧性心肌梗死等的正常心肌区域也呈过度收缩状态。但是，左心室腔变小，心输出量减少。即使左心室EF值升高（或收缩能力亢进），但若显示血压的点在Frank-Starling定律曲线上向左移动，心输出量就会减少，血压就会降低。

另外，即使是低血容量性休克以外的休克，循环血量也会降低，下腔静脉内径的缩小不是循环血量减少的休克独有的。但是，考虑到Frank-Starling定律，无论哪一个原因，针对循环血量的降低都应该快速、大量补液，但在休克中**首先应评估下腔静脉情况，只要其没有扩张，那进行充分的补液就是必要的。**

表3.10.1　休克的分类和特征

分类	主要机制	超声心动图结果	原因疾病
低血容量性休克	循环血浆量急速降低	下腔静脉内径缩小、灌注不足，左心室过度收缩	出血，如外伤出血、消化道出血、异位妊娠出血等；脱水，腹膜炎，烫伤，急性胰腺炎，肠梗阻等
血流分布不均性休克	末梢血管过度扩张	下腔静脉内径保持正常，左心室过度收缩	过敏、脊髓损伤、败血症、肾上腺分泌异常、血管迷走神经反射等
心源性休克	心脏疾病引起的心输出量减少	左心室收缩功能减低、重度瓣膜反流等的表现	心肌梗死、瓣膜疾病、心肌病、心肌炎、重度心律失常等
心外梗阻性休克	血流的主要通道受阻，导致心输出量减少	肺栓塞、心包填塞的表现	肺栓塞、主动脉夹层、心包填塞、缩窄性心包炎、张力性气胸等

血流分布不均性休克

血流分布不均性休克是由败血症和过敏性反应等导致末梢血管过度扩张时，即使循环血量不变，产生血管张力所需的血容量也相对不足所致。

其原因是后负荷降低，仅靠Frank-Starling定律是难以理解后负荷对心脏的影响的。超声心动图显示，在心动过速的同时，**左心室呈现收缩亢进状态，**但由于相对的循环血量不足，所以即使中心静脉压降低，**下腔静脉内径和左心房内径在很多情况下也保持不变。**即使下腔静脉没有扩张，根据Frank-Starling定律，补液会增加心输出量，因此必须进行快速补液。然而，在大多数情况下，只补液是不够的，还需要应用儿茶酚胺升压。

心得 4　休克和 Frank-Starling 定律②

1）进展迅速的情况下，少量心包积液也会导致休克。

2）心包填塞时，流入心室的血液的呼吸性变异增大。

3）肺栓塞时，肺循环障碍引起的左心室前负荷降低会导致休克。

心外梗阻性休克的原因是存在心脏外的疾病，血液搏出和心室的扩张受阻，但一部分患者可以用Frank-Starling定律来解释血压降低。

心包填塞

心包积液引起的心包填塞，是由于向右心系统的回心血量减少所引起的心脏前负荷降低，以及由舒张限制引起的左心室舒张末期容积减小这两方面因素，共同造成的明显的心输出量下降。

在超声心动图中，在出现**心包积液**的同时，会出现**右心系统的受压、下腔静脉的扩张，以及呼吸性变异的降低、消失**。在这种情况下，下腔静脉的扩张是因为血液不能回流到右心系统，并不意味着前负荷的增加。

慢性心包积液的患者，由于心外膜是缓慢扩张的，不会导致心包填塞。与此相对，在心脏破裂等引起的快速心包积液患者中，即使积液量不多，也会导致心包填塞。在超声心动图中，不能因为心包积液不多而否定心包填塞，特别是在心肌梗死的心破裂中，必须要注意即使只有少量的积液，患者也可能陷入休克。

右心系统的受压意味着心包腔内的压力超过右心系统的压力，右心房在收缩期出现塌陷，右心室在舒张期出现塌陷。**右心房比右心室更容易出现塌陷**，前者可以更早地提示心包填塞的可能，但其在未达到心包填塞的阶段也会出现。**在右心室也塌陷的情况下，发生心包填塞的可能性变高**（图3.10.5）。

虽然与Frank-Starling定律无关，心包填塞的超声心动图的特征是左心室、右心室流入血流的呼吸性变异增大。即使在生理条件下，吸气时胸腔内压（负压）降低，右心系统中来自静脉的回流血液增加；相反，呼气时回心血量减少（图3.10.6）。存在心包填塞时，呼气时除了胸腔内压，心腔内的压力也上升，**呼气时右心室流入血量减少得更加显著，降幅在30%以上**。由于右心室内压的上升，室间隔被压向左心室侧，吸气时左心室流入血量进一步减少，降幅在25%以上（图

3.10.7）。

通过以较慢的扫描速度记录右心室、左心室流入血流的波形，可以确认血液的呼吸性变异。但是，对于休克患者，无法观察其呼吸性变异，多数是根据心包积液

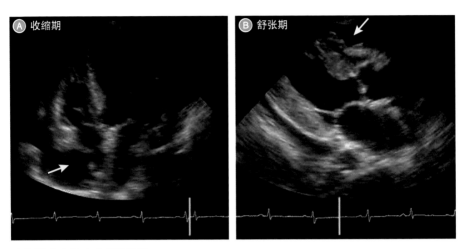

图3.10.5　心包填塞中的右心系统塌陷
在心包填塞中，右心房塌陷（箭头）在收缩期（Ⓐ）出现，右心室塌陷（箭头）在舒张期（Ⓑ）出现。右心房的塌陷更早地提示了心包填塞的可能性，但在没有达到心包填塞的阶段也有可能出现。在发现右心室塌陷的情况下，心包填塞的可能性很高

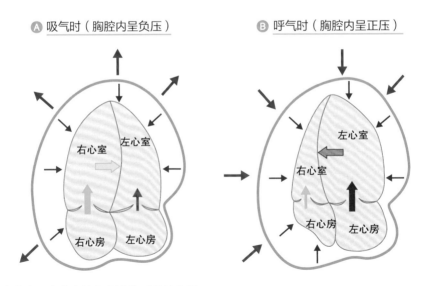

图3.10.6　左心室、右心室流入血流的呼吸性变异
Ⓐ：吸气时，由于胸腔内呈负压，静脉系统的回心血量增加，右心室流入血流增加。Ⓑ：呼气时，由于胸腔内呈正压，回心血量减少，从肺循环系统流向左心房的血流增加，因此左心室流入血流增加。在心包填塞中，由于还多了心腔内压上升，呼吸性变异变得更加明显

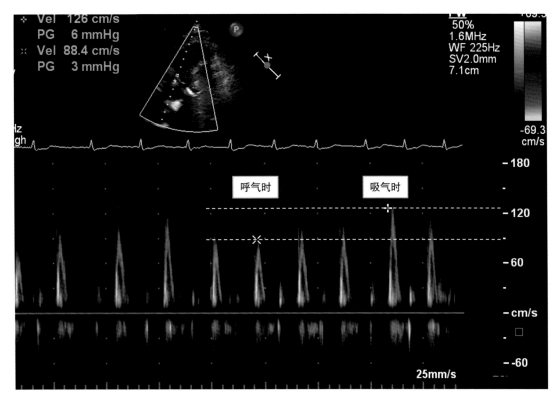

图3.10.7　心包填塞患者中右心室流入波形的呼吸性变异

心包填塞病例呼气时右心室流入血量下降30%以上

情况和临床症状来诊断心包填塞。

肺栓塞

　　肺栓塞导致的休克发生在肺动脉大面积栓塞的情况下。由于肺循环系统的功能障碍，从右心系统到左心系统的血液回流受到阻碍，因此，左心系统前负荷会降低，心输出量减少，从而导致休克。在超声心动图中，诊断为右心室扩张，出现重度三尖瓣反流，但其诊断应用CTA比较可信。关于肺栓塞的超声心动图，请参照"第2章　秘传8 心得4"。

心得 **5** Frank-Starling 定律与心脏收缩功能

1）心脏收缩功能障碍时，以左心室扩张作为代偿的效率低。

2）在心脏收缩功能障碍患者中，很多情况下利尿引起的血压下降比在
正常患者中引起的血压下降程度轻。

3）在HFpEF患者中，可见由利尿引起的血压明显下降的病例。

Frank-Starling定律曲线在血流动力学评估中重要的原因之一是，**其斜率随心脏
收缩功能变化而变化**。心脏收缩功能减低时，Frank-Starling定律曲线的斜率变小，
儿茶酚胺等强心剂则会使曲线斜率变大（图3.10.8Ⓐ）。即使是收缩功能减低的心
力衰竭患者，儿茶酚胺也能改变其曲线的斜率（图3.10.8Ⓑ）。这种变化与心力衰
竭的血流动力学有关。

心脏收缩功能障碍中的Frank-Starling定律曲线

心脏收缩功能障碍时，如扩张型心肌病和缺血性心肌病，往往伴有左心室容积
增大。根据Frank-Starling定律，左心室舒张期容积增大，心输出量增加，因此可以
说这是对收缩功能减低的恰当的代偿反应。但是，由于Frank-Starling定律曲线的斜
率较小，因此，这种情况下左心室舒张期容积增大引起的心输出量的增加效果比在

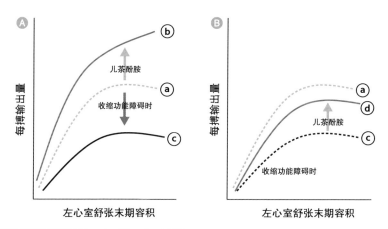

图3.10.8 收缩功能的变化与Frank-Starling定律

Ⓐ：通过向正常心脏ⓐ使用儿茶酚胺，提高其心肌收缩性，Frank-Starling定律曲线向上方的ⓑ移动。而在收缩功能障碍的患者中，曲线则向下方的ⓒ移动。Ⓑ：对于心脏收缩功能障碍时的曲线ⓒ，给予儿茶酚胺可以将Frank-Starling定律曲线改善至曲线ⓓ

正常心脏中的效果要小。左心室容积的增大会引起左心室壁应力增加，导致心内膜缺血和心肌收缩所需的能耗增加，进一步损害心肌。

Frank-Starling定律曲线的变化对于理解HFrEF患者的血流动力学是很重要的。举个例子，看看使用利尿剂时Frank-Starling定律曲线的变化。利尿剂可以减轻心脏前负荷，减少心输出量，降低血压。但是，由于心脏收缩功能减低的患者的Frank-Starling定律曲线的斜率较小，所以即使前负荷降低，心输出量的减少幅度也比正常人的小，血压也是轻微下降（图3.10.9Ⓐ）。由于有这样的机制，故在HFrEF病例中，对于淤血，可以比较放心地使用利尿剂。但是，如果在Frank-Starling定律曲线左侧的前负荷低的状态下使用利尿剂，患者就会陷入低心输出量状态。静脉注射利尿剂时，最好先用超声心动图确认下腔静脉内径是否正常。

HFpEF中的Frank-Starling定律曲线

通过应变分析等证实，与正常心脏相比，HFpEF患者心脏长轴方向的收缩能力有所下降，但与HFrEF患者相比，其收缩能力下降程度较轻。HFpEF患者的心脏多伴有左心室肥大，左心室舒张末期容积也比正常患者的小。因此，代表左心室的内容大多位于Frank-Starling定律曲线的左侧，利尿引起的心输出量减少的幅度变大（图3.10.9Ⓑ），血压容易下降正是HFpEF治疗困难的原因之一。

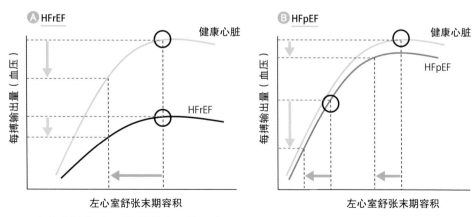

图3.10.9　心力衰竭中利尿对每搏输出量的影响

Ⓐ：在HFrEF中，由于其Frank-Starling定律曲线比健康心脏的平缓，所以利尿剂导致前负荷降低时的每搏输出量（或血压）的减少很轻微。Ⓑ：在HFpEF中，虽然心脏收缩能力保持较好，但左心室尺寸很小，位于Frank-Starling定律曲线的左侧。同样，如果降低前负荷，每搏输出量的减少就会比在健康心脏中的明显

心得 **6** 用 Frank-Starling 定律进行 Forrester 分级

1）Forrester Ⅱ 型的治疗方案是减轻前负荷。

2）Forrester Ⅲ 型的治疗中，补液是基本的，但是在心脏收缩功能障碍时，心输出量的增加也有可能不充分。

3）Forrester Ⅳ 型不一定处于Frank-Starling定律曲线的降支，与利尿剂相比，更建议使用强心剂。

在评估心力衰竭患者的病情时，与Frank-Starling定律相关的是本章"**秘传2 心得3**"中所述的Forrester分级。Forrester分级是用肺毛细血管楔压（pulmonary capillary wedge pressure，PCWP）和心脏指数（cardiac index，CI）对血流动力学进行评估，但PCWP与左心房压基本相近，可以显示左心室的前负荷。

基于Forrester分级的治疗方案（图3.10.10）

Forrester Ⅰ 型[PCWP<18 mmHg，CI≥2.2 L/（min·m^2）]是通过适当的前负荷，保持充分的心输出量的状态。Forrester Ⅱ 型[PCWP≥18 mmHg，CI≥2.2 L/（min·m^2）]中，心输出量保持，但PCWP处于能引起肺淤血的高值。因为心输出量有富余，**所以可以通过利尿谋求PCWP的降低**。但是，由于利尿引起的前负荷的降低，会使心输出量减少，因此有引发Forrester Ⅲ 型和Ⅳ型的低心排血量综合征的风险。硝酸酯类药物可以有效降低前负荷。

Forrester Ⅲ 型[PCWP<18 mmHg，CI<2.2 L/（min·m^2）]中，前负荷低、心输出量低的状态，治疗方案是以**补液增加前负荷**为目标。但是，心力衰竭患者，由于Frank-Starling定律曲线的斜率较小，即使增加前负荷也无法使心输出量充分增加，甚至有引发Forrester Ⅳ 型的风险。

Forrester Ⅳ型[PCWP≥18 mmHg，CI<2.2 L/（min·m^2）]中，即使前负荷高也得不到足够的心输出量。有发生在Frank-Starling定律曲线降支的情况，但不一定仅此而已。基本上心肌收缩能力很低，即使加上前负荷也无法使心输出量增加，因此需要通过强心剂来改善心肌收缩能力。PCWP的高值会产生肺淤血，因此医学界也对应用利尿降低PCWP的问题进行了研究。如果只考虑PCWP，不用强心剂只用利尿剂，心输出量有进一步减少的风险。如果处于Frank-Starling定律曲线的降支，利尿有可能增加心输出量，但是在治疗前很难知道是否真的处于曲线降支。

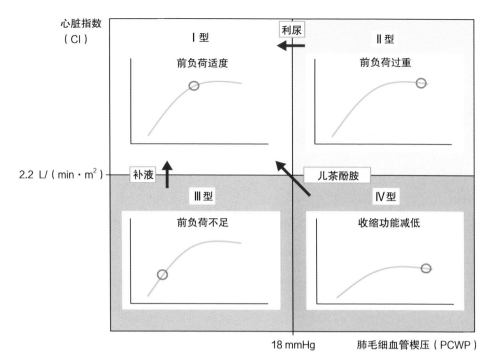

图3.10.10 从Frank-Starling曲线看Forrester分级

在Forrester Ⅱ型中，收缩功能的减低可以用增加前负荷来改善，由于前负荷过剩，所以进行利尿。在Forrester Ⅲ型中，由于前负荷不足而得不到充足的心输出量，所以进行补液。在Forrester Ⅳ型中，即使在较高的前负荷下也不能弥补收缩功能的减低，因此需要应用儿茶酚胺（±利尿剂）

从超声心动图看Forrester分级

Forrester分级对于决定治疗方案很实用，但需要通过Swan-Ganz导管进行侵入性测量。

在临床上，Nohria-Stevenson分级几乎可以反映全部Forrester分级。在超声心动图中，可以根据肺动脉瓣反流速度和E/e'推定PCWP，但由于左心房压的推定值不准确，因此不得不进行不充分的推定。但是，**因为该方法可以检测出PCWP明显为高值（Forrester Ⅱ或Ⅳ型）的病例，以及下腔静脉内径缩小、塌陷且前负荷明显较低的病例（Forrester Ⅲ型）**，所以在临床上是有用的。

本书将在**"第3章 秘传12 心得4"**中详细叙述关于在超声心动图检查中进行Forrester分级的内容。

心得 7　Frank-Starling 定律在临床上的用法和局限性

1）Frank-Starling定律是诊断和治疗心力衰竭的基本框架。

2）超声心动图有利于粗略地解释血流动力学的变化。

3）原则是不加入后负荷，对于舒张能力的把握也是不明确的。

Frank-Starling定律的临床意义及用法

　　Frank-Starling定律是理解心力衰竭的基础。如果通过Swan-Ganz导管测量前负荷、心输出量的变化，就可以用Frank-Starling定律曲线解释血流动力学的变化，也有助于决定利尿和补液等治疗方案。Frank-Starling定律可以说是评估血流动力学、决定治疗方案的基本框架。

　　原来的Frank-Starling定律反映的是左心室舒张末期容积和心输出量的关系，在超声心动图中也可以用来解释左心室舒张末期内径和左心室射血分数的变化。虽然多数情况下可以，但也需要注意以下事项：由于左心室容积与左心室内径的3次方成比例，所以不能通过左心室内径直接评估前负荷，即左心室舒张末期容积的变化。在同一患者中观察左心室EF值时，可以认为其基本反映了心输出量的变化，但**在伴有心脏肥大和心脏淀粉样变等左心室容积缩小的心力衰竭的患者中，通过左心室EF值，会高估心肌收缩能力**（第3章 秘传3 心得1）。有必要考虑到，左心室内径越小，则心输出量越少。需要注意的是，由于伴随舒张功能减低，如果施加前负荷，左心室舒张压容易上升，进而引起肺淤血。其实在这样的患者中，与左心室EF值相比，血压的变化能更准确地反映血流动力学的情况。

　　经常使用根据肺动脉瓣反流速度求出的PCWP和E/e'等作为前负荷的指标，而不是左心室舒张末期容积。反映右心房压力的下腔静脉的变化，也经常作为前负荷的指标。下腔静脉内径在临床上能比较粗略地反映前负荷的状态。但在心包填塞、肺栓塞、右心室梗死、重度三尖瓣反流等情况下，从右心系统向左心系统的血液回流也受到阻碍，即使下腔静脉扩张，对左心室来说，前负荷也处于较低的状态，因此需要注意。

　　这也有局限性，在超声心动图检查中应用Frank-Starling定律并不是为了了解左心室舒张末期容积与心输出量的正确关系，而应该用来**粗略地解释在收缩功能正常**

或减低的心脏中，因为下腔静脉扩张或正常或缩小或塌陷时，补液或利尿等措施会导致血压或左心室射血分数如何变化。

Frank-Starling定律的局限性

在对急性心力衰竭进行评估时，Frank-Starling定律是非常有用的，在很多情况下，它可以充分说明血流动力学的变化。但它的应用也是有限制的，最大的限制是不能很好地处理后负荷的影响。在心力衰竭中存在末梢血管阻力亢进，但仅凭Frank-Starling定律不能充分评估其影响。另外，舒张功能的问题完全不能用Frank-Starling定律来解释。

如上所述，也需要注意对原来的左心室容积的处理。要解决这些问题，需要对心室的压力-容积曲线（P-V环）进行了解。

用来解释心力衰竭的左心室压力–容积曲线
掌握其基本知识能更好地了解心力衰竭

> Frank-Starling 定律是一个易于理解的概念，是理解心力衰竭的基础。但是，其在评价前负荷、后负荷的影响等方面的应用也是有限制的。为了更准确地理解心力衰竭，必须了解左心室的压力 – 容积曲线（P-V 环）。虽然普遍认为 P-V 环相关内容很难掌握，但是对于心力衰竭的理解，真正必须要掌握的只有其非常基本的部分，该内容将在本书中进行简单的说明。

心得 **1**　心室的 P-V 环

1）P-V环的基础是左心室内压的周期性变化。

2）P-V环是反映心动周期的压力变化的曲线。

3）P-V环的宽度为每搏输出量。

心动周期中左心室内压的变化

为了理解左心室的压力–容量曲线，有必要理解其基础，即心动周期中左心室内压的变化。在"第3章 秘传5 心得1"中也有叙述，在此再说明一遍。图3.11.1显示心动周期中左心室和主动脉的压力的变化。二尖瓣关闭时，心脏开始收缩。首先，左心室内压没有高到可以抵抗主动脉压打开主动脉瓣的程度，所以二尖瓣、主动脉瓣都保持关闭状态，由于没有血液流入左心室，左心室的容积不会发生变化。容积没有变化，只有左心室内压上升，所以被称为等容收缩期（想象紧紧握住拧紧的塑料瓶的感觉）。

当左心室的压力超过主动脉的压力时，主动脉瓣打开，血液被射出到主动脉。由于血液射出，左心室的容积变小，当左心室内压比主动脉压低时，主动脉瓣关闭，此时收缩期就结束了。

舒张期开始时，主动脉瓣、二尖瓣都关闭，心肌舒张，容积不变，只有左心室内压降低。这是等容舒张期，其持续时间是评估心肌舒张能力的指标，即等容舒张时间（isovolumic relaxation time，IVRT）。当左心室内压降低至低于左心房压时，二尖瓣打开，进入快速充盈期。由于血流的流入，左心室内压上升，当其与左心房压相等时，二尖瓣关闭，血液流入停止，这一过程是舒张期。

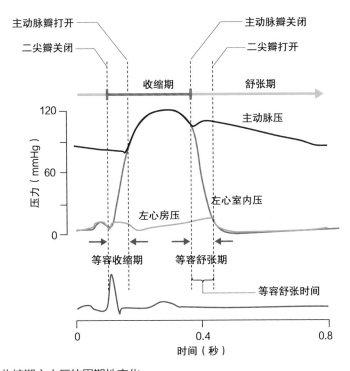

图3.11.1　心脏收缩期心内压的周期性变化

P-V环的建立

　　在心室的P-V环中，**将左心室的容积作为横轴、左心室内压作为纵轴，使左心室内压的心动周期变化图表化**（图3.11.2）。以图中时相变化来说，收缩期开始。二尖瓣关闭时，左心室容积最大，压力较低，在P-V环中为右下**点A**。在持续的等容收缩期内，容积不变，压力上升。当左心室内压超过主动脉压时，主动脉瓣打开（**点B**），射血期开始，血液被射出。左心室容积变小，当左心室内压低于主动脉压时，主动脉瓣关闭（**点C**）。此时收缩期结束，主动脉瓣、二尖瓣都保持关闭状态，容积不变，压力下降，进入持续的等容舒张期。当左心室内压力低于左心房压

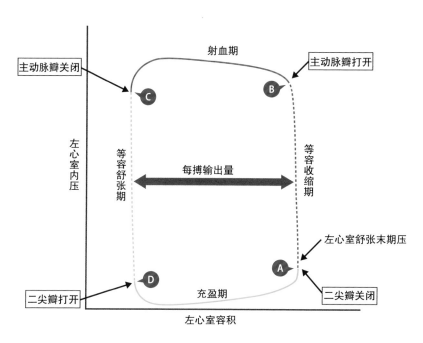

图3.11.2　左心室压力-容积曲线（P-V环）
图3.11.1对应的心内压随时间的变化，横轴表示左心室容积，纵轴表示左心室内压。P-V环的宽度为每搏输出量，面积为左心室每搏做功

时，二尖瓣打开（**点D**），血液流入左心室，充盈期开始。左心室容积变大，压力也逐渐上升，二尖瓣关闭，回到最初的点A，舒张期结束，P-V环完成了一周。

　　直线A—B的容积为舒张末期容积，直线C—D的容积为收缩末期容积，因此P-V环的宽度为舒张末期容积和收缩末期容积的差，即每搏输出量（SV）。另外，P-V环的面积是每搏输出量和压力变化的乘积，是心脏向外射血一次所做的功。

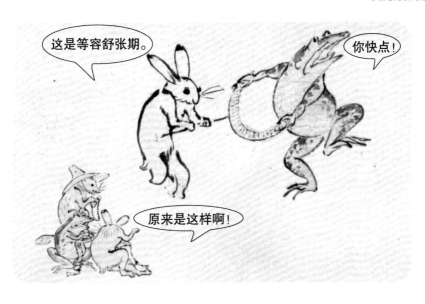

心得 2   心脏超声检查所得的指标和压力 – 容积曲线

1）做心脏超声是为了得到患者心室的压力-容积曲线。

2）左心室dP/dt是评价等容收缩期心肌舒张性的指标。

3）dP/dt<1000 mmHg/s，表示左心室收缩功能减低。

在临床上，要想得到压力-容积曲线就需要使用特殊的导管同时测量左心室的压力和容积，但该做法并不常用。在心力衰竭患者的临床治疗中，压力-容积曲线本身并不是必需的，**重要的是通过前负荷、后负荷的变化来了解心输出量和左心室舒张末期压力的情况**。因此，只要大致把握压力-容积曲线的形状即可。

在心脏超声检查中掌握压力-容积曲线的形状也十分重要。做心脏超声并不能得到压力-容积曲线各点的信息，至多也就是从收缩末期或舒张末期的容积、每搏输出量、肺动脉瓣反流波形以及E/e'来推测左心室舒张末期的压力。但是可以把心脏超声的各项结果结合起来推测心力衰竭患者的压力-容积曲线的形状。这一点将在"**第3章 秘传13**"中进行说明。

作为等容收缩期指标的dP/dt

从心脏超声检查的结果中不仅能获得上述几项直接指标的数据，还可以得到与压力-容积曲线相关的指标数据，即"**第3章 秘传5 心得3**"中提到的等容舒张时间、左心室dP/dt的数据。在此对dP/dt加以说明。

左心室dP/dt指等容收缩期左心室内压的上升速率（单位时间内左心室内压的上升情况）。二尖瓣关闭不全时的血液反流是由等容收缩期左心室和左心房的压力差驱动的。因为左心房压几乎不变化，所以左心室内压的变化就反映了血液反流速度的变化，可以根据血液反流各点压力差的变化来计算dP/dt。

二尖瓣关闭不全时的血液反流速度波形用连续波多普勒以100 mm/s等快速扫描速度进行记录，首先求出反流速度为1 m/s时和3 m/s时的时间差（T，单位为秒）。由伯努利方程可知，速度为1 m/s时的压力差为$4 \times 1^2 = 4$ mmHg，速度为3 m/s时为$4 \times 3^2 = 36$ mmHg，则dP/dt计算如下。

dP/dt=（36-4）/T=32/T（mmHg/s）（T的单位为秒，若T的单位为毫秒则用32000/T计算）（图3.11.3）。一般来说，**dP/dt在1200 mmHg/s以上或1000 mmHg/s以下时，就是左心室收缩功能减低**。在评估右心室收缩功能时也会用到dP/dt，将三尖瓣反流速度为1 m/s时和2 m/s时的时间差设为T，可以求出15/T。

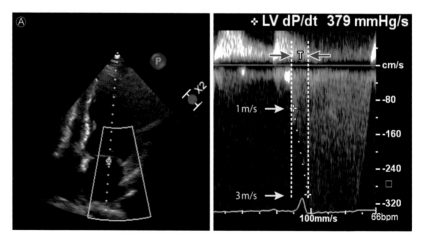

图3.11.3　左心室dP/dt的测量
上图是根据连续波多普勒得来的二尖瓣关闭不全时的血液反流波形（Ⓐ），测出速度为1 m/s时和3 m/s时的时间差T（Ⓑ），dP/dt=32/T (mmHg/s)（T单位为毫秒时用32000/T计算）

左心室dP/dt意味着什么

dP/dt的意义之所以难以理解，主要是由于它与其他指标不同，它和心脏的泵功能——射血没有直接联系。**dP/dt反映了左心室心肌产生的张力**。以汽车的性能为例，用速度评价汽车相当于用心输出量和左心室射血分数评价心脏功能，不实际开动汽车而仅让车轮空转来计算引擎的功率则相当于dP/dt。

在等容收缩期，主动脉瓣是闭合的，dP/dt不受血管阻力（后负荷）的影响。但是根据Frank-Starling定律，心肌产生的张力受到前负荷和心脏指数的影响。如果反流血液呈偏心性，就会在测量流速时产生误差，dP/dt很有可能被低估。主动脉瓣狭窄和左心室肥大患者的心脏收缩功能减低，dP/dt会被高估，而在心室收缩不同步（dyssynchrony）的患者中，dP/dt会被低估。

左心室dP/dt与心力衰竭的预后相关，计算起来也很简单，所以面对心功能减退的患者时，若其患有二尖瓣关闭不全就可以测量其dP/dt值。但这个指标在临床上的意义尚不明确，并不是必须测量的。

心得 **3** 心室的压力 – 容积曲线如何被决定

1）压力-容积曲线会随着前负荷、后负荷的变化而扩大或缩小。

2）ESPVR的斜率Emax是与前负荷、后负荷无关的心脏收缩功能指标。

3）压力-容积曲线的变化由EDPVR和动脉弹性（Ea）决定。

压力–容积曲线是将心动周期的生理变化用图表表示出来。但是了解压力–容积曲线如何随着心脏功能、前负荷、后负荷的变化而变化，对于评估心力衰竭者的病情有很大的帮助。

关于压力–容积曲线要理解的几点

对于压力–容积曲线的变化首先要理解以下3点。

①压力–容积曲线会随着前负荷、后负荷的变化而扩大或缩小。

②将扩大后的各环的左上方相连会形成一条直线。

③这条直线的斜率（Emax）随心脏收缩功能的增强而增大，随心脏收缩功能的减低而减小。

压力–容积曲线随前负荷和后负荷的变化而扩大或缩小。负荷改变，曲线也会变化，把曲线左上方收缩末期的点连接起来会形成一条直线，这条直线被称为**收缩末期压力–容积关系**（end-systolic pressure-volume relationship，ESPVR）（图3.11.4）。ESPVR的斜率被称为Emax，使用儿茶酚胺等物质使**收缩功能增强时Emax会增大，收缩功能减低时Emax会减小**（图3.11.4Ⓑ）。ESPVR显示了前负荷、后负荷变化时压力–容积曲线变化的轨迹，如果收缩功能没有变化，则ESPVR对前负荷、后负荷的变化无反应，所以Emax是一个与负荷无关的心脏收缩功能指标。

现在的问题是前负荷、后负荷变化时压力–容积曲线会如何变化。要想理解这一点，首先要了解**舒张末期压力–容积关系**（end-diastolic pressure-volume relationship，EDPVR）和动脉弹性（Ea）这两条辅助线。

表示舒张功能的EDPVR

EDPVR是当压力–容积曲线发生变化时，由曲线右下方舒张末期的点连接而成的曲线（图3.11.4Ⓐ）。ESPVR是一条直线，而EDPVR是一条平滑的曲线。在舒张末期容积非常小的情况下，EDPVR几乎是直线，而且斜率也很小，而当容积达到一

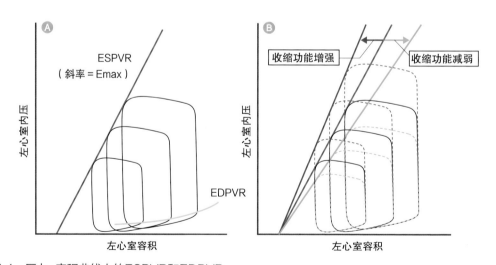

图3.11.4　压力–容积曲线上的ESPVR和EDPVR

Ⓐ：前负荷、后负荷上升会导致压力-容积曲线扩大，前负荷、后负荷下降会使曲线缩小。将通过改变负荷得到的各个压力-容积曲线的左上方（收缩末期）连接起来会形成一条直线，称为收缩末期-压力容积关系（ESPVR），其斜率Emax是与前负荷、后负荷无关的收缩功能指标。同理，把右下方（舒张末期）的点连接起来形成的曲线称为舒张末期-压力容积关系（EDPVR），是反映左心室舒张功能的指标。Ⓑ：收缩功能增强则ESPVR的斜率Emax变大，收缩功能减低则Emax变小

定程度及以上时，曲线就会迅速向上弯曲。

EDPVR反映了舒张末期压力相对于容积变化的变化。如**"第3章 秘传5 心得6"** 中所述，舒张末期压力上升是肺淤血的主要原因。EDPVR显示了舒张末期压力的变化，**所以是反映左心室舒张功能的指标**。左心室容积小时，即使舒张末期压力比较低，负荷增加也会使压力-容积曲线扩大，由舒张末期的点连接而成的EDPVR向右移动，舒张末期压力上升，产生肺淤血。**EDPVR向上弯曲的程度越高，越容易产生肺淤血**。理解了EDPVR就可以理解心力衰竭中的心脏舒张功能障碍了。

动脉弹性

动脉弹性（Ea）也翻译为"弹性阻力"，指使变形的物体恢复到原来形态的力，在拉伸橡胶等有弹性的物体时可以感受到这种力。动脉弹性是动脉血管对抗施加在其上的压力的力，在这里指心脏射血时**整个血管系统的弹性阻力**。动脉弹性与血管阻力有关，是反映后负荷变化的指标（但不是后负荷本身）。

动脉弹性表示如下（图3.11.5）。

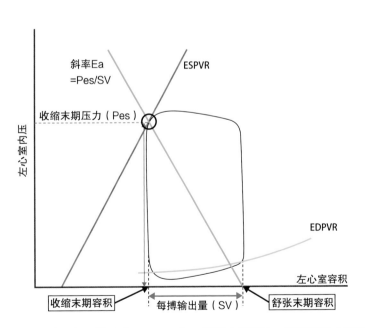

图3.11.5　收缩末期压力-容积关系（ESPVR）、舒张末期压力-容积关系（EDPVR）和动脉弹性（Ea）的关系

表示心室动脉相关性的直线的斜率Ea（动脉弹性）可用收缩末期压力/每搏输出量（Pes/SV）来计算

动脉弹性（Ea）=[收缩末期压力（Pes）]/[每搏输出量（SV）]

将Ea当作一种阻力、Pes当作压力、SV当作流量，则该式与欧姆定律相似，很容易理解。

动脉弹性与心率和体内血管阻力乘积成比例，即Ea∝[（心率）×（体内血管阻力）]。

心率不变则体内血管阻力的变化就反映Ea的变化；若体内血管阻力不变，则心率增加也会导致动脉弹性增加。在考虑心力衰竭患者病情时，这一点尤为重要。

压力–容积曲线的变化由ESPVR、EDPVR和Ea决定。使用这三条曲线真正去画一画压力–容积曲线能更好地理解这一点。在下一节（心得4）中一起来画一画吧。

心得 4 画出压力 – 容积曲线

1）压力–容积曲线由ESPVR、EDPVR和Ea决定。

2）ESPVR和Ea的直线交点位于压力–容积曲线的左上方。

3）Ea线和横轴的交点是舒张末期容积。

实际画出压力–容积曲线对于理解压力–容积曲线的构成不失为一个好方法，按照顺序试着画一下吧。

压力–容积曲线的画法（图3.11.6～3.11.8）

步骤1：首先画出ESPVR。

以左心室容积为横轴、左心室内压为纵轴，首先画出ESPVR。

步骤2：再画出EDPVR。

不管怎样先画出一条像样的线。只有在心脏的收缩功能和舒张功能确定的情况下才能确定ESPVR和EDPVR的形状，但这里毕竟只是练习，所以画得尽量相似即可（图3.11.6ⒶΡ）。

步骤3：画出斜率为Ea的线。

以动脉弹性（Ea）为斜率的线（也是相似即可）从图的左上方起连接到右下方。这条线与ESPVR的交点的纵坐标是压力–容积曲线的收缩末期压力（Pes）。而在这里，ESPVR与压力–容积曲线交点的横坐标是收缩末期容积（与收缩末期压力相对应的容积），且该点是位于压力–容积曲线左上方的点（图3.11.6Ⓑ）。

如上一节（**心得3**）所述，这条线的斜率Ea=[收缩末期压力（Pes）]/[每搏输出量（SV）]，所以这条线和横轴的交点是**收缩末期容积+每搏输出量=舒张末期容积**（图3.11.7Ⓐ）。

步骤4：决定舒张末期压力和容积的点。

与步骤3中决定舒张末期容积的点相对应的EDPVR上的点是压力–容积曲线右下方的点，即决定舒张末期压力和容积的点（图3.11.7Ⓑ）。

步骤5：连接各点形成压力–容积曲线。

从步骤3的ESPVR点向下引直线（这个部分是等容舒张期），与EDPVR相交后沿着EDPVR画线（代表充盈期），到达步骤4的舒张末期点后向上画直线到收缩末期压力的高度（这一部分是等容收缩期）。最后把曲线闭合形成压力–容积曲线（最后的射血期曲线比较难画，所以差不多即可）（图3.11.8）。

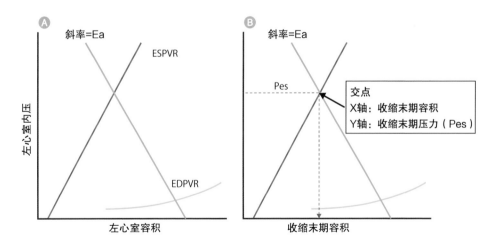

图3.11.6　压力–容积曲线的画法①
Ⓐ：首先画出收缩末期压力–容积关系（ESPVR）、舒张末期压力–容积关系（EDPVR）（相似即可），再画出斜率为Ea的直线。Ⓑ：ESPVR与斜率为Ea的直线交点的横坐标是收缩末期容积，纵坐标是收缩末期压力（Pes），该点是压力–容积曲线左上方的点

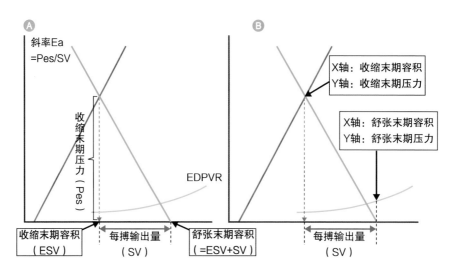

图3.11.7　压力-容积曲线的画法②

Ⓐ：斜率Ea=Pes/SV，所以Ea线与横轴的交点是[收缩末期容积（ESV）]+[每搏输出量（SV）]=舒张末期容积。

Ⓑ：确定舒张末期容积之后，对应该横坐标的舒张末期压力-容积关系（EDPVR）上的点的纵坐标是舒张末期压力，该点是压力-容积曲线右下方的点

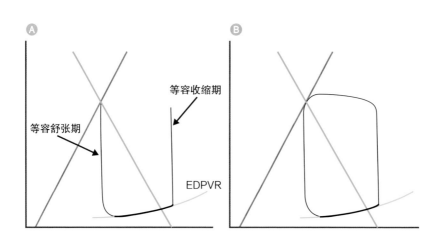

图3.11.8　压力-容积曲线的画法③

Ⓐ：压力-容积曲线左上方和右下方的点确定以后，从这2点分别引出代表等容舒张期、等容收缩期的直线，代表充盈期的线沿着EDPVR来画。Ⓑ：最后画出射血期的线，压力-容积曲线就完成了

按照以上步骤就能画出压力–容积曲线。可以看出压力–容积曲线是由**决定心脏收缩功能、舒张功能的ESPVR、EDPVR以及Ea而画出来的**。如上一节（**心得3**）所述，Ea与心率和体内血管阻力的乘积成比例，所以压力–容积曲线由心脏的收缩功能和舒张功能、血管阻力以及心率决定。

为说明压力–容积曲线的结构，以上内容相对简化了。例如，关于ESPVR的斜率（Emax）与Ea之间关系（心室–动脉相关性）的说明就有不正确之处。因为本书并不是专门讲心脏力学的书，所以详细内容还请参照这方面的专业书籍，在这里为了便于读者理解笔者仅做如此解释，还请谅解。不管怎样大家还是试着自己画一遍压力–容积曲线，这样才能更好地理解其中的内容。

心得 **5**　后负荷如何改变压力 – 容积曲线

1）严格来说，动脉弹性（Ea）不等于后负荷，但临床上二者是相近的概念。

2）Ea增大则压力–容积曲线沿ESPVR向右移动，每搏输出量减少。

3）体内血管阻力和心率的变化都会引起Ea的变化。

后负荷与动脉弹性

后负荷指心室开始收缩射血时所承受的阻力。由于心脏要克服主动脉的压力射血，所以后负荷与主动脉压力有关。主动脉压力在很大程度上受体内血管阻力的影响，但也与循环血量和心脏收缩功能等有关。临床上有时也把体内血管阻力称为后负荷，但严格来说，血管阻力只是后负荷的一部分。

如上一节（**心得4**）所述，动脉弹性（Ea）在决定压力–容积曲线的形状方面起很大作用。**Ea与心率和体内血管阻力的乘积成比例**，而后负荷又和体内血管阻力相关，所以以下所述由动脉弹性的变化（或体内血管阻力的变化）导致的压力–容积曲线的变化也可以认为是由后负荷变化引起的。但大家要明白，后负荷和动脉弹性并不是同一个概念（本书为了便于读者理解，在本应表述为动脉弹性的地方用了后负荷，还请知悉）。

体内血管阻力对血液循环的影响

在心力衰竭患者中，体内血管阻力的变化会对患者病情产生很大影响。例如，在CS1的很多患者中，体内血管阻力的上升会使其心力衰竭症状恶化。接下来就体内血管阻力的变化如何改变压力–容积曲线加以阐述。

由于Ea与心率和体内血管阻力的乘积成比例，假定心率不变，则体内血管阻力的上升会导致Ea增大。压力–容积曲线左上方的点是ESPVR与斜率为Ea的直线的交点，随着Ea增大，交点也会向ESPVR的右上方移动，这会导致收缩末期压力升高且收缩末期容积增大（图3.11.9）。若Ea线与横轴的交点不动，则舒张末期容积不变，那么压力–容积曲线的宽度，即每搏输出量变小，临床上也把这种现象叫作"由后负荷上升引起的每搏输出量减少"。

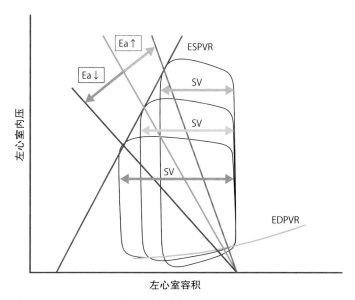

图3.11.9　动脉弹性（Ea）引起的压力–容积曲线的变化
Ea增大使Ea线和收缩末期压力–容积关系（ESPVR）的交点向右上方移动，则收缩末期压力上升且收缩末期容积增大。因为舒张末期容积不变，所以压力–容积曲线的宽度，即每搏输出量（SV）减少。Ea减小则收缩末期容积减小，SV变大，收缩末期压力降低。EDPVR，舒张末期压力–容积关系

若体内血管阻力减小则斜率Ea变小、收缩末期容积减小、收缩末期压力降低（图3.11.9）。此时舒张末期容积的变化量小于收缩末期容积的变化量，所以每搏输出量增加。

由于Ea与心率和体内血管阻力的乘积成正比，所以心率的增减也会导致同样的变化。心率加快导致Ea增大，相应地每搏输出量就会减少。心率减少的情况下收缩期血压下降，每搏输出量增加。而心率的减少与每搏输出量的增加相互抵消时，总

体来看心输出量保持不变。

另外，心率减慢的情况下，心搏的间隔长，流入右心系统的静脉血变多，前负荷增加，因此收缩压反而上升。

为什么后负荷增加会导致肺淤血

但将以上理论套入现实的心力衰竭患者时会产生不符合的情况。Ea增大使收缩末期容积增大，但由于舒张末期容积不变，所以舒张末期压力也不变。这样一来，CS1中伴有体内血管阻力上升的心力衰竭患者出现急性肺水肿的情况，就无法得到解释。

在实验中，单纯的体内血管阻力增加不会引起舒张末期压力的上升。而在心力衰竭患者中，即使最初的病因是体内血管阻力增加，那也只会导致前负荷增加，进而产生肺淤血。在说明其机制之前，有必要对前负荷引起的压力–容积曲线的变化加以解释。

心得 6　前负荷对压力 – 容积曲线的影响

1）前负荷增加使得压力-容积曲线向右移动。

2）只有前负荷变化时，不会引起Ea改变，但每搏输出量增加。

3）前负荷引起的左心室舒张末期容积的变化大于其引起的收缩末期容积的变化。

如"第3章 秘传10"所述，原本前负荷指的不是左心房的压力，而是左心室舒张末期容积。进行补液后回流入心脏的循环血量增加，左心室舒张末期容积变大。压力–容积曲线的右侧向右移动，左心室舒张末期压力随容积的增大沿着EDPVR曲线上升。

前负荷增加引起的Ea线、压力-容积曲线的变化

现在考虑只有循环血量增加的情况。随着回心血量增加，心脏射血量也增加，则每搏输出量应该增加（根据Frank–Starling定律）。在只有前负荷增加的情况下，心率和体内血管阻力不变，所以与[心率×体内血管阻力]成比例的动脉弹性Ea不变。另一方面，Ea=[收缩末期压力（Pes）]/[每搏输出量（SV）]，如果SV增加而Ea不变，Pes就会上升。如图3.11.10所示，压力-容积曲线不仅向右扩大，也向上方扩

大，**使得收缩末期压力上升**。这也导致了压力-容积曲线的左边即收缩末期容积的增大。但是每搏输出量在增加，因此**舒张末期容积的增大量比收缩末期容积的增大量要大**。而由于收缩末期压力在上升，则Ea线的斜率不变且向右平行移动。使用利尿剂时呈现与以上过程相反的变化。随着左心室舒张容积的减小，每搏输出量减少，而Ea保持不变，所以收缩末期压力降低，左心室收缩末期容积相应地减小。

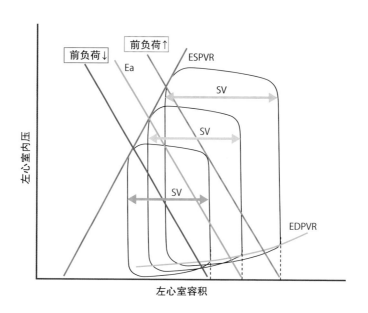

图3.11.10　前负荷引起的压力-容积曲线的变化

前负荷上升使得心脏射血量增加，进而每搏输出量（SV）增加。动脉弹性（Ea）不变且Ea=收缩末期压力（Pes）/SV，则Pes上升，压力-容积曲线向右扩大。尽管收缩末期容积也在增大，但SV的增加导致舒张末期容积的增大量大于收缩末期容积的增大量。前负荷降低时Pes降低，SV也减少。EDPVR，舒张末期压力-容积关系；ESPVR，收缩末期压力-容积关系

　　同样是收缩末期压力增加，后负荷增加时每搏输出量减少，前负荷增加时每搏输出量增加。而且后负荷增加时舒张末期压力不变，**前负荷增加时舒张末期压力增加**。

　　理论上，生物体对循环血量增加的反应大致如上所示。但是体内血管含有的血液量增加会使血管阻力增大，而且心力衰竭患者处于淤血状态时，还经常出现心率增加的情况，所以在**实际患者中，前负荷的增加通常伴有后负荷（准确来讲是体内血管阻力）增加**。

心得 **7** 后负荷的变化如何引起前负荷改变

1）后负荷增加时收缩末期容积变大，舒张期的心室血液量增多。

2）体内血管阻力（或称后负荷）的增加必然导致前负荷增加。

3）肾素–血管紧张素系统阻断药能让前、后负荷同时降低。

后负荷导致的前负荷的变化

接下来考虑后负荷（体内血管阻力）增加如何影响前负荷。如**"第3章 秘传11心得5"**所述，体内血管阻力上升使收缩末期容积变大，所以收缩末期会有更多的血液留在心脏内。但是循环血量是不变的，因此舒张期从右心流向左心的血液量不变，舒张末期时收缩期残存的血液留在左心室内，左心室舒张末期容积也增大。即**体内血管阻力的增加必然会导致左心室舒张末期容积（=前负荷）增加，左心室舒张末期容积增加又令压力–容积曲线沿EDPVR向右移动，最后舒张末期压力也增加。**

在CS1的伴有体内血管阻力上升的心力衰竭患者中，若出现急性肺水肿则可以考虑是由继发性前负荷增加引起的舒张末期压力增加导致的。前负荷频繁增加时，左心室收缩末期容积会变得更大，每搏输出量则更少。伴有心率增快的心力衰竭患者，也可以按照同样的机制分析。

这样就可以知道，能使静脉系统和动脉系统都扩张的血管紧张素转化酶（angiotensin-converting enzyme，ACE）抑制剂以及血管紧张素Ⅱ受体阻滞剂（angiotensin Ⅱ receptor blocker，ARB）等肾素–血管紧张素系统（renin-angiotensin system，RAS）阻断药在治疗心力衰竭时发挥了很大作用。静脉系统扩张指有更多的血液留在静脉系统内，使得流回心脏的血液量减少、前负荷降低，进而使左心室舒张末期压力也降低。而动脉系统的扩张使体内血管阻力降低，即动脉弹性减小，心输出量增加。

心得 8　HFrEF 患者的压力 - 容积曲线

1）HFrEF患者为了维持血压，后负荷会增加，其结果是前负荷也增加。

2）即使前、后负荷发挥代偿功能，压力-容积曲线的扩大仍会使心脏负担增加。

3）与正常人的心脏相比，很多时候HFrEF患者的心脏中由前、后负荷降低引起的收缩压的降低幅度更小。

前一节介绍了由前、后负荷变化引起的压力-容积曲线的变化。这些变化无疑会对心力衰竭患者的病情产生很大影响。但是这些变化属于对血液循环变化的生理性代偿机制，正常人的身体发生这些变化时并不会出现心力衰竭症状。但心力衰竭患者本身存在心脏功能异常，所以一旦出现上述变化，心力衰竭病情将进一步恶化。

HFrEF患者的压力-容积曲线的变化

首先考虑左心室收缩功能减低的HFrEF患者的情况。HFrEF患者的收缩功能指标ESPVR的斜率Emax相对较小（图3.11.11），因此，当动脉弹性（Ea）不变时收缩期血压较低。生物体为了补偿血压的降低，会使交感神经活性增强，进而提高心脏收缩功能（Emax变大），或者通过刺激肾素-血管紧张素系统、增加心率来使Ea增大。由于利用Emax的代偿是有限的，**Ea升高引起的代偿发挥着重要的作用**（心力衰竭患者的末梢发冷症状不仅与心输出量减少有关，和体内血管阻力上升也有关系）。

提高Ea会使左心室收缩末期容积扩大，每搏输出量进一步减少。而对此的代偿机制如上一节（心得7）所述，**机体通过储存水分，令前负荷增加（=扩大左心室舒张末期容积）来抵偿减少的每搏输出量。**HFrEF患者的左心室增大就是这个代偿机制发挥作用的结果，本来是合乎目的的，但**左心室增大导致的压力-容积曲线面积的增加意味着心脏对外做功量的增加，所以这对功能较弱的心脏来说是一种负担。**心脏功能明显低下的患者，若要维持血压就得靠左心室的扩大和体内血管阻力的增加，所以表面看来血压和心输出量均处于正常状态，但长此以往会使心脏负担增加并使预后更加不良。

*Ea的变化有可能导致心脏的泵血效率（由Emax和Ea的比率决定）降低，这里不进行讲

解，请参考专业书籍。

前负荷增加使压力–容积曲线中右下方舒张末期的点沿EDPVR向右移动，所以左心室舒张末期压力也上升，导致肺淤血。但是心力衰竭患者的EDPVR的形态与其病情、病因也有关系，所以伴左心室增大的患者不一定更易出现肺淤血。这点将在下一节（**心得9**）中进行说明。

药物对HFrEF患者血液循环的影响

Emax降低对药物的效果也会产生影响。应用利尿剂使前负荷下降、左心室容积变小时，Emax越小则收缩期血压的下降幅度比在正常心脏中的血压下降幅度更小（图3.11.11）。所以只要在一定程度上保持前负荷稳定，那么即使使用了利尿剂，也不会使患者血压急速下降。

在使用ACE抑制剂和ARB类药物导致体内血管阻力和前负荷一同下降的情况下，Emax越小，血压的下降幅度越小（图3.11.12）。所以对于慢性心力衰竭所致血压很低的患者，也可以使用少量的ACE抑制剂和ARB类药物。考虑到长期效果，即使是低血压患者也应该尽量使用ACE抑制剂和ARB类药物。另外，如图3.11.12所示，与在正常人的心脏中相比，在HFrEF患者的心脏中，Ea减少对每搏输出量的改善效果（至少是短期看来）更小一些。

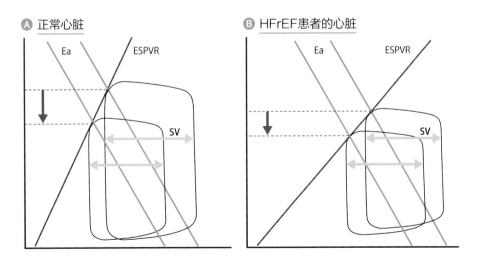

图3.11.11　HFrEF患者中利尿剂的作用
使用利尿剂不会使动脉弹性（Ea）改变，而压力–容积曲线面积（ESPVR）会变小。与正常人的心脏（Ⓐ）相比，HFrEF患者的心脏中（Ⓑ）由前负荷降低引起的收缩期血压的降低幅度更小。ESPVR，收缩末期压力–容积关系；SV，每搏输出量

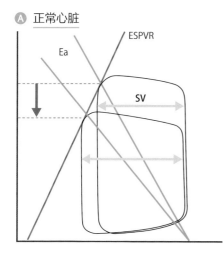
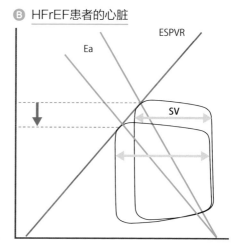

图3.11.12　HFrEF患者中后负荷降低的影响
血管扩张等使动脉弹性（Ea）减少时，HFrEF患者心脏（Ⓑ）中的收缩期血压下降幅度与正常心脏（Ⓐ）中的相比更小。ESPVR，收缩末期压力-容积关系；SV，每搏输出量

心得 9　HFpEF 患者的压力 – 容积曲线

1）左心室较小的HFpEF患者，为了维持收缩期压力，后负荷增加。

2）后负荷增加对心输出量的影响在HFpEF患者心脏中比在正常心脏中更大。

3）前负荷增加对舒张末期压力的提升效果在HFpEF患者心脏中比在HFrEF心脏中更显著。

　　HFpEF的主要病因是舒张功能障碍，但是其中有很多患者还存在潜在的收缩功能减低。这里将其简化，仅考虑Emax保持不变、心脏肥大导致左心室容积变小的病例。此时表面看来患者的左心室射血分数没有明显改变，但由于左心室容积变小，所以每搏输出量也减少。

前、后负荷对HFpEF的影响

　　首先考虑心输出量的变化。Emax不变、左心室容积变小时，每搏输出量减少，收缩期血压也降低。机体此时会发挥代偿机制使体内血管阻力增加，但Emax不变，所以这时的心脏和肥大心脏一样，左心室收缩末期容积变大。舒张末期容积越小，收缩末期容积的增加对心输出量的影响越大。机体会通过储存更多的水分使前负荷增加，即利用左心室舒张末期容积的增大加以代偿，但HFpEF患者的心脏相较于正常心脏，左心室舒张末期容积不易扩大，因此心输出量无法达到正常水平，结果只有EDPVR的左心室舒张末期压力显著上升。心输出量增加得不够，导致后负荷、前负荷继续增加，心力衰竭病情进一步恶化（**图3.11.13**）。

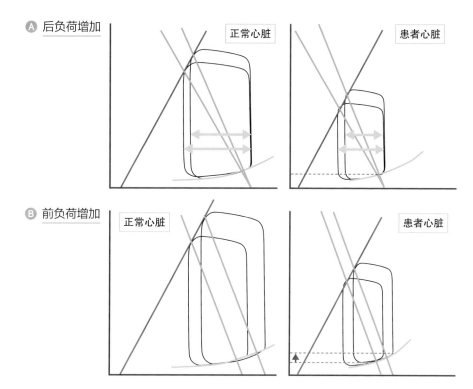

图3.11.13　HFpEF患者的血液循环情况变动

Ⓐ：在左心室容积较小的HFpEF患者中，由于左心室收缩期血压降低，机体会收缩末梢血管，使Ea上升。而Emax与正常心脏几乎一样，所以尽管左心室收缩末期容积也变大，但舒张末期容积变化较小，对每搏输出量（双向箭头）的影响变大。Ⓑ：随着左心室收缩末期容积的增加，前负荷虽然增加但HFpEF患者的左心室容积不易增大，因此血压无法上升到正常水平，同时左心室舒张末期压力易升高。血压升高得不够，导致后负荷、前负荷继续增加，心力衰竭病情进一步恶化

　　若能维持Emax稳定，则HFpEF患者的情况将不同于HFrEF患者，其患者体内血管阻力下降时心输出量的增加可以达到正常水平。但是收缩末期血压也会下降，所以会有组织灌注压降低而使脏器血流不畅的风险。使用利尿剂使前负荷降低的做法也是同样的，HFpEF患者相较于正常人，更易出现利尿导致的低血压和脏器灌注不良等症状。使前、后负荷同时减少的ACE抑制剂与ARB类药物，难以获得良好的预后效果大概也是出于这个原因。

HFpEF、HFrEF患者的心脏舒张功能和肺淤血

关于左心室的舒张功能，左心室内径小、左心室壁应力易于施加的HFpEF患者的EDPVR，具有右方压力上升迅速的特征。通过补液增加前负荷会增加发生肺淤血的可能性。

相比之下，HFrEF患者的EDPVR的右侧上升趋势比较平缓，左心室容积（=前负荷）增大导致的压力上升速度甚至比正常人的还要缓慢。将压力–容积曲线与EDPVR直接放大、缩小后，就可以很容易理解HFpEF、HFrEF患者的EDPVR的差异。即使给HFrEF患者补液也很难产生肺淤血，这一点确实很令人惊讶，但HFpEF、HFrEF患者的EDPVR的形状差异在临床上也得到了验证（图3.11.14）[1]。但是，HFrEF患者经常出现体液潴留，本来压力–容积曲线就位于EDPVR的右边，所以若这种情况下继续补液就很容易导致患者产生肺淤血。

图3.11.15总结了HFrEF、HFpEF患者的压力–容积曲线的形状。HFpEF患者的EDPVR略夸张，但HFpEF患者的EDPVR比较陡峭这一点在临床上十分重要，请大家务必记住。

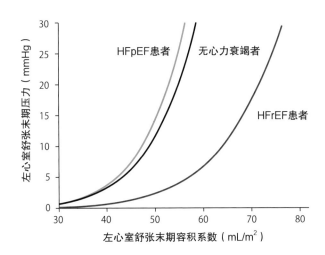

图3.11.14　HFrEF、HFpEF患者的EDPVR的变化
根据心脏超声相关的队列研究推测未患心力衰竭的人群，以及HFpEF、HFrEF患者的EDPVR（以文献1为基础制作而成）

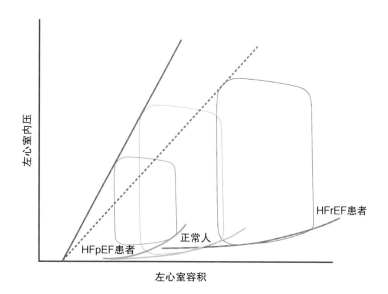

图3.11.15　HFpEF、HFrEF患者的压力-容积曲线

上图将HFrEF、HFpEF患者的压力-容积曲线、ESPVR、EDPVR和正常人的加以比较。需注意HFpEF患者的
EDPVR比HFrEF患者的更加陡峭

● 参考文献

1）Schwarzl M, et al: Eur Heart J, 37: 1807–1814, 2016

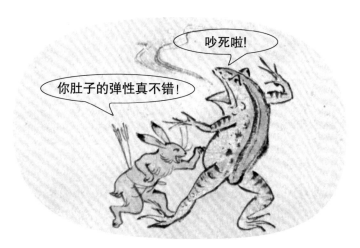

秘传 12 利用心脏超声诊断心力衰竭的顺序
2分钟即可知道急性心力衰竭患者的病情

终于进入利用心脏超声诊断心力衰竭的实践部分了。学习这部分内容时需要用到之前学过的所有知识。诊断的顺序如下。

1）把握心力衰竭的病因、患者症状。

2）找出体现心脏血液循环情况的心脏超声指标。

3）根据以上指标把握心脏血液循环的现状，并辨别导致其异常的原因。

这部分首先就面对急性心力衰竭患者时，第一次用探头检查能在多大程度上了解心力衰竭患者的病情加以说明，之后再阐释如何根据心脏超声检查的结果解释心力衰竭患者的病情。

心得 1 2分钟掌握心力衰竭患者的病情①

1）通过肺部超声的B线来评估肺淤血的有无及其发展程度。

2）1个影像画面中出现3条以上B线时需要多加注意。

3）可以不考虑患者的体位进行观察，也可以使用扇形探头。

第一次放置探头后，仅根据二维超声检查结果也能在一定程度上对急性心力衰竭患者的病情进行诊断。再结合肺部超声检查，只用2分钟就能了解很多信息，这对决定初期的治疗方案有很大帮助（多1分钟则可以加做彩色多普勒检查）。本书先对二维超声检查结果中应关注的点加以总结。

为识别呼吸困难症状而做的肺部超声检查

急诊时，**在考虑心力衰竭患者病情之前有必要确定"该患者是否真的是心力衰竭"**。即使患者出现呼吸困难的症状也不一定患有心力衰竭。虽然从症状、病史、心电图等能获知的信息很多，但面对重症患者时很多情况下无法得到完整的上述信息。通过胸部X线片可以知道患者有无肺淤血，但是有时也会有不能迅速进行X线检查的情况。

迅速判断有无肺淤血的方法之一是做肺部超声检查。有无气胸可通过肺部超声中的胸膜滑动征来判断（**第2章 秘传9 心得6**），而肺淤血则可通过肺部超声中有无B线来判断。

何为肺部超声中的B线

肺淤血患者的肺部超声影像中会出现从胸膜部分向影像下方延伸的明显的线状强回声。这是从胸膜处向下方呈直线不断延伸的明显的线状伪像，并随呼吸左右晃动，称为B线。多条B线暗示患者可能存在肺淤血，**淤血越严重、肺部含气量越少则B线数量越多**（图3.12.1）。正常的肺是不会反射超声波的，其肺部超声呈现的只是一片散射的影像。当患者有肺淤血时，胸膜下部的肺小叶间隔（interlobular septa）增厚，引起超声波的多重反射，导致出现B线（图3.12.2）。

B线的名称由胸部X线检查中肺淤血的标志性Kerley B线而来。拖尾的影像令人联想到彗星，所以也叫作肺部超声彗星尾征（ultrasound lung comets, ULC），但指南[1]采用了"B线"这一名称，本书也就称之为B线。

如"**第2章 秘传9 心得6**"所述，肺部超声检查要观察多个区域。B线的数量可以反映患者肺淤血的程度，并且与E/e'和脑钠肽（如BNP、NT-proBNP）水平也有关系。急诊时，可以采用肺部超声八分区法进行观察，但如果只是查看有无肺淤血，那么只要在最开始的几个分区内发现了多条B线，就可以确认肺淤血的存在。B线在肋间也能观察到，所以诊断急性心力衰竭患者时**不必拘泥于观察位置**。

当1个影像画面中出现3条以上的B线时，就要引起注意。肺淤血十分严重的情

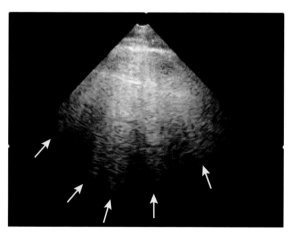

图3.12.1　心力衰竭患者肺部超声中出现的B线

可以通过扇形探头发现。明显的线状伪像（箭头）从胸膜部向影像下方延伸，并随呼吸左右晃动

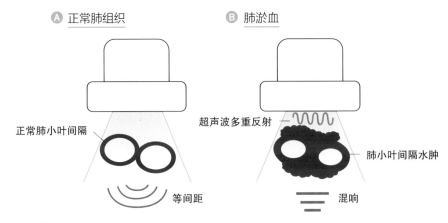

图3.12.2 产生B线的机制

Ⓐ：正常的肺组织内反射体的声阻抗没有差异，可以看到均匀的回声。Ⓑ：肺淤血会使肺小叶间隔增厚，超声波发生多重反射，所以会出现伪像，即B线

况下，B线数量很多且整个肺呈白肺（white lung）。除了心力衰竭患者，在需要接受透析的患者、间质性肺炎和急性呼吸窘迫综合征患者的影像中也会出现B线。虽然通过肺部超声可以在一定程度上鉴别心力衰竭和其他疾病，但遇到急性心力衰竭患者时应结合其病历信息和心电图结果加以判断。

患者采取卧位、半坐位、坐位时均可进行肺部超声检查，所以端坐呼吸的患者也能直接进行肺部超声检查。一般的急诊中建议使用能很好显示胸膜的线阵探头。但如果要将其作为心脏超声的一环进行检查，最好使用扇形探头，这样一来使用口袋超声也能看得很清楚。做肺部超声检查时别忘了**确认患者有无胸腔积液**。

B线不仅在心力衰竭急性期诊疗中十分有用，对判定治疗效果和把握慢性期病情变化也有很大帮助。这是一种很简单的方法，因此诊断疑似患有肺淤血的患者时，建议大家试着做一下肺部超声检查。

心得 **2** 2分钟掌握心力衰竭患者的病情②

1）首先掌握左心室收缩功能改变的三个阶段。

2）通过对左心室大小的把握可以预测病情以及使用利尿剂的风险。

3）在早期阶段可通过局部室壁运动情况判断缺血的可能性。

心力衰竭患者的超声心动图中最先显现的是左心室，所以要**先掌握左心室整体**

的收缩功能情况。首先确定收缩功能是正常、轻度下降还是严重下降，如果是严重下降则考虑为HFrEF，如果接近正常值则考虑为HFpEF。在此阶段不需要对左心室射血分数的轻度下降和严重下降进行准确分类，左心室射血分数轻度下降时，可以不进行分类。

对被判定为左心室收缩过度的情况必须要注意。伴严重血压下降时，应考虑心源性休克以外的休克（低血容量性休克、血液分布不均性休克、心外梗阻性休克）的可能性，若病情严重，必须严查疾病迅速发展的原因（第3章 秘传10 心得3）。如果血压下降不那么严重，并且伴有心力衰竭的表现，则**有可能是脚气性心脏病等亢进性心力衰竭**。

然后是目测评估左心室的大小。左心室的大小在后述的压力–容积曲线的推测上发挥着重要的作用。**若收缩功能减低、左心室明显扩大，则考虑为慢性的心功能降低**。若收缩功能减低，但左心室小，则意味着没有与收缩功能障碍相关的慢性代偿作用。此时分两种情况：①在左心室没有扩大时发生了急性心力衰竭；②属于不论有无慢性收缩功能减低，左心室都无法扩大的病症。后者包含心脏淀粉样变等浸润性疾病，有时会表现为治疗抵抗性的心力衰竭。若左心室小，从左心室的收缩功能来看，心输出量可能比预想的还要低（第3章 秘传3 心得1）。对于这样的患者，增加前负荷可能会维持心输出量，而使用利尿剂和硝酸酯类药物会降低前负荷，故可能导致血压下降，应注意。

考虑缺血性心脏病的可能性

对于左心室收缩功能减低的患者及局部室壁运动异常的患者，判断引起心力衰竭的原因是否为缺血是很重要的。若为急性冠脉综合征，必须尽快实施冠状动脉再灌注治疗。如果能通过心电图和心肌损伤标志物来诊断自然好，如果不行，通过超声心动图来诊断也是很重要的。多支病变的诊断十分复杂，要着眼于**"第2章 秘传5 心得10"**所述的重点，评估其可能性。

对于有缺血性心脏病史的患者，判断是否缺血会变得更加困难。如果可能，可以通过与以前的局部室壁运动异常进行比较来判断。若以前正常的区域现在出现了局部室壁运动异常，则可知出现了新的缺血性病变，但是该方法中对已有室壁运动异常部位变化的判断是很难的。在急性心力衰竭中，即使没有出现新的冠状动脉病变所致缺血，室壁运动异常也可能加剧（考虑可能与室壁应力增加导致的心外膜缺血有关）。存在陈旧性心肌损伤的部位，有时即使发现有缺血也不能判定为室壁运动降低。在患有陈旧性心肌梗死的患者中，心力衰竭可能因存活心肌区域的供血血管闭塞而加剧。此时，必须使用其他检查方法来评估是否有缺血的参与，但考虑缺血可能性时，进行超声心动图检查仍然有重要意义。

心得 2 2分钟掌握心力衰竭患者的病情③

1）左心室肥厚和左心房增大表示慢性左心室舒张功能减低。
2）首先观察下腔静脉情况以预测循环血量。
3）通过超声心动图和临床场景分类确定早期治疗方案。

左心室肥大和左心房增大提示慢性舒张功能减低

从左心室的运动确定收缩功能情况后，**根据左心室有无向心性肥厚及左心房是否扩大来评估存在慢性舒张功能减低的可能性**。如果可以定量测量左心房容积会很好，但首先要确定是否有肉眼可见的明显的左心房增大。左心房增大除可由慢性左心室舒张功能减低引起，还可能由二尖瓣疾病和心房颤动引起，仅从左心房的形态不能确定病因。伴有左心室向心性肥厚、收缩功能减低的窦性心律患者，若有肉眼可见的明显的左心房增大，可判断为慢性严重舒张功能减低。然而，"巨大"的左心房更可能是二尖瓣疾病和慢性心房颤动的结果，而不是舒张功能减低所致。

在舒张功能减低的患者中，肉眼可见的左心房增大一定程度上提示舒张功能严重减低，若无法肉眼识别也不一定不存在舒张功能减低。心房扩大的原因也可能不是舒张功能减低。尽管有这些限制，初期诊断时设想存在慢性舒张功能减低还是有很重要的意义的。

必须确认下腔静脉的情况

观察下腔静脉是否扩张以及是否随着呼吸变化，是心力衰竭患者超声心动图检查时的首要任务之一。**即使没有进行定量评估，但若下腔静脉存在肉眼可见的扩张，且不再随着呼吸节律变化，则肯定有循环血量过多**。可以考虑对下腔静脉严重扩张的患者应用利尿剂。但若伴随左心室肥大、心室腔变小，应注意应用利尿剂可能导致低心输出量。如果患者出现虚脱则意味着循环血量不足，由于血压过低，必须马上进行充分的补液，但这在心力衰竭患者中并不常见。

2分钟掌握心力衰竭患者的病情（图3.12.3）

- ·观察有无肺部淤血。
- ·通过左心室的收缩功能情况，判断是HFrEF还是HFpEF。
- ·心输出量减少：收缩功能严重减低、左心室小的患者。
- ·存在慢性收缩功能减低：由左心室增大引起。
- ·存在慢性舒张功能减低：左心房增大，左心室肥大，尤其是左心室小的患者。
- ·判断循环血量（前负荷）情况。

　　如上所述，只需使用探头并查看肺部、左心室、左心房和下腔静脉，就可以一目了然地做出判断（图3.12.3）。循环血量过剩时，有可能是应用了利尿剂。在慢性收缩功能减低的患者中，体内血管阻力（动脉弹性阻力）会慢性增大以维持心输出量。如果心力衰竭恶化，则认为体内血管阻力进一步增大，后负荷降低。硝酸酯类药物除了可舒张静脉系统，还可舒张动脉系统，尽管舒张动脉系统的作用微弱，但还是有可能降低后负荷的。虽然推定为慢性舒张功能减低患者的心力衰竭也可使用硝酸酯类药物治疗，但必须注意其中左心室较小患者的血压可能降低。

　　除了上述2分钟的二维超声检查，还可以通过彩色多普勒超声检查来判断是否存在二尖瓣关闭不全、三尖瓣关闭不全的情况，以更准确地掌握心力衰竭患者的病情。

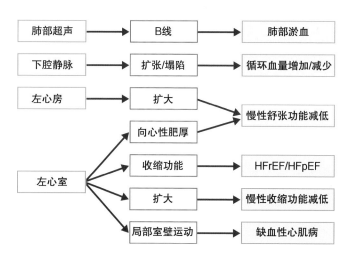

图3.12.3　2分钟掌握心力衰竭患者的病情
心力衰竭患者二维超声心动图初步评估要点

心力衰竭患者的初期治疗由临床场景（CS）分类决定，但如果进行2分钟的二维超声检查加1分钟的彩色多普勒超声检查，则可以制订更准确、更安全的治疗方案。

心得 **4** 超声心动图中的血流动力学评估

1）评估心力衰竭的血流动力学的基础是Forrester分级。

2）用超声心动图可判断Forrester分级。

3）不能单纯地认为"EF=心输出量"。

　　急性心力衰竭患者的第一次超声心动图的观察以**"第3章 秘传12 心得2和心得3"**中描述的快速直观判断为中心，但如果情况允许，应对病情进行更详细的了解。虽然进行的是常规的超声心动图检查，但学会从每个指标的情况了解心力衰竭的情况是很重要的。超声所见随病因和心力衰竭的状态的不同而有所不同，但在这里主要看总体的评价思路。

　　正如**"第3章 秘传1"**中提到的，**急性心力衰竭的典型特点是"淤血"和"低心输出量"**。这里将评估这两个要素的状态以及它们之间的关系。由左心系统造成的肺淤血通过反映左心室舒张末期压力的指标E/e'，以及肺动脉瓣跨瓣压差评估，由右心系统导致的肺淤血基本通过下腔静脉内径评估。可以采用脉冲波多普勒超声测量心输出量，但如果考虑特定情况下的波动，也可以用其估计左心室射血分数的变化。

通过超声心动图来推测Forrester分级

　　评估心力衰竭血流动力学的基础之一是Forrester分级（**第3章 秘传2 心得3**）。通过超声心动图可以估计心脏指数（CI）和肺毛细血管楔压（PCWP），因此也可以确定Forrester分级。但是，超声心动图所测值存在误差，且考虑到急性心力衰竭情况紧急，更重要的是大致推测属于Forrester分级的哪一级，而不是将其与Forrester分级准确匹配。应用E/e'作为PCWP的标准，若E/e'≥14，则PCWP≥18 mmHg，若E/e'<8则PCWP<18 mmHg。若E/e'为8～14，则可以根据有无肺淤血等超声所见进行判断。

　　下腔静脉塌陷，提示脱水可能，所以认为此种情况对应Forrester Ⅲ型，但也不排除Ⅰ型的可能性。下腔静脉扩张且不再随着呼吸节律变化的情况，提示前负荷过重。考虑到EDPVR（见**"第3章 秘传11"**），左心室舒张压可能升高，但并非所有左心室舒张压高的患者都有循环血量过剩。

下腔静脉情况可以作为Forrester分级时的参考，但它是一个相当粗略的前负荷指标。如果扩张的下腔静脉的E/e'不是很高，可能与右心室功能不全有关，所以必须要注意。也有报道指出，PCWP低于22 mmHg的右心室功能不全的心力衰竭患者，即使右心房压大于10 mmHg，预后也很差[2]。

Forrester分级的心输出量预测

尝试通过将EF替换为CI来考虑Forrester分级时，可能会落入一些意想不到的陷阱。正如**"第3章 秘传3 心得1"**中提到的，若左心室容积大，即使EF小CI也不变；若左心室容积小，与EF相比，CI反而会变小。由于CI是用体表面积校正后的值，虽然左心室容积对正常心脏的影响较小，但其对心力衰竭患者的影响却是不容忽视的。即使每搏输出量小，有时也可以通过心动过速代偿，使CI得以维持。

血压也有助于估算心输出量。在急性心力衰竭患者中，血管阻力通常会增加，所以**血压降低的患者，心输出量可能严重减少**。CS3的患者的CI很低。

综上所述，应将Forrester分级与超声心动图的指标结合起来，如图3.12.4所示。同样，超声心动图中重要的不是准确分级，而是确定其更接近哪个分级。

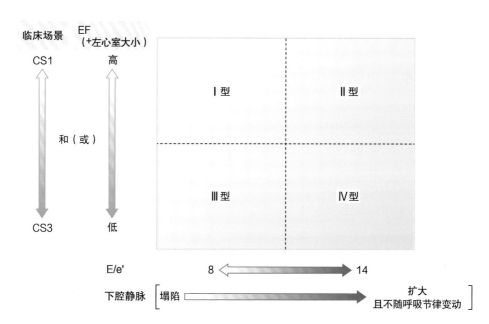

图3.12.4　用超声心动图进行的Forrester分级
在急性心力衰竭患者的超声心动图中，重要的是大概掌握该患者更接近哪个Forrester分级，而不是准确进行分级

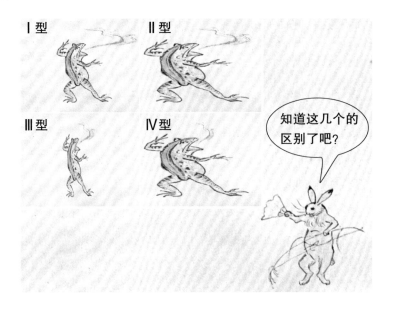

心得 5　用超声心动图、Forrester 分级确定心力衰竭患者的治疗方案①

1）超声心动图与Forrester分级并用可以做出更安全的治疗决策。

2）即使是Forrester II 型，也必须慎重使用利尿剂。

3）不能只根据下腔静脉的情况，还要结合左心室的大小和其收缩功能情况来考虑利尿剂的应用。

Forrester分级的重要性，在于它可以作为粗略确定心力衰竭患者治疗方案的指标。若是心输出量不变、前负荷高、左心室舒张末期压力升高的 II 型，就应用利尿剂；若是前负荷不足、心输出量减少的 III 型就应进行补液；若是前负荷足够但心输出量不足的 IV 型则应使用强心剂，这是符合Frank-Starling定律的治疗方案。根据超声心动图确定Forrester分级时，遵循这样的治疗方案基本上是正确的，然而，如果已经使用了超声心动图，我们还可以制订更进一步的治疗策略。

Forrester II 型的治疗方案

关于Forrester II 型，必须考虑到原论文是在减轻前负荷只能使用利尿剂的时代发表的。祥利尿剂不能改善预后，而且使用频率越高，预后越差，甚至在急性期，祥利尿剂也不如以前常用。现在的指南[3]指出，若为CS1，则主要用硝酸酯类药物来降低前负荷；若为CS2且只用硝酸酯类药物不能充分改善症状时，可使用利尿剂。

祥利尿剂使预后恶化的原因与电解质紊乱和急性肾损伤有关，也与快速降低前负荷引起的心输出量减少有关。为了避免前负荷降低造成的心输出量偏低，必须检查下腔静脉的内径。如果下腔静脉严重扩张，且不会随着呼吸节律变化，那么即使使用利尿剂，心输出量也很可能不会发生变化；如果下腔静脉扩张程度不高，则必须慎重使用利尿剂。

左心室收缩功能及左心室大小的确认也很重要

考虑应用利尿剂时，左心室的大小和收缩功能情况也有参考价值。与左心室EF值相比，根据室壁运动有可能更好地判断左心室的收缩功能。如果左心室的收缩功能良好，则不必为了维持心输出量而提高前负荷。利尿剂不太可能造成心输出量的减少，但应注意左心室小且其收缩功能良好（时有过度收缩）的情况。对于左心室较小的心脏，即使前负荷看起来没有很高，前负荷的影响也可能出乎意料地大。对于这样的心脏，压力–容积曲线可能比认为的更靠右。由于ESPVR的斜率（=Emax）还不错，所以当前负荷减小、压力–容积曲线向左移动时，血压下降幅度变大。根据Frank–Starling定律，曲线的斜率越大，心输出量越容易因前负荷的降低而减少。

如果左心室内径较大，即使左心室射血分数较低，由于容量的影响，心输出量也更容易维持。从压力–容积曲线来看，由于前负荷降低、压力–容积曲线移动导致的心输出量减少应该很小，因为它向右移动并且Emax低（**第3章 秘传11 心得8**）。

左心室扩张，提示心功能低下的状态可能长期持续存在。在这种情况下，血管系统以外的组织（第三间隙）中存在水分潴留的可能性高。即使尿量增加，新的水分也可能从第三间隙移出，因此短期内利尿剂的效果可能不明显。对于长期心力衰竭、持续心功能低下的患者，神经内分泌系统张力增加，导致体内血管阻力增大（≈后负荷增加），血压得以维持。在心力衰竭治疗改善的过程中，有时也会因体内血管阻力下降而导致血压意外降低。虽然在治疗心力衰竭方面，降低体内全身血管阻力通常比降低前负荷更有效，但不要忘记也可能出现上述情况。

对于CS2的患者，如果用硝酸酯类药物或利尿剂治疗心力衰竭导致了血压下降，则要通过超声心动图**确认下腔静脉内径和左心室的大小、是否为前负荷降低导致的心腔小、是否为前后负荷降低对心功能不全患者产生的影响**。图3.12.5总结了根据Forrester分级结合超声心动图确定的基本治疗方案。超声心动图的优点是可以在现场即时观察病情并调整治疗方案。

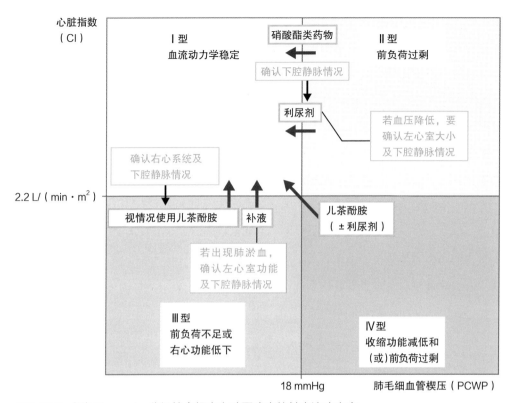

图3.12.5　根据Forrester分级结合超声心动图确定的基本治疗方案
结合超声心动图检查蓝色字体的内容，能进行更安全的治疗

心得 6　用超声心动图、Forrester 分级确定心力衰竭患者的治疗方案②

1）Forrester Ⅲ 型也可能是严重的右心功能障碍所致。

2）使用强心剂治疗右心衰引起的全心衰竭时必须慎重。

3）CS 2也可能是Forrester Ⅳ 型。

Forrester Ⅲ 型的治疗方案

Forrester Ⅲ 型由于前负荷低、心输出量低，所以要补液。但是，笔者认为将超声心动图中所有"E/e'<8"都视为前负荷不足是有问题的。考虑到急性心力衰竭的情况，虽然这确实是一个低值，但不一定就应该立即补液。补液前先检查下腔静脉情况会更安全。

Forrester Ⅲ 型患者会罕见地出现严重的右心功能障碍和低心输出量，典型表现是右心室梗死。在这种情况下，**从右心到左心的循环血量减少，左心室由于前负荷不足而必然处于低心输出量的状态**。与其他Forrester Ⅲ型的治疗一样，这种情况下补液为基本治疗，可增加右心室前负荷以恢复右心功能。但是，补液也可能无法使右心功能完全恢复，而且在右心室梗死时，**左心房压和PCWP超过20 mmHg时，不建议补液**，若心输出量仍然没有改善，需要应用强心剂。

但是，使用强心剂时必须慎重。对于左心和右心的收缩功能都低下的Forrester Ⅲ型，由于右心系统功能低下，舒张末期压力可能不会上升，所以可能不容易产生肺淤血（也称为"**全心衰竭**"）。右心系统通常对强心剂更敏感，而给予强心剂可能只会改善肺循环并出现肺淤血。诊治Forrester Ⅲ型患者时，**最好再通过超声心动图确认下右心室的情况**。

Forrester Ⅳ型的治疗方案

对于Forrester Ⅳ的患者，如果有足够的前负荷却无法获得足够的心输出量，则需要使用强心剂。严重心功能低下的患者，基本属于CS3，但在CS2的情况下也可能发生。对于由CS2转变为Forrester Ⅳ型的情况，认为可通过增加后负荷（准确地说是动脉弹性）来维持血压。而对于既是CS2又属于Forrester Ⅳ型的情况，则应一并降低后负荷。因为患者Emax低，所以前、后负荷的降低引起的血压降低可能出人意料地轻微。如果用强心剂能维持血压，但下腔静脉扩张，那么并用硝酸酯类药物的价值尚不明确。

●**参考文献**

1）Volpicelli G, et al：Intensive Care Med, 38：577–591, 2012

2）Drazner MH, et al：J Heart Lung Transplant, 31：67–72, 2012

3）日本循環器学会/日本心不全学会合同ガイドライン:急性・慢性心不全診療ガイドライン（2017年改訂版），2018 [http://www.j–circ.or.jp/guideline/pdf/JCS2017_tsutsui_h.pdf（アクセス：2019年2月]

用左心室压力–容积曲线解读心力衰竭
用超声心动图进一步理解心力衰竭

在"第3章 秘传12"中，考虑将通过超声心动图检测到的血流动力学指标与Forrester分级结合来确定治疗方案。下面使用"第3章 秘传11"中描述的左心室压力–容积曲线（P-V环），根据超声心动图的数据解读心力衰竭患者的病情。

心得 1　通过超声心动图观察所得的 P-V 环

1）用超声心动图推测Emax和EDPVR的情况，以及P-V环的位置。

2）根据左心室收缩功能推测Emax的大小。

3）左心室的形态和大小也有助于推测EDPVR。

P-V环的临床应用并不意味着超声心动图测量值完全契合于P-V环。相反，为了解释心力衰竭患者的病情，用超声心动图的数据来想象P-V环（图3.13.1）才是我们的目标。

想象一个P-V环意味着什么

心脏属于怎么样的P-V环，是由心脏收缩功能是否良好（收缩末期-压力容积关系，ESPVR）、心脏舒张功能是否良好（舒张末期-压力容积关系，EDPVR）及心脏的大小决定的（第3章 秘传11 心得4）。用以下方法大致可以想象出ESPVR和EDPVR，但不必准确想象，确定以下3点就足够了。

· Emax是正常、略低还是非常低？

· EDPVR是否陡峭？

· P-V环位于右侧还是左侧？

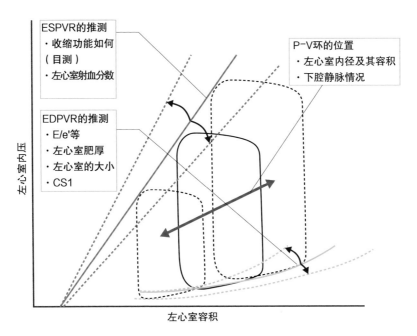

图3.13.1 如何想象P-V环

通过超声心动图及患者临床表现想象ESPVR、EDPVR和P-V环的位置来解释心力衰竭患者的病情

通过超声心动图来把握ESPVR

在超声心动图中，心脏收缩功能减低时，ESPVR的斜率（Emax）会变小。左心室射血分数（EF）是一个取决于心脏前负荷和后负荷的指标，不一定与Emax相关，但EF不变时，Emax保持不变。EF降低的患者，其Emax也降低。但是，由于EF也受左心室大小的影响，通过从室壁运动等角度得到的左心室肌的收缩功能来进行评价可能更好。通过在左心室收缩功能定性评估中的功能正常、功能轻度减低和功能严重减低的评估就足以把握Emax。

通过超声心动图来把握EDPVR

EDPVR当然与超声心动图显示的左心室舒张功能指标有关。但是，超声心动图中的舒张功能指标评价的是某种状态下的左心室舒张末期压力，**而EDPVR显示的是左心室舒张末期压力如何变化，不是只根据某个时间点的数值求得的**。在某些情况下，即使左心室舒张末期压力很高，也不能辨别是由于EDPVR整体位于高压的位置导致的，还是由EDPVR陡峭或EDPVR没那么陡峭而前负荷高、P-V环位于EDPVR的右侧导致的。但如果下腔静脉内径小，而E/e'等反映左心室舒张末期压力的指标高，则整个EDPVR处于高压位置，而且很有可能是陡峭的。

可用以下方式对EDPVR进行粗略预测。

1）由于心脏肥大，心腔狭小的心脏的EDPVR陡峭。

2）虽然是心力衰竭患者，但左心室（内径）未扩大的慢性心力衰竭患者的EDPVR陡峭。

3）CS1中的慢性心力衰竭急性加重患者，EDPVR陡峭，容易出现急性肺水肿。

如"第3章 秘传11 心得9"所示，上述1）已在临床被证明。此外，在左心室增大的情况下，EDPVR通常不那么陡峭。上述2）仅限于有一定病程的慢性心力衰竭患者，因为心力衰竭患者的左心室会长期代偿性扩大。如果不扩大，则考虑左心室扩张受限，有可能是心脏"硬"化。上述3）中，CS1中伴急性肺水肿的患者，即使有轻微的前负荷、后负荷的变化，也认为是由左心室舒张末期压力急剧升高引起的，故推测其EDPVR陡峭。需要注意的是，即使是这样的情况，也**不一定属于稳定状态下的左心室舒张功能障碍的范畴**。

通过超声心动图来把握P-V环的位置

ESPVR和EDPVR之间的P-V环的位置由**心脏的原始大小以及当前的前负荷和后负荷决定**。由于心脏的大小即使在急性心力衰竭中也不会迅速变化，因此可以通过超声心动图大致确定。前负荷、后负荷的问题会在下节（**心得2**）中讨论。

心得 2　如何推测前负荷、后负荷

1）仅用超声心动图是难以推测后负荷的，因此可参考患者的临床表现。

2）后负荷在心力衰竭（尤其是急性恶化期）时增大。

3）在某些情况下，将下腔静脉内径作为前负荷指标时必须要谨慎。

如何推测后负荷

大致把握了P-V环后，就可以想象下它是如何受前负荷、后负荷影响的。但是超声心动图中没有观察评价体内血管阻力的指标，因此仅靠超声心动图很难了解后负荷的状态。所以超声心动图以外的其他检查结果也可作为参考。

一般情况下，血压升高意味着后负荷增加。但对于心力衰竭的患者，即使后负荷增加，血压也不会升高，而会由于容量负荷的合并及心肌缺血的恶化造成Emax进一步下降。因此，即使心力衰竭患者的血压低，后负荷也不一定增加。至于如何判断体内血管阻力的增大，可将Nohria-Stevenson分级中"冷"的表现作为参考，该分类侧重于末梢冷感而不是血压。另外，由于动脉弹性（Ea）与体内血管阻力和心率的乘积成正比，因此认为如果存在**心动过速**，则后负荷（Ea）会增加。

心力衰竭时后负荷基本都会增加，特别是在急性恶化的情况下，此时单纯的容量负荷增加很少成为其原因，大多数情况下，后负荷也增加。在CS1的情况下后负荷增加，但在CS2和CS3中后负荷不一定不增加，很多情况下，为了维持血压，后负荷也会增加。

如何推测前负荷

前负荷指左心房压，约等于左心室舒张末期压力。当根据指南评估为左心室舒张功能障碍（第3章 秘传5 心得8）时，左心室内压、左心房压升高。E/e'值偏高是诊断左心室舒张功能障碍的依据之一，不应该仅通过E/e'值来判断前负荷是否增加。但是，如果E/e'≥14，就可以认为前负荷增加。

通常认为下腔静脉内径是反映前负荷的指标。在很多心力衰竭患者中，左心房压的升高与肺毛细血管楔压的升高同时发生，而在下腔静脉扩张的情况下，前负荷增加时，E/e'值也多会升高（图3.13.2）[1]。然而，**前负荷增加不一定是容量负荷增加的结果**。当下腔静脉扩张不明显而E/e'值高时，如HFpEF和缩窄性心包炎的患者，其EDPVR急剧升高，HFrEF患者的EDPVR也整体处于高压状态。要注意在EDPVR陡峭时应用利尿剂可能导致低血压。如果存在右心功能受损，即使下腔静脉扩张，E/e'值也可能偏低，这种情况在心力衰竭患者中并不少见[1]。在心包填塞患者中，右心房和右心室的血液流入也会受到影响。此时即便有下腔静脉扩张，左心室的前负荷和心输出量也都会减少。在上述情况中，将下腔静脉作为前负荷指标通常是合适的，但不能忘记需要特别注意的病例。

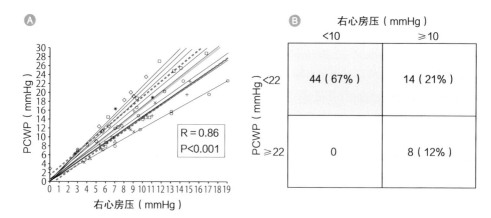

图3.13.2　反映前负荷的指标——右心房压和肺毛细血管楔压（PCWP）

11例HFpEF患者中，在下半身负压和生理盐水负荷下进行的66次右心导管测量所得的右心房压与PCWP之间的关系。Ⓐ：右心房压与PCWP的关系。蓝线表示整体均值。Ⓑ：以右心房压=10 mmHg和PCWP=22 mmHg作为升高的临界值，将测量结果分为4组。正常或升高的分类结果相同的占79%，剩余的占21%，即使右心房压增加，PCWP也没有增加，疑似存在右心功能障碍（引自文献1中的Fig1和Fig2）

心得 3　用 P–V 环解读心力衰竭①

1）为了解释心力衰竭患者的病情，通过收缩功能情况和左心室大小对心力衰竭进行分类。

2）收缩功能不变、左心室小的患者，容易因EDPVR陡峭而出现肺淤血。

3）收缩功能减低、左心室小的患者，更容易出现低心输出量。

用P–V环对心力衰竭进行分类

如果可以根据超声心动图的检查结果粗略地掌握P–V环以及前负荷、后负荷的状态，就可以解释该患者的心力衰竭状态。

很多心力衰竭患者的左心室的大小都是正常的，但为了更清楚地描述不同的病情，将左心室容积大与小的情况分开考虑。结合左心室收缩功能和其大小来看，有四种情况（图3.13.3）。下面讨论各类心力衰竭发生的机制。

分类①：左心室收缩功能不变、左心室容积小。

分类②：左心室收缩功能减低、左心室容积小（未扩大）。

分类③：左心室收缩功能减低、左心室容积增大。

分类④：左心室收缩功能不变、左心室容积增大。

左心室收缩功能不变、左心室容积小（分类①）

HFpEF与高血压性心脏病、肥厚型心肌病等疾病的左心室肥厚程度相当，HFpEF是一种容易发展为CS1的心力衰竭类型。当Emax不变导致体内血管阻力升高或心率加快时，血压（收缩末期压力）会随着动脉弹性（Ea）的升高而升高，从而发生CS1类心力衰竭。由于左心室容积较小，当Ea升高时，每搏输出量就会减少，但EF似乎并没有降低那么多（**第3章 秘传3 心得1**）。即使心输出量因Ea升高而减少，但返回右心室的血量是相同的，因此左心室的残余血量增加，前负荷增加（**第3章 秘传11 心得7**）。但左心室容积越小，前负荷越大。此外，**由于EDPVR陡峭，左心室舒张末期压力容易升高，导致肺淤血。**

急性心力衰竭的主要治疗方法是使用硝酸酯类药物降低前负荷、后负荷。由于Emax保持不变，Ea降低时血压容易降低，但收缩末期容积也容易降低，前负荷易改善。要注意，用利尿剂使循环血量迅速减少时，仅前负荷降低，因此收缩末期容积

左心室收缩功能

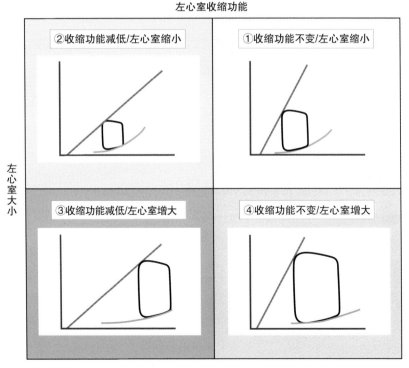

图3.13.3　心力衰竭分类

根据P-V环进行的心力衰竭的分类，需结合左心室收缩功能和左心室大小

不太减小，左心室容积小可能导致每搏输出量减少。而由心力衰竭导致慢性水分潴留和循环血量过多的患者往往需要应用利尿剂。

左心室收缩功能减低、左心室容积小（未扩大）（分类②）

在与ACS相关的心力衰竭中，左心室通常不扩大，但在这种情况下，左心室心肌没有变性，左心室不是很僵硬（左心室的弹性不变），所以前负荷的增加有代偿的余地。

问题是慢性心力衰竭时，存在尽管收缩功能减低，左心室也没有代偿性扩大的情况。 心脏淀粉样变是该类型的典型代表，这种类型的心力衰竭有时也见于缺血性心脏病。因心肌变性等出现左心室难以扩大时，预计其EDPVR会像"硬"左心室的一样陡峭。由于左心室容积小，与每搏输出量的变化相比，EF趋于不变。要注意，这是**一种心输出量低于EF预期**的病情。

由于Emax低，后负荷增加引起的血压（收缩末期压力）上升幅度很小，是一种常导致CS2或CS3类心力衰竭的类型。由于Emax小，后负荷引起的每搏输出量减少很轻微，但也可以说，因为原来的每搏输出量低，所以**很可能发生低心排血量综合征**。与左心室容积小但收缩功能正常的分类①的情况相比，**由于左心室收缩末期容积增大，前负荷可能因后负荷的增加而增加，容易引起肺淤血。**

在这种情况下，减少后负荷是治疗的基础。左心室收缩功能不变时，由后负荷降低引起的血压下降应该很少，但因为患者的原始血压较低，故治疗时还需谨慎。利尿剂也要慎用，但仅由Emax小引起血压降低的风险还是很低的。有时也需要儿茶酚胺制剂来改善心力衰竭，但由于左心室原始容积小，其升压作用可能比在正常人中的小。

心得 4 用 P-V 环解读心力衰竭②

1）左心室收缩功能严重减低时，患者代偿期的血流动力学往往相对稳定。

2）如果下腔静脉不扩张，E/e'值升高，则主要涉及后负荷。

3）虽然很多时候需要使用利尿剂，但应结合超声心动图考虑其必要性和安全性。

左心室收缩功能减低、左心室容积增大（分类③）

在这种情况下，左心室收缩功能长期减低，左心室代偿性扩张，这是HFrEF

的常见表现。虽然左心室射血分数较低，但每搏输出量相对稳定，EDPVR也相对平稳，因此代偿期血流动力学稳定的情况较多。但是，由于P–V环的面积代表心脏做功情况，因此此时获得相同心输出量所耗用的能量很大，从长远来看也是心脏的负担。

心力衰竭时，机体通过增加体内血管阻力和心率来升高Ea，进而维持血压。随着收缩末期容积增大，前负荷和每搏输出量也会增加，左心室舒张末期压力也会升高，但如"**第3章 秘传11 心得9**"所示，EDPVR并没有那么陡峭，因此左心室舒张末期压力在代偿期并不总是很高。像这样，**前负荷和后负荷增加，但心输出量和舒张末期压力维持不变，这就是代偿期。**

代偿期的血流动力学是稳定的，但由于神经系统和内分泌系统的反应，会发生水钠潴留，导致组织淤血和水肿。随着高负荷的持续，心肌损伤也会进一步发展。尽管血流动力学看起来很稳定，但慢性心力衰竭对心脏和全身器官的损害会逐渐累积。这种变化很难从超声心动图上看出来。

当代偿机制因血流动力学的变化而崩溃时，就会发生急性失代偿性心力衰竭。其典型的发生机制是循环血量增加导致了前负荷增加，但也可能是血压快速升高导致后负荷增加。实际上，前负荷和后负荷的影响是密不可分的，但判断以哪个影响为主，对于治疗方案的确定是很重要的。如果主要机制是循环血量增加，则可观察到下腔静脉扩张、下腔静脉随呼吸节律的变异消失等表现，但并非所有急性加重都伴有下腔静脉扩张。由于超声心动图不能直接确认后负荷的增加，因此可以将血压升高和末梢冷感等身体表现作为参考。**当E/e'值上升而下腔静脉内径没有明显扩大时**，前负荷增加而循环血量不增加，所以即使没有明显的血压升高，也认为疾病与后负荷的增加有很大关系。

下腔静脉扩张时多认为需要使用利尿剂，但扩张有时也和后负荷的变化相关。从血压的角度来看，建议**尽可能从具有血管舒张作用的药物开始**。如果下腔静脉扩张较轻微，则应通过扩张血管来改善后负荷，但全身淤血时常需使用利尿剂。在有心动过速的情况下，短期应用β受体阻滞剂可有效降低心率和Ea。然而，还需要谨慎，因为β受体阻滞剂的负性肌力作用可能加剧心力衰竭。对于这点，短期应用β受体阻滞剂是很安全的。因为心动过速的患者，在急性失代偿性心力衰竭发作前，其心功能并不差，因此，急性期左心室射血分数降低的心动过速患者是适用的。伊伐布雷定可在不减低收缩功能的情况下降低心率，是一种更安全的药物。

对于低血压的情况，如果E/e'值在8以下，则有可能是前负荷不足（Forrester Ⅲ型）。除此之外，心功能低下时即使增加前负荷也无法使血压充分上升，因此有时需要使用儿茶酚胺制剂等强心剂。

在任何情况下，当这种最常见的HFrEF类型导致急性失代偿性心力衰竭时，应结合超声心动图考虑是否需应用利尿剂，而不是直接应用利尿剂治疗。

左心室收缩功能不变、左心室容积增大（分类④）

这种类型见于代偿性主动脉瓣关闭不全（在反流瓣膜疾病中，由于前负荷增加，收缩功能被高估）。在极少数情况下，扩张型心肌病可能会因左心室增大而改善收缩功能。在这种情况下，心力衰竭症状很少见，不太可能出现急性加重。但左心室容积增大意味着心脏一次搏动完成的工作量变大，笔者认为应该继续使用β受体阻滞剂等进行慢性治疗。也有报道指出，即使在心功能几乎正常且没有症状的扩张型心肌病患者中，当停止治疗时，也可观察到心功能的快速减低。

表3.13.1总结了每种类型心力衰竭的特征。

表3.13.1　根据P-V环分类的心力衰竭的特征

左心室大小	收缩功能	典型疾病	急性心力衰竭	EDPVR表现	治疗和注意点
缩小	减低	心脏淀粉样变	主要是 CS2~CS3	陡峭	血压降低容易引起肺水肿 利尿剂造成血压降低 低心排血量综合征
	不变	高血压性心脏病 肥厚型心肌病	主要是CS1	陡峭	多为CS1类心力衰竭 血压控制 注意利尿剂引起血压降低
扩大	减低	扩张型心肌病 缺血性心肌病	CS1~CS3	平缓	HFrEF的一般治疗
	不变	治疗反应病例 心脏瓣膜反流（初期）	基本稳定	平缓	继续治疗

●参考文献

1）Drazner MH, et al：Circ Heart Fail, 3：202-206, 2010

瓣膜、心包和右心室对心力衰竭的影响
这点必须牢记

本书在此之前主要从左心室负荷的角度来研究心力衰竭的血流动力学，但调节血流动力学的不仅仅是左心室，瓣膜、心包和右心室的影响也不容忽视。超声心动图的巨大优势在于可以全面评估心力衰竭的病理生理学特点。

心得 1　心力衰竭中的主动脉瓣狭窄

1）如果疑为主动脉瓣狭窄，即使在急性期也要确认其最大流速。

2）在严重性评估中，测量左心室流出道内径时容易出现误差。

3）主动脉瓣重度钙化时考虑二叶式主动脉瓣的可能性。

瓣膜疾病多为引起心力衰竭的原因，初诊的心力衰竭患者应考虑瓣膜疾病的可能性。主动脉瓣疾病如主动脉瓣狭窄（aoritic stenosis，AS）和主动脉瓣关闭不全的特点是长期无症状进展（图3.14.1），通常仅在急性心力衰竭发作后才被诊断出来。如果在初诊时就发现主动脉瓣严重退化或主动脉根部扩张，请务必检查主动脉瓣压差以及主动脉瓣关闭不全的有无和程度。

主动脉瓣疾病导致的心力衰竭

当在急性心力衰竭患者中观察到严重的主动脉瓣变性时，即使在急性期，也要用连续波多普勒检查最大流速和压差。经导管主动脉瓣植入术（transcatheter aortic valve implantation，TAVI）治疗 AS 现在是可行的，紧急 TAVI 治疗可能使难治性急性心力衰竭患者的 AS 得到显著的改善。

AS经常在体检时被意外发现，当出现症状时，往往以呼吸急促等慢性心力衰竭症状为表现。心绞痛和晕厥可能是其首发症状，但无论症状如何，有症状的 AS 都需要手术治疗。TAVI 的进步使得微创治疗成为可能，TAVI 的适应证范围正在从最初的"手术不适合患者、高危患者"扩大到"中危患者"，预计该范围还会扩大。但AS往往与冠状动脉疾病有关，需要评估心肌缺血是否源于AS，还需要排除其他晕厥有关的疾病的可能性。

主动脉瓣狭窄的严重程度评估

评估AS严重程度的依据是主动脉瓣的峰值血流速度、收缩期平均压差、瓣口面积和基于连续性方程的瓣口面积指数。应考虑介入治疗的晚期主动脉瓣狭窄的标准是：峰值血流速度≥4.0 m/s，收缩期平均压差≥40 mmHg，瓣口面积<1.0 cm²，瓣口面积指数<0.6 cm²/m²（表3.14.1）[2]。对于体型较小的日本人，瓣口面积≤1.0 cm²是否应作为参考标准尚存在争议，目前标准尚未确立。估算瓣口面积需要左心室流出道内径，但其测量可能存在误差。使用经食管三维超声的研究表明，左心室流出道并不总是一个完美的圆形，由一个横截面的直径得到的左心室流出道的横截面积可

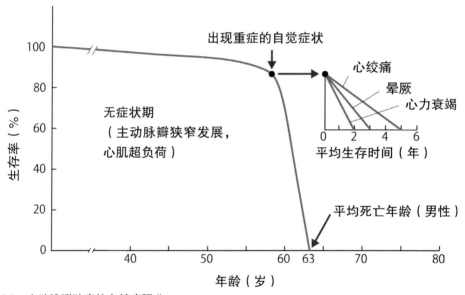

图3.14.1 主动脉瓣狭窄的自然病程[1]

表3.14.1 主动脉瓣狭窄的严重程度评估

评估指标	主动脉瓣硬化	轻度狭窄	中度狭窄	重度狭窄
峰值血流速度（m/s）	< 2.5	2.6 ~ 2.9	3.0 ~ 4.0	≥4.0
收缩期平均压差（mmHg）	−	< 20	20 ~ 40	≥40
瓣口面积（cm²）	−	> 1.5	1.0 ~ 1.5	< 1.0
瓣口面积指数（cm²/m²）	−	> 0.85	0.60 ~ 0.85	< 0.6
最大血流速度比（V_{LVOT}/V_{AV}）	−	> 0.50	0.25 ~ 0.50	< 0.25

（引自文献2，Table 3）。

能不准确。因此，可用左心室流出道和主动脉瓣的最大血流速度比（V_{LVOT}/V_{AV}）取代瓣口面积，作为评估AS严重程度的指标。这个最大血流速度比的误差小于由连续性方程得到的瓣口面积，若$V_{LVOT}/V_{AV} \geq 0.25$，则认为是严重的AS [2]。表3.14.2总结了评估AS严重程度时的超声心动图的正确测量方法。

二叶式主动脉瓣的注意点

如果观察到主动脉瓣重度钙化，则可能是二叶式主动脉瓣。在二叶式主动脉瓣的情况下，可能存在AS或主动脉瓣反流。由于升主动脉底部容易扩张，易发生主动脉夹层，**主动脉瓣环直径为4.5 cm以上的患者适合进行人工血管置换手术。**

表3.14.2　主动脉瓣狭窄的严重程度评估法

指标	记录	测量
左心室流出道内径	●用胸骨旁左心室长轴切面 ●缩放模式 ●优化增益以区分血液和组织	●缘对缘测量 ●在收缩中期测量 ●在平行和邻近主动脉瓣的部位或在血流测量部位测量
左心室流出道血流速度	●用脉冲波多普勒 ●用心尖长轴切面像或心尖五腔切面像 ●在主动脉瓣的主动脉侧放置取样容积，并在必要时将其缓慢移动到主动脉侧以获得干净的波形 ●设置基线和比例，使波形大小最大化。扫描速度为50～100 mm/s ●壁滤波设置为低 ●波形平滑，峰值清晰，峰值速度范围小	●测量强信号波峰处的最大流速 ●TVI 跟踪波形的平滑部分
AS射流速度	●用连续波多普勒 ●从多个切面（心尖、胸骨上切迹、胸骨右缘等）测量 ●降低增益，提高壁滤波，并调整基线、曲线和比例以获得最佳图像 ●减慢扫描速度，以灰度方式查看波形 ●调整速度范围和基线，使波形在测量范围内最大程度地贴合	●测量强信号波峰处的最大流速，避开噪声和弱信号部分 ●TVI追踪强信号区域的外缘 ●平均压差由轨迹线计算 ●测量最大流速的横截面
解剖学结构	●胸骨旁左心室长轴切面及短轴切面 ●缩放模式	●检查收缩期瓣膜的数量并检查是否存在脊 ●确认瓣叶活动度和交连部的粘连 ●评估瓣膜钙化

（引自文献2，Table 1）。

心得 2　低流速、低压差 AS

1) 心输出量低下的AS患者，有时其峰值血流速度及平均压差等会造成对AS严重程度的低估。

2) 低剂量的多巴酚丁胺有助于有效评价由心功能低下造成的低流速、低压差AS。

3) 尚未形成关于心功能正常的低流速、低压差AS的辨别方法。

低流速、低压差AS是什么

在AS严重程度的评价项目中，峰值血流速度和收缩期平均压差是通过多普勒中的血流速度求得的。有时左心室收缩功能减低、左心室肥大等会造成左心室容积小、心脏每搏输出量小，这种情况下，**与瓣口面积的变化矛盾的是血流速度明显减缓**。用连续性方程计算瓣口面积是用主动脉瓣的TVI除以左心室流出道的TVI，因此低流量产生的影响因被抵消而变小。因此，即使瓣口重度狭窄，血流速度、平均压差也不能作为衡量重度狭窄的标准，这就是低流速、低压差AS。部分心功能低下患者的左心室内压无法正常升高、主动脉瓣开放时压差小，导致测得的瓣口面积小（假性重度AS，pseudo severe AS）。因此，**当峰值血流速度、收缩期平均压差和瓣口面积（指数）的评价结果之间出现矛盾时，需要判断是否为低流速、低压差AS**。

导致低流速、低压差AS的原因有两种，一种为心功能低下，另一种为左心室过小；由后者导致的被称为矛盾性低流速、低压差AS。

由心功能低下导致的低流速、低压差AS

由心功能低下导致的低流速、低压差AS定义如下：

● 主动脉瓣瓣口面积 < 1.0 cm^2；

● 收缩期平均压差 < 40 mmHg；

● 左心室射血分数 < 50%；

● 每搏输出量系数（每搏输出量/体表面积）< 35 mL/m^2。

在心功能低下的情况下，若峰值血流速度达4.0 m/s以上或者收缩期平均压差达40 mmHg以上，则仍然判定为重度AS。

低剂量多巴酚丁胺负荷超声心动图试验能有效帮助辨别由心功能低下引起的低流速、低压差AS以及假性重度AS。多巴酚丁胺负荷从2.5~5 μg/(kg·min)开始，之后每3~5分钟增加2.5~5 μg/(kg·min)，剂量最大为20 μg/(kg·min)。图3.14.2是一般试验步骤的示意图[3]。

多巴酚丁胺负荷终止的条件：①多巴酚丁胺达到最大剂量；②出现阳性表现；③心率比负荷前上升超过10~20次/分，或心率超过100次/分；④出现低血压、心律失常症状。阳性表现指峰值血流速度≥4.0 m/s，收缩期平均压差为30~40 mmHg，并且瓣口面积无论在哪个阶段都未超过1.0 cm²。随着负荷增加，若瓣口面积出现超过1.0 cm²的情况，则不能算作重度狭窄。

即使实施了多巴酚丁胺负荷超声心动图试验，但若在每搏输出量的增加幅度低于20%，即收缩力储备不充分的情况下，也很难判断。这种情况下，可以假设负荷试验各阶段的左心室流出道流量和瓣口面积之间呈直线关系，从而推测左心室流出道流量正常（250 mL/s）时的瓣口面积，进而求得预测瓣口面积。图3.14.3为计算预测瓣口面积的示意图。

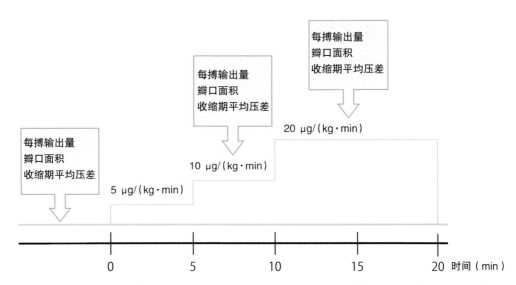

图3.14.2　为心功能低下导致的低流速、低压差AS而进行的多巴酚丁胺负荷超声心动图试验的一般步骤示意图（基于文献3所制）

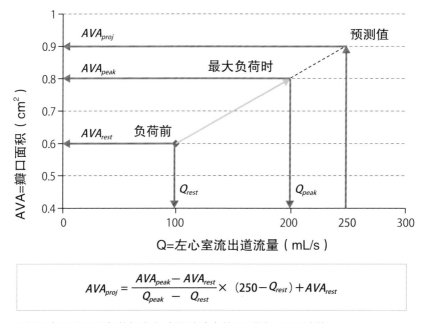

$$AVA_{proj} = \frac{AVA_{peak} - AVA_{rest}}{Q_{peak} - Q_{rest}} \times (250 - Q_{rest}) + AVA_{rest}$$

图3.14.3　低剂量多巴酚丁胺负荷超声心动图试验中的预测瓣口面积计算
即使达到最大负荷，若每搏输出量的增加幅度低于20%，则应假设负荷试验各阶段的左心室流出道流量和瓣口面积为直线关系，当直线延长至250 mL/s时的瓣口面积作为预测瓣口面积

矛盾性低流速、低压差AS

对于心功能正常的患者，更难鉴别的是**矛盾性低流速、低压差AS**与假性严重AS。虽然低剂量多巴酚丁胺负荷超声心动图试验被证实在一些病例上能提供有效帮助，但是证据并不充分。指南也指出，它也许并不能像在心功能低下患者中那样提供足够有效的证据。主动脉瓣重度钙化反映了较高的严重程度，但是仅凭此点来进行判断也是不充分的。目前未确立有效的检查方法。指南[2]指出，发现疑似**矛盾性低流速、低压差AS**时，必须确认是否存在测量误差或检查时血压过高。除了一些体型较小的、在临床上被诊断为中度AS患者，还要排除当瓣口面积为$0.8 \sim 1.0 \text{ cm}^2$时，峰值血流速度、收缩期平均压差的临界值不一致的情况[2]。

心得 **3** 主动脉瓣关闭不全与心力衰竭

1) 急性主动脉瓣关闭不全患者的左心室不出现代偿性增大，也可以导致急性肺水肿。

2) 慢性主动脉瓣关闭不全患者的手术适应证不仅需要考虑主动脉瓣关闭不全的严重程度，患者的症状和左心室功能情况也很重要。

3) 评价急性心力衰竭下的主动脉瓣关闭不全需要选择直接的、可以在短时间内实现的方法。

　　关系到心力衰竭的主动脉瓣关闭不全（AR），包括由主动脉瓣或瓣环的破裂、变形导致的急性主动脉瓣关闭不全和慢性主动脉瓣关闭不全。

急性主动脉瓣关闭不全症状

　　急性主动脉瓣关闭不全的发病原因通常是感染性心内膜炎、主动脉夹层等。心脏舒张期间，血液从主动脉流入，前负荷重度增加。然而左心室并未随着该急性变化而出现代偿性增大，舒张期压力上升，急性肺水肿随之出现。由于舒张期中途左心室内压超过左心房压，导致二尖瓣提前关闭，以及紧随而来的舒张期二尖瓣关闭不全。为了维持心输出量，心率加快，左心室表现出过度收缩的倾向，从而引起心肌缺血，有时甚至因为无法代偿血流动力学的恶化而造成休克。同时合并主动脉夹层的情况为Stanford A型，需要实施紧急手术（图3.14.4）。感染性心内膜炎在内科治疗下大多血流动力学不稳定，建议在兼顾病因诊断、治疗的同时，早期进行外科治疗。

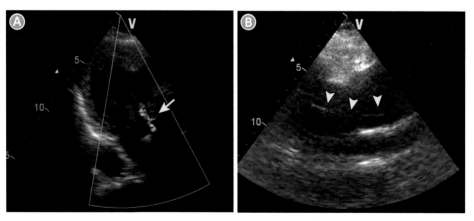

图3.14.4　主动脉瓣关闭不全（AR）伴主动脉夹层

AR为轻度（图Ⓐ箭头），由于升主动脉剥离出现内膜片（图Ⓑ三角箭头），诊断为AR伴Stanford A型主动脉夹层

利用超声心动图评估主动脉瓣关闭不全的严重程度时，需要同时评估是否存在肺动脉高压以及其他情况。指南[4]中明确指出，由于压力减半时间缩短（300 ms以下）、左心室流入血流的减速时间缩短150 ms以下、二尖瓣提前关闭等，主动脉舒张压和左心室舒张压之间的差值会迅速减小。

评价慢性主动脉瓣关闭不全的严重程度

主动脉瓣关闭不全严重程度的评价指标有压力减半时间、反流率、射流紧缩口直径、PISA法等，可以综合参考多项指标来考虑患者的手术条件。表3.14.3以美国ASE指南为基础，标明了主动脉瓣关闭不全严重程度的评价概要[5]。但是慢性主动脉瓣关闭不全患者的手术适应证并不是简单地由主动脉瓣关闭不全本身的严重程度决定的，患者症状以及左心室功能情况也很重要。图3.14.5为美国AHA指南中适用

表3.14.3 评价主动脉瓣关闭不全的严重程度

评价指标	轻度	中度		重度
结构性评价指标				
主动脉瓣	正常或异常	正常或异常		异常或脱垂或对合不良
左心室大小	正常	正常或增大		一般增大※
定性多普勒指标				
左心室流出道反流束	向心性反流束窄	中度		向心性反流束宽，偏心性反流束各异
血流汇聚区	没有或非常小	中度		大
波形信号强度（CW）	波形不完全或弱	强		强
PHT（CW）	波形不完全或弱并徐缓，>500 ms	中度，200~500 ms		陡峭，<200 ms
降主动脉的反流（PW）	短时间、舒张早期	中度		舒张前期明显反流
半定量指标				
射流紧缩口直径（cm）	<0.3	0.3~0.6		>0.6
反流束宽度/流出道宽度（%），向心性反流束	<25	25~45	46~64	≥65
反流束截面积/流出道截面积（%），向心性反流束	<5	5~20	21~59	≥60
定量指标				
反流量（毫升/拍）	<30	30~40	45~59	≥60
反流率（%）	<30	30~39	40~49	≥50
EROA（cm²）	<0.01	0.10~0.19	0.20~0.29	≥0.30

注：※在左心室功能正常并且没有引发左心室增大的其他疾病的情况下，急性的除外（左心室没有时间增大）。CW，连续波多普勒；PW，脉冲波多普勒；PHT，压力减半时间；EROA，有效反流口面积（引自文献5，Table 11）。

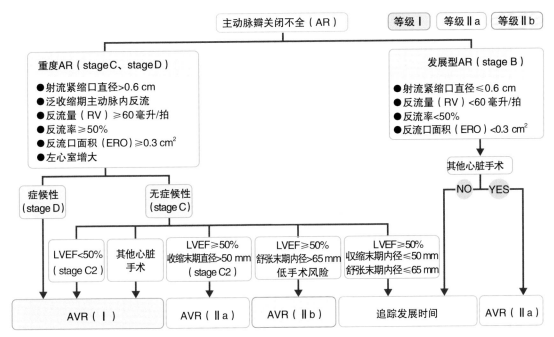

图3.14.5 适宜进行主动脉瓣置换术（AVR）的患者筛选流程图

基于美国心脏协会（AHA）发布的瓣膜疾病病例管理相关指南。

AR，主动脉关闭不全；AVR，主动脉瓣置换术（根据病症不同，有些患者适用于主动脉瓣成形术）；LVEF，左心室射血分数（引自文献6，Fig 2）

于主动脉瓣置换术的筛选流程图[6]）。

评价急性心力衰竭中的主动脉瓣关闭不全

无论是急性主动脉瓣关闭不全还是慢性主动脉瓣关闭不全，在急性心力衰竭的情况下，没有必要也没有时间详细对主动脉瓣关闭不全的严重程度做出评价。需要在表3.14.3的评价方法中选择直观、短时间内能够做出评价的方法。并且，反流束到达左心室的程度很大程度上受到左心室舒张期压力的影响，因此不适合用其评价疾病严重程度。

评价主动脉瓣关闭不全严重程度的基本原则是"反流束越宽，主动脉瓣关闭不全越严重"。压力减半时间是常用的、能够简便评价主动脉瓣关闭不全严重程度的指标，然而其可信度却不高（图3.14.6）。若压力减半时间缩短到200 ms以下则判断为重度，然而有时会出现连续波多普勒波形中峰值处和包绕线不明确的情况，需要花费很长时间测量。如果在急性期有测量定量指标的时间，那观察射流紧缩口直径相较于压力减半时间来说或许更加有效。

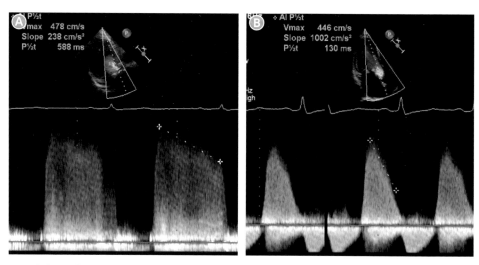

图3.14.6　根据主动脉瓣关闭不全患者的反流束波形做出的严重程度评价

应用连续波多普勒对反流束波形的记录。图Ⓐ为轻度主动脉瓣关闭不全，图Ⓑ为重度主动脉瓣关闭不全，图Ⓐ与图Ⓑ相比，压力减半时间更长，信号强度更弱（更薄）。波形显示不完全（图Ⓐ为最初的波形）。可以注意到图Ⓑ与图Ⓐ相比，信号强度更强（更明显）

　　就笔者个人而言，利用胸骨旁左心室短轴切面就能简单测出反流束宽度和左心室流出道宽度的比值，笔者认为这是一个很好的方法（**图3.14.7**）。由于并未明确规定测量位置（指南[5]中规定在距射流紧缩口直径测量部位1 cm范围之内测量），因此有时测量位置并不准确。但因为其测量很简单，总体上来说，由此可对主动脉瓣关闭不全严重程度做出一个大致的判断。当反流束宽度/流出道宽度达0.65以上时，一般考虑为重度[5]，这对于直线型的向心性反流束来说是很好的评价指标，但是不适用于偏心性反流束。虽然测量射流紧缩口直径比测量反流束宽度/流出道宽度更耗时间，但是如果能够得到一个合适测量的图像，那么测得的射流紧缩口直径也同样适用于偏心性反流束。和反流束宽度/流出道宽度一样，利用胸骨旁左心室短轴切面也能求出反流束横截面积与流出道横截面积的比值，但是与利用胸骨旁左心室短轴切面测出的反流束宽度/流出道宽度相比，业界对利用胸骨旁左心室短轴切面测出的横截面积比值认可度较低。

　　除了上述方法，用连续波多普勒观察反流速度波形时信号强度弱（画面显示较浅）的部分，提示血流中的红细胞少（=血流少），因此可以判断主动脉瓣关闭不全为轻度（**图3.14.6**），这个方法能够简单评价该病的严重程度。彩色多普勒中，近端等速表面积（proximal isovelocity surface area，PISA）未见或小范围可见血流汇聚区，提示反流为轻度，大范围可见血流汇聚区时提示反流为重度。

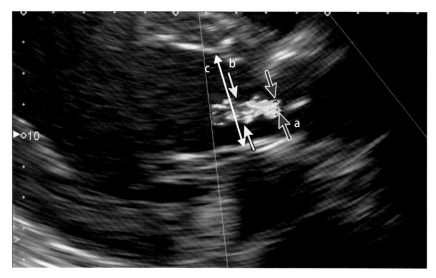

图3.14.7 根据彩色多普勒对主动脉瓣关闭不全严重程度做出评价
在胸骨旁左心室短轴切面中，求出主动脉瓣部位的最小反流束的直径，即射流紧缩口直径（a），反流束宽度/流出道宽度=b/c。在距射流紧缩口直径测量部位1 cm之内的范围测量b、c

　　主动脉瓣关闭不全即使不是心力衰竭的病因，由于它会增加前负荷，也很有可能是造成心力衰竭恶化的因素。慢性主动脉瓣关闭不全引发的心力衰竭基本都伴有左心室增大。大多数情况下，左心室增大后，从局部室壁运动来看，即使左心室EF降低也不会降低太多。对于患有慢性主动脉瓣关闭不全、无左心室增大、有收缩功能显著减低的患者，或许缺血性心脏病等心脏疾病才是心力衰竭的真正病因。

心得 4　心力衰竭下的二尖瓣关闭不全①

1) 急性二尖瓣关闭不全表现为前负荷突然增加和心输出量不足。

2) 器质性的二尖瓣关闭不全，需要确认二尖瓣脱垂部位。

3) 仅二尖瓣环重度钙化，不会发展到重度二尖瓣关闭不全。

　　近年来，在与心力衰竭相关的二尖瓣疾病中，二尖瓣狭窄的发病频率较低，因此本书不对其进行赘述，下面将重点讨论二尖瓣关闭不全。急性二尖瓣关闭不全和慢性二尖瓣关闭不全都有可能导致心力衰竭，而慢性二尖瓣关闭不全又分为原发性二尖瓣关闭不全和继发性二尖瓣关闭不全。

急性二尖瓣关闭不全

急性二尖瓣关闭不全可由乳头肌断裂、感染性心内膜炎等急性心肌梗死的机械性并发症导致。向左心房反流的血液在下次心搏时重新流回左心室，左心室前负荷增加。与主动脉瓣关闭不全一样，对于前负荷的增加，左心室和左心房并未充分实现代偿性增大，导致左心室在舒张期压力上升，引发急性肺水肿。若向左心房反流的血液过多，则体循环的输出量（=心输出量）不足，常会导致休克。

即使通过超声心动图确认为重度二尖瓣关闭不全，只要没有原发疾病导致的心脏增大，就基本不可见左心室、左心房的增大，但左心室会出现过度收缩。伴随感染性心内膜炎出现的关闭不全由二尖瓣的破损导致（图3.14.8）。常出现脓肿，也可不出现。由瓣穿孔导致的二尖瓣关闭不全，通常反流束从瓣叶中喷出（图3.14.8），喷出位置与通常反流束的喷出位置不同。急性心肌梗死乳头肌断裂时，二尖瓣呈甩鞭样运动，常可见乳头肌断裂残端（**第2章 秘传6 心得4**）。

Ⓐ 彩色多普勒扫描图　　　　　Ⓑ 二维多普勒超声成像图

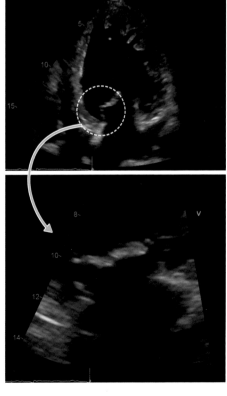

图3.14.8　感染性心内膜炎中的二尖瓣破损
Ⓐ：图中可见二尖瓣前叶左心室侧存在血流汇聚区（PISA法），提示存在瓣叶间反流（箭头）。
Ⓑ：图中相同部位存在穿孔

慢性原发性（器质性）二尖瓣关闭不全

慢性二尖瓣关闭不全导致的心力衰竭多可通过手术改善，常作为心力衰竭的一大病因备受关注。慢性二尖瓣关闭不全分为以二尖瓣脱垂为主的原发性（器质性）二尖瓣关闭不全和伴有缺血性心肌病的继发性（功能性）二尖瓣关闭不全。下一节（**心得5**）将对继发性二尖瓣关闭不全进行说明，下面主要对原发性二尖瓣关闭不全进行总结。

从血流动力学角度，由于慢性前负荷增加，左心室和左心房增大，在稳定的状态下不一定会出现肺动脉高血压的症状。左心室、左心房的增大使得**二尖瓣环增大，进而使二尖瓣关闭不全加重，由于前负荷增加，收缩功能亢进**。向体循环射出的血液减少，动脉弹性降低，左心室收缩末期容积减小，左心室射血分数进一步提高。快速发展的患者通常因其对左心室心肌造成了损伤，使得心肌收缩功能减低。

P–V环对于认识慢性二尖瓣关闭不全的血流动力学帮助不大，**图3.14.9**为二尖瓣关闭不全患者P–V环示意图。前负荷增加的同时，后负荷进一步降低，左心室舒张末期容积小，由于等容收缩期时二尖瓣未完全关闭，无法进入"等容"状态，右边不呈垂直线。由于等容舒张期时二尖瓣完全关闭，P–V环左边为直线。

由于前、后负荷的变化，左心室射血分数提高。慢性二尖瓣关闭不全患者，若其左心室射血分数低于60%，则可能具备实施手术的条件。**表3.14.4**是美国ASE指

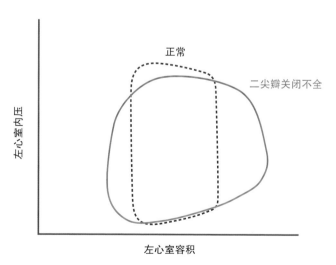

图3.14.9　二尖瓣关闭不全患者的P–V环

图形化展示慢性二尖瓣关闭不全患者（红线框）与正常人（虚线框）的P–V环的差别

表3.14.4　评价二尖瓣关闭不全的严重程度

评价指标	轻度	中度		重度
结构性评价指标				
二尖瓣状态	正常或轻度瓣尖变化（如轻度肥大、钙化、脱垂或轻度膨隆）	中度瓣尖变化或中度膨隆		重度瓣尖异常（原发性：瓣尖脱垂，乳头肌断裂，重度挛缩、穿孔）
左心室大小[※1]	一般正常	正常或轻度增大		增大[※2]
定性多普勒指标				
彩色多普勒反流束面积[※3]	细小的向心性反流束，有时持续时间短	多种情况		大的中心性反流束（占左心房面积超过50%），或者沿左心房壁的离心性反流束，不考虑大小
血流汇聚区[※4]	看不见、一瞬间可见或者很小	中等大小和持续时间中等		整个收缩期都很大
波形信号强度（CW）	弱，一部分，呈抛物线形	强，仅部分，呈抛物线形		贯穿整个收缩期，强，呈三角形
半定量指标				
射流紧缩口直径（cm）	<0.3	中等		≥0.7（两个切面平均值≥0.8）[※5]
肺静脉血流[※6]	以收缩期为主（左心室功能减低或心律不齐中S/D<1的情况也有）	正常或者S/D<1[※6]		收缩期波非常小或消失，或收缩期血液反流
左心室流入波形	以A波为主	多种情况		以E波为主（>1.2 m/s）
定量指标[※7, 8]				
EROA、2D-PISA（cm²）	<0.20	0.20~0.29	0.30~0.39	≥0.40（继发性二尖瓣关闭不全中，反流瓣口呈椭圆形的低于该数值）
反流量（mL）	<30	30~44	45~59[※7]	≥60
反流率（%）	<30	30~39	40~49	≥50

注：[※1]：主要适用于原发性二尖瓣关闭不全；

[※2]：对于体型较小的急性二尖瓣关闭不全或慢性重度二尖瓣关闭不全患者来说有时为正常范围；

[※3]：Nyquist速度设定为50~70 cm/s；

[※4]：通常在Nyquist速度为30~40 cm/s的前提下，小于0.3 cm则视为小，大于1 cm则视为大；

[※5]：心尖两腔切面和心尖四腔切面的平均值；

[※6]：也受其他因素的影响（如左心室舒张功能、心律不齐、左心房压）；

[※7]：在低流量、高流量的情况下，对EROA、反流量、反流率的评价有时不一致；

[※8]：定量指标中可将中度的标准进一步细分。

CW，连续波多普勒；PW，脉冲波多普勒；PHT，压力减半时间；EROA，有效反流口面积；PISA，近端等速表面积。

（引自文献5，Table 8）。

南中给出的二尖瓣关闭不全严重程度的评价标准[5]，将此表套入美国AHA指南形成二尖瓣关闭不全手术条件筛选流程图（图3.14.10）。ASE指南对原发性与继发性二尖瓣关闭不全的严重程度的评价使用统一标准。最近的指南[5]指出，原发性的重度二尖瓣关闭不全，即使没有症状，并且左心室功能及形态正常（左心室射血分数 > 60%，左心室收缩末期内径 < 4.0 cm），若随着时间发展，左心室逐渐扩大，或者左心室射血分数逐渐降低，那么也应该考虑实施手术。有观点认为根据超声心动图无法准确评价二尖瓣关闭不全患者是否符合手术条件，应尽量结合MRI等其他成像方法来判断。

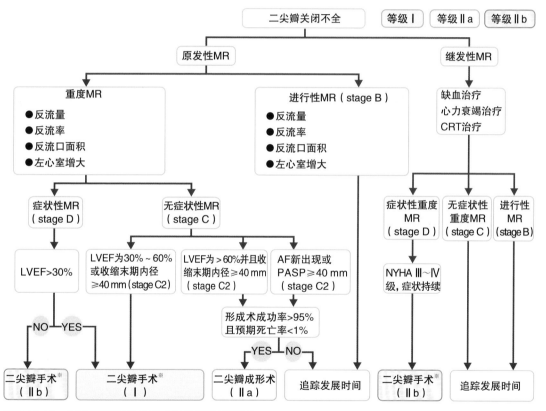

图3.14.10　二尖瓣关闭不全手术条件筛选流程图

※：在条件符合的情况下，相比二尖瓣置换术，二尖瓣成形术或许更合适。

MR，二尖瓣关闭不全；CRT，心脏再同步化治疗；AF，心律不齐；PASP，收缩期肺动脉压；LVEF，左心室射血分数；NYHA，纽约心脏协会心功能分级（引自文献6，Fig 4）

对于发展为心力衰竭的原发性二尖瓣关闭不全患者，最可能的病因是二尖瓣脱垂。在实施二尖瓣成形术前必须了解脱垂的是哪个瓣膜。一般以Carpentier的分区来表示二尖瓣的解剖学结构。在经胸超声心动图（图3.14.11）、经食管超声心动图（图3.14.12）的标准切面中可观察到瓣尖[7]。在经食管超声心动图中可从左心房侧观察到二尖瓣，这与外科手术时是同样的视角。可以通过确认收缩期哪个瓣尖越过二尖瓣环脱入心房来确认脱垂部位，也能通过反流束的方向推测脱垂部位（图3.14.13）。

老年人的二尖瓣环钙化也是二尖瓣关闭不全的病因。这种情况下，一般二尖瓣关闭不全多为轻度至中度，基本不会发展至重度进而造成心力衰竭。

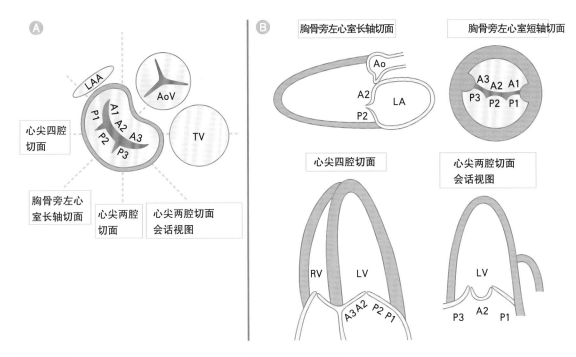

图3.14.11　经胸超声心动图中各切面所见二尖瓣的解剖学位置

Ⓐ：二尖瓣尖与基本切面的关系。将心尖两腔切面设定为可见二尖瓣的三处结构。Ⓑ：各切面可确认的二尖瓣尖，按照Carpentier分类表示。在胸骨旁左心室长轴切面中，将探头置于主动脉瓣侧可确认A1、P1。将探头置于心尖四腔切面可确认A3、P3（想象在图Ⓐ中移动胸骨旁左心室长轴切面，就可以理解了）。Ao，主动脉；AoV，主动脉瓣；TV，三尖瓣；LA，左心房；LAA，左心耳；LV，左心室；RV，右心室；A1~A3、P1~P3为Carpentier 分类表示

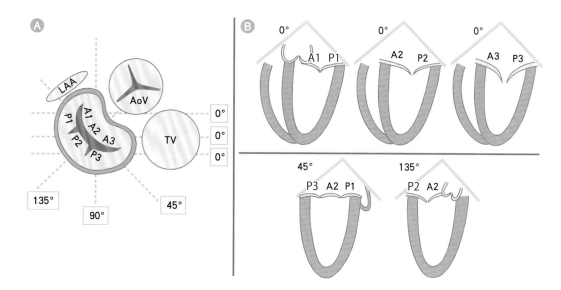

图3.14.12 经食管超声心动图中所见二尖瓣的解剖学位置

Ⓐ：二尖瓣与经食管超声心动图切面的关系。Ⓑ：各切面中可确认的二尖瓣尖按照Carpentier分类表示。0°的切面基本可观察到A2、P2，浅处可观察到A1、P1，深处可观察到A3、P3。AoV，主动脉瓣；TV，三尖瓣；A1~A3、P1~P3为Carpentier分类表示

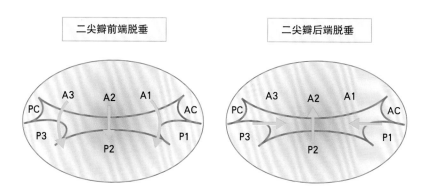

图3.14.13 二尖瓣脱垂部位与反流束方向

经胸超声心动图（左心室侧）观察到的二尖瓣部位，以及随各部位脱垂出现的反流束的方向。但是，在超声心动图中确认AC、PC时常阻碍重重，一般它们分别表现为包含P1和AC的前连合，以及包含P3和PC的后连合。AC，前连合处；PC：后连合处

心得 5 心力衰竭下的二尖瓣关闭不全②

1) 二尖瓣关闭不全会使心力衰竭恶化，从而进一步使二尖瓣关闭不全恶化。

2) 大部分情况下，急性心力衰竭中没必要评价二尖瓣关闭不全的严重程度，很多时候仅凭肉眼观评价已足够。

3) 计算反流束截面积和左心房截面积比值的方法十分简便，适用于急性心力衰竭，但是应注意在实际操作中有很多"陷阱"。

继发性二尖瓣关闭不全的机制

继发性二尖瓣关闭不全不但是心力衰竭的病因，也是导致其恶化的主要原因。它虽然分为缺血性和非缺血性两种，但是这两种都由同样的机制产生，并且症状基本没有差别。由慢性缺血性心肌病和扩张型心肌病等伴左心室增大的疾病引发的二尖瓣关闭不全，主要与左心室增大牵拉瓣尖、左心房及左心室增大导致二尖瓣环增大、二尖瓣关闭导致心内压降低等有关。由于牵拉常发生在后乳头肌，因此有时后壁梗死的患者，即使左心室只轻度增大，也会造成重度二尖瓣关闭不全。二尖瓣的变性是轻度的，二尖瓣尖通过瓣环被牵引向左心室一侧。因为不伴二尖瓣的变性，所以被称为功能性关闭不全。

心力衰竭一旦恶化，前负荷增加，随即左心室增大，从而引起更强的牵拉，二尖瓣环不断增大，致使二尖瓣关闭不全恶化。而二尖瓣关闭不全的恶化又会反过来使前负荷增加，造成心力衰竭的进一步恶化，接着又造成二尖瓣关闭不全的恶化……像这样陷入恶性循环之中。心力衰竭恶化时的二尖瓣关闭不全一般能够通过治疗改善，但是在考虑实施手术治疗时，也有需要注意的地方。

不伴左心室增大的继发性心肌病、肥厚型心肌病等也会引发继发性二尖瓣关闭不全。心脏淀粉样变中，淀粉样物质在二尖瓣沉淀、左心室增大导致的二尖瓣环增大等是其病因。与左心室增大时的情况不同，在肥厚型心肌病中，继发性二尖瓣关闭不全的出现与左心室的形态变化、二尖瓣前端的收缩期前向运动（SAM）、瓣尖与腱索的形态异常等复杂机制有关。

无论是何种原因造成的二尖瓣关闭不全，都是导致急性心力衰竭恶化的因素。急性心力衰竭的超声心动图中出现二尖瓣关闭不全表现时，首先需要确定是否为急性二尖瓣关闭不全，或者判断其是否为造成心力衰竭的真正原因。前者可以根据瓣尖的形态和运动、二尖瓣关闭不全反流束的位置、没有左心房增大来进行甄别。后者可以主要以是否存在二尖瓣脱垂来判断。把握二尖瓣关闭不全的严重程度（表3.14.4）对确定治疗方案也起着十分重要的作用。如果并发重度二尖瓣关闭不全，导致急性心力衰竭恶化，那么应该减轻前负荷和体内血管阻力，以增加射向主动脉的前向血流，在血压保持稳定的情况下，考虑应用硝酸酯类药物等。

急性心力衰竭下二尖瓣关闭不全的评价

在以前的指南中，若继发性二尖瓣关闭不全的EROA≥0.20 cm²、反流量≥30 mL、反流率≥50%，则将被认定为重度二尖瓣关闭不全，其重度阶段早于原发性二尖瓣关闭不全的重度阶段。而最近的指南对原发性二尖瓣关闭不全与继发性二尖瓣关闭不全不做区分，使用同一严重程度评价标准，继发性二尖瓣关闭不全与原发性二尖瓣关闭不全中重度的评价标准相同，同为EROA≥0.40 cm²、反流量≥60 mL、反流率≥50%。这是因为EROA为0.20 ~ 0.40 cm²的患者，手术等治疗的预后改善效果尚未确定。但是评价继发性二尖瓣关闭不全的严重程度比评价原发性二尖瓣关闭不全的更难，指南[5]中指出，有时即使EROA≥0.30 cm²、反流量<60 mL的患者也可能为重度。

虽然二尖瓣关闭不全的严重程度要结合多个指标综合评价，但是在发生急性心力衰竭时，常常没有这样的时间和条件进行充分评价。可通过选择能够迅速得出判断结果的指标进行评价，但是仅凭反流程度是无法充分把握病情的。如上所述，急性期二尖瓣关闭不全可以通过治疗实现病情改善，但是对于急性期二尖瓣关闭不全而言，测量有效反流口面积等指标的意义对于慢性期二尖瓣关闭不全来说并不大。

评价急性期二尖瓣关闭不全的关键在于反流的血流量。考虑到对治疗方案的影响，如果二尖瓣关闭不全能够被肉眼直观判断为极重度或者极轻度，那么这对急性期二尖瓣关闭不全治疗方案的制订已经足够了。二尖瓣关闭不全的严重程度不能通过射流距离来判断。由于反流量越多，左心房反流束面积越大，因此观察急性期的反流束宽度（截面积）与左心房宽度（截面积）的比值或许更为简便有效。然而，沿左心房壁的偏心性反流束的截面积常常被低估，因此在评价严重程度时需要留意。

在时间充足的情况下，可以对急性心力衰竭患者实施定量PISA法或者测量射流紧缩口直径。考虑到心脏的负荷，相比测算EROA的方法，PISA法更加重视反流量。但是继发性二尖瓣关闭不全患者的左心室收缩功能减低，很有可能造成在评价严重程度时，出现反流量被低估。

心得 6 人工瓣膜功能障碍的评价

1) 用多普勒超声对人工瓣膜的功能进行评价时存在"陷阱"。

2) 在主动脉人工瓣膜中，多普勒速度指数（Doppler velocity index，DVI）也是有效参数。

3) 通过有效瓣口面积评价患者－人工瓣膜不匹配（patient-prosthesis mismatch，PPM）。

不少实施过人工瓣膜置换术的患者在慢性期出现心力衰竭。这种情况下，在检查心功能低下、心包炎的同时，也有必要对人工瓣膜功能做出评价。而超声心动图检查是评价人工瓣膜功能必需的检查，它不但能检查人工瓣膜的形态、功能，同时也能反映血流动力学指标的情况以及有无反流。然而，受人工瓣膜带来的混响等的影响，超声心动图虽然能够显示人工瓣膜声像，但是常很难用于其功能评价。即使是同样大小的人工瓣膜，不同的产品在开口面积和血流频谱方面也不同（开口面积大的瓣膜峰值速度慢，开口面积小的瓣膜峰值速度快），这会让判断变得更为复杂。

人工瓣膜的功能障碍包括瓣膜本身的启闭障碍，病因多为人工瓣膜外的因素，如瓣膜缝合开裂、血管翳、组织增生、缝合线等。除此之外，血栓附着、栓塞、感染性心内膜炎等也可能成为人工瓣膜功能障碍的原因。鉴别病因对于决定治疗方案十分重要。

目前，美国ASE的人工瓣膜功能障碍评价指南是2009年版的，稍微有些过时了，本书主要基于欧洲的新指南[8]进行说明。

查明人工瓣膜功能障碍的原因

可通过确认人工瓣膜形态上的开放或通过多普勒超声进行功能评价等方式来评价人工瓣膜的功能情况。很多时候瓣膜的开放受混响的影响很难确认，必须通过多个切面成像来确认。然而即便如此，也常常无法充分确认其形态，因此要在透视下确认瓣膜开放，并且结合CT、MRI等其他影像学检查方法一同诊断。

在超声心动图中，除了要确认人工瓣膜的开放程度，还要确认人工瓣膜是否存在缝合开裂、血管翳、血栓。表3.14.5中说明了如何鉴别血管翳和血栓[8]。但是有时通过二维超声心动图很难判断人工瓣膜功能障碍的原因。通过经胸超声心动图观

表3.14.5　鉴别血管翳和血栓

鉴别指标	血管翳	血栓
时间过程	手术结束后最少经过12个月才发生，一般经过5年才发生	在什么时候都有可能发生（较晚出现的一般与血管翳有关）
与抗凝血药的关系（低INR）	关系不强	关系强
发生部位	发生在二尖瓣的可能性高于发生在主动脉瓣的	发生在三尖瓣的可能性远高于发生在二尖瓣或主动脉瓣的，后二者的发生概率相等
形态	●小块状 ●大多覆盖缝合部位（环） ●呈向心性延展 ●不超过瓣环，在其以下形成	●呈比血管翳大的块状 ●多表现为独立于心脏动态的活动 ●环外不可见 ●二尖瓣部位血栓，朝左心房内突出 ●有可移动的部分
超声显示亮度	亮度高 （＞0.7，特异度为100%）	亮度低（＜0.4）
CT值	＞200 HU	＜200 HU
对瓣膜压差的影响	主动脉瓣大于二尖瓣	二尖瓣大于主动脉瓣
对瓣口面积的影响	主动脉瓣大于二尖瓣	二尖瓣大于主动脉瓣
对闭盘活动的影响	有/无	有

（引自文献8，Table 10）。

察人工瓣膜困难时，很多时候通过经食管超声心动图却能够观察到人工瓣膜等的情况，因此应该尽可能对疑似有人工瓣膜功能障碍的患者实施经食管超声心动图检查（图3.14.14）。三维经食管超声心动图检查能够更加准确地显示瓣尖的动态、血栓、血管翳、瓣膜脱落等[8]（图3.14.15）。用CT能够观察瓣膜缝合开裂，鉴别血栓和血管翳，观察瓣膜周围病变，计算有开放障碍人工瓣膜的开放面积。

人工瓣膜功能障碍的评价

评价人工瓣膜的功能主要依靠瓣膜开放程度、瓣膜压差、瓣口面积等血流动力学指标。但是评价人工瓣膜的压差时很容易落入"陷阱"。

在伯努利方程中，假设瓣膜前后的流速分别为V1、V2，此时瓣膜压差为4×（$V1^2-V2^2$）。虽然在一定条件下也可以简略为压差=4×$V1^2$，但是这样很容易高估人工瓣膜的压差。在多普勒超声中，超声波束的方向与血流方向不一致、血流量减少、血压上升等情况，易导致瓣膜压差被低估，而高输出量状态或主动脉瓣的压力翻转等情况则易导致瓣膜压差被高估。

通过多普勒超声能够求得的有效瓣口面积（effective orifice area，EOA）比实际测量的瓣口面积小30%[8]。特别是在主动脉瓣位的人工瓣膜上测量的左心室流出道直径常伴随着误差，这是个很大的问题。

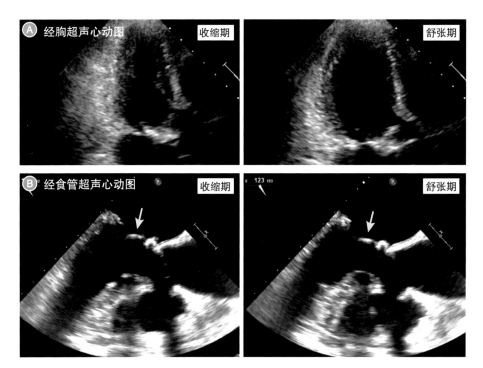

图3.14.14　主动脉瓣位人工瓣膜的功能障碍

置换主动脉瓣生物瓣膜后，主动脉瓣压差上升。

Ⓐ：经胸超声心动图中瓣尖动态异常不明显。

Ⓑ：但是在经食管超声心动图中可见人工主动脉瓣的前尖（箭头）基本未出现移动

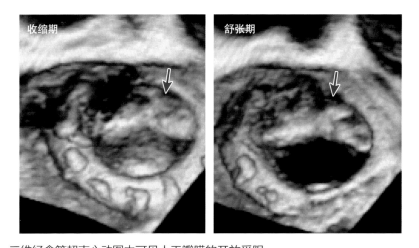

图3.14.15　三维经食管超声心动图中可见人工瓣膜的开放受限

与图3.14.14同一患者的三维经食管超声心动图。可明显观察到图3.14.14中提到的人工瓣膜的前尖（箭头）开放受限

多普勒速度指数（DVI）作为一项不依附于左心室流出道的指标被使用（图3.14.16）。DVI由脉冲波多普勒中的瓣膜近端的左心室流出道血流峰值速度（PV_{LVOT}）或者时间速度积分（TVI_{LVOT}），与连续波多普勒中的主动脉瓣血流峰值速度（PV_{AV}）或者时间速度积分（TVI_{AV}）的比值求得，具体公式为$DVI= PV_{LVOT}/PV_{AV}$或者$DVI= TVI_{LVOT}/TVI_{AV}$。由于左心室流出道上的血流速度与人工瓣膜的大小成比例，因此DVI在指南中也是一项被推荐使用的指标。正常情况下，人工瓣膜的DVI大于0.3～0.35，因此，若DVI低于0.3则一般认为可能存在人工瓣功能障碍。

二尖瓣人工瓣膜的DVI由人工瓣膜处血流的时间速度积分（TVI_{MV}）和左心室流出道处的时间速度积分（TVI_{LVOT}）求得，其公式为$DVI=TVI_{MV}/TVI_{LVOT}$。

Ⓐ 主动脉瓣位人工瓣膜

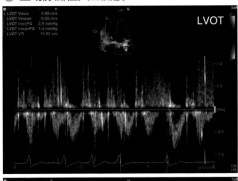

LVOT

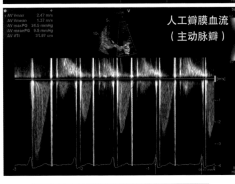

人工瓣膜血流
（主动脉瓣）

主动脉瓣多普勒速度指数
=TVI_{LVOT}/TVI_{AV}（或者PV_{LVOT}/PV_{AV}）

Ⓑ 二尖瓣位人工瓣膜

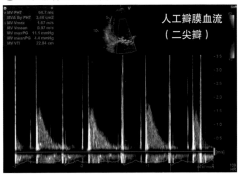

人工瓣膜血流
（二尖瓣）

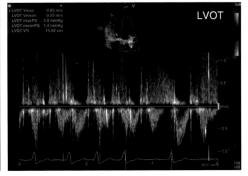

LVOT

二尖瓣多普勒速度指数
=TVI_{MV}/TVI_{LVOT}

图3.14.16　用于人工瓣膜功能评价的多普勒速度指数（DVI）
Ⓐ：主动脉瓣位人工瓣膜的DVI=TVI_{LVOT}/TVI_{AV}：左心室流出道以及主动脉瓣处的时间速度积分的比值；PV_{LVOT}/PV_{AV}：左心室流出道以及主动脉瓣处的血流峰值速度的比值。Ⓑ：二尖瓣位人工瓣膜的DVI=TVI_{MV}/TVI_{LVOT}：二尖瓣处血流的时间速度积分与左心室流出道处血流的时间速度积分的比值。AV，主动脉瓣；LVOT，左心室流出道；MV，二尖瓣

表3.14.6、3.14.7中列举了指南[8]中关于人工瓣膜开放受限的评价标准。图
3.14.17以流程图形式说明了对存在压差上升的主动脉瓣位人工瓣膜患者的瓣膜功能
的评价[9]。正常人工瓣膜的DVI小于0.22。

患者–人工瓣膜不匹配

　　患者–人工瓣膜不匹配（PPM）是指人工瓣膜正常开放时的有效瓣口面积
（EOA），相对于患者的体型（或者从该体型所需要的血流量）来说过小，术后的
瓣膜压差变高（平均压差 > 20 mmHg等）。瓣膜压差不一定是由人工瓣膜的功能异
常引起的，需要对具体原因进行区分。

　　为了区分PPM和瓣膜功能障碍，以预测EOA指数为评价指标，用不同种类和大
小的人工瓣膜所对应EOA的基准值除以体表面积求得的不同人工瓣膜的EOA基准值
不同，请参考相应资料（本书附录2）。预测EOA指数受患者体型的影响，BMI超过
$30 \, kg/m^2$者的评价标准不同（表3.14.8）[8]。中度PPM的发生率，在主动脉瓣位人工

表3.14.6　评价主动脉瓣位人工瓣膜的开放受限

评价指标	正常	开放受限的可能性	存在非偶然性开放受限
定性评价指标			
瓣膜构造及动态	正常	常出现异常	异常
瓣膜血流波形	三角形，早期峰值	三角形至中间型	球形、对称
半定量评价指标			
加速时间（ms）	< 80	80 ~ 100	> 100
加速时间/射血时间	< 0.32	0.32 ~ 0.37	> 0.37
定量评价指标			
依赖血流量的指标			
峰值流速（m/s）	< 3	3 ~ 3.9	≥ 4
平均压差（mmHg）	< 20	20 ~ 34	≥ 35
负荷超声心动图中的平均压差上升（mmHg）	< 10	10 ~ 19	≥ 20
复查时平均压差上升（mmHg）	< 10	10 ~ 19	≥ 20
不依赖血流量的指标			
有效瓣口面积（EOA）（cm²）	> 1.1	0.8 ~ 1.1	< 0.8
实测EOA和瓣口面积基准值*的关系	基准值 ± 1SD	基准值 –1SD	基准值 –2SD
实测EOA和基准值*的差（cm²）	< 0.25	0.25 ~ 0.35	> 0.35
多普勒速度指数	≥ 0.35	0.25 ~ 0.34	< 0.25

注：*因使用不同人工瓣膜而不同。
（引自文献8，Table 13）。

表3.14.7　评价二尖瓣位人工瓣膜的开放受限

评价指标	正常	开放受限的可能性	存在非偶然性开放受限
定性评价指标			
瓣膜结构及运动	正常	常出现异常	异常
半定量评价指标			
压力减半时间（ms）	< 130	130 ~ 200	> 200
定量评价指标			
依赖血流量的指标			
峰值流速（m/s）	< 1.9	1.9 ~ 2.5	≥ 2.5
平均压差（mmHg）	≤ 5	6 ~ 10	≥ 10
负荷超声心动图中的平均压差上升（mmHg）	< 5	5 ~ 12	> 12
复查时平均压差上升（mmHg）	< 3	3 ~ 5	> 5
不依赖血流量的指标			
有效瓣口面积（EOA）（cm²）	> 2.2	1 ~ 2	< 1
实测EOA和瓣口面积基准值※的关系	基准值 ± 1 SD	基准值 –1 SD	基准值 –2 SD
实测EOA和基准值※的差（cm²）	< 0.25	0.25 ~ 0.35	> 0.35
多普勒速度指数	< 2.2	2.2 ~ 2.5	> 2.5

注：※因使用不同人工瓣膜而不同。
（引自文献8，Table 15）。

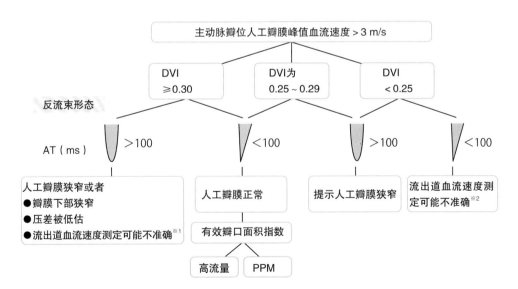

图3.14.17　诊断主动脉瓣位人工瓣膜狭窄的流程图

此图为诊断峰值血流速度 > 3 m/s的主动脉瓣位人工瓣膜狭窄的流程图。

※1：脉冲波多普勒的测量部位离瓣膜过近（特别是脉冲波多普勒中的流速达4 m/s以上时）；※2：脉冲波多普勒的测量部位离瓣膜（朝心尖方向）过远（特别是脉冲波多普勒中的流速为3.0 ~ 3.9 m/s时）。DVI，多普勒速度指数；AT，加速时间（从反流束开始至达到最大的时间）；PPM，患者–人工瓣膜不匹配（引自文献9，Fig 10）

表3.14.8　基于有效瓣口面积（EOA）指数的人工瓣膜PPM的评价

人工瓣膜类型	患者BMI（kg/m²）	EOA指数（cm²/m²）		
		轻度PPM	中度PPM	重度PPM
主动脉瓣位人工瓣膜	<30	> 0.85	0.85 ~ 0.66	≤0.65
	≥30	> 0.70	0.70 ~ 0.56	≤0.55
二尖瓣位人工瓣膜	<30	> 1.2	1.2 ~ 0.91	≤0.90
	≥30	> 1.0	1.0 ~ 0.76	≤0.75

注：EOA指数=有效瓣口面积（EOA）÷体表面积；BMI，体质量指数；PPM：患者–人工瓣膜不匹配（基于文献8制作而成）。

瓣膜患者中为20% ~ 70%，在二尖瓣位人工瓣膜患者中为30% ~ 70%。重度PPM的发生率为2% ~ 10%，其与血流动力学的恶化、瓣膜术后形态和功能恢复的延迟、患者活动能力和生活质量降低相关，会导致人工瓣膜的寿命缩短。基于瓣膜压差的主动瓣位人工瓣膜和二尖瓣位人工瓣膜的分类管理流程图见图3.14.18和图3.14.19。

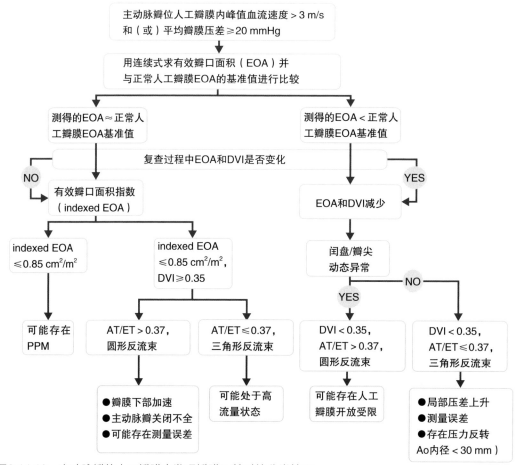

图3.14.18　主动脉瓣位人工瓣膜中发现瓣膜压差时的分类管理

Ao，主动脉；AT/ET，加速时间/射血时间；DVI，多普勒速度指数；PPM，患者–人工瓣膜不匹配（引自文献8，Fig 20）

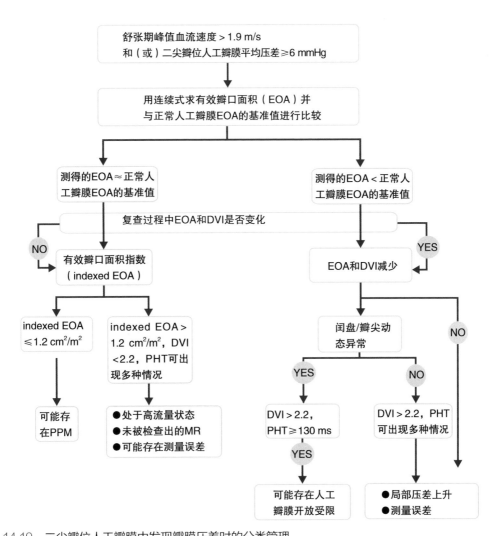

图3.14.19　二尖瓣位人工瓣膜中发现瓣膜压差时的分类管理

DVI，多普勒速度指数；MR，二尖瓣关闭不全；PHT，压力减半时间；PPM，患者–人工瓣膜不匹配

（引自文献8，Fig 24）

心得 7 人工瓣膜的瓣膜反流评估

1）在评估主动脉瓣位人工瓣膜的瓣膜反流时，反流束宽度/左心室流出道宽度的值是有价值的。

2）在评估主动脉瓣位人工瓣膜的瓣膜反流时，压力减半时间（PHT）和降主动脉的舒张期反流血液波形也很有价值。

3）对于二尖瓣位人工瓣膜，射流紧缩口直径（VC）和PISA（生物瓣膜）也十分有效。

人工瓣膜存在极小的瓣膜反流不但是正常的，而且还有预防血栓的效果。生理性反流的反流束很小且呈对称性，在彩色多普勒中颜色较浅（因为血流量少）、分布均匀且没有混叠。

作为一个血流动力学问题，瓣膜反流有从人工瓣膜的瓣口反流和瓣周反流（瓣周漏）两种情况。有意义的瓣口反流，多伴随着瓣膜的老化，但也有因血管翳、血栓和肿瘤而产生的情况。**生理性瓣膜反流突然消失，出现中心性反流时**，要怀疑血栓形成。瓣周漏的产生与手术的手法和手术部位的组织状态等有关。鉴定发生瓣周漏的部位并不是一件简单的事情，只有在彩色多普勒能确定反流束出现的部位时才能明确诊断。通过经胸超声心动图检查鉴定瓣周漏也有不少困难，**为了准确诊断，经食管超声心动图检查是十分有意义的**。特别是三维经食管超声心动图检查，通过该检查不仅能观察到反流束出现的部位，还能观察到人工瓣环的分离等，所以这是一种非常有用的诊断方法。

对于二尖瓣位人工瓣膜，通过经胸超声心动图检查很难检出瓣膜反流，相比之下，经食管超声心动图更为有用。经胸超声心动图检查时的所见：①收缩期在人工瓣膜的左心室侧观察到PISA的血流汇聚区；②透过声影在远端观察到左心房内有湍流；③虽然没有出现人工瓣膜功能不全（压力减半时间正常）的症状，但E波增大，压差增大；④即使没有其他明显的原因，但若肺动脉高压出现或恶化、发现左心室增大或过度收缩等症状时，则有瓣膜反流的可能性，应该积极实施经食管超声心动图检查[8]。

主动脉瓣位人工瓣膜的瓣膜反流严重程度的评估

对于主动脉瓣位人工瓣膜的瓣膜反流严重程度的评估，反流束的射出距离或面积是不准确的，因此不推荐将其作为评估依据。对于中心性瓣膜反流，一般认为，反流束宽度与左心室流出道宽度的比值是有价值的，**反流束宽度/左心室流出道宽度大**

于65%可评估为重度反流。而对于偏心性反流束，这样判断是不准确的。

至于瓣周漏，**可以通过求短轴切面中反流束基部宽度与瓣膜周长的比值来评估其严重程度**（图3.14.20）。轻度时该比值 < 10%，中度时该比值为10%～29%，重度时该比值≥ 30%，但对于偏心性反流束，这样判断是不准确的。射流紧缩口直径（VC）也是一种很好的评估指标，在Nyquist速度为50～60 cm/s的前提下，**VC < 3 mm则是轻度，VC > 6 mm则是重度**。然而，由于还存在声影的问题，测量人工瓣膜的VC也面临不少困难（图3.14.21）。另外，若发现瓣环移动，则意味着瓣环出现了40%以上的分离，可判断为重度瓣周漏。PISA法虽然是有效的严重程度评估法，但是在人工瓣膜的情况下很难使用这一方法。

在主动脉瓣位人工瓣膜的评估中，连续波多普勒的压力减半时间（PHT）不易受人工瓣膜的位置、声影和伪像的影响，被认为是一种有用的评估指标。即使在人工瓣膜的情况下，也可判定：PHT < 200 ms为重度、PHT > 500 ms为轻度，但PHT为200～500 ms时，由于会受到心率等的影响，因此评估结果不太准确。通过降主动脉内是否存在反流来评估反流程度也是有效的方法，**如果在全心舒张期发现降主动脉内反流，则判定为中度及以上，**舒张末期的反流速度超过20 cm/s时为重度。反流波形可以利用脉冲波多普勒在左锁骨下动脉分叉的位置测量，测量时尽量与主动脉的走行平行。表3.14.9总结了主动脉瓣位人工瓣膜的瓣膜反流严重程度的评估[8]。

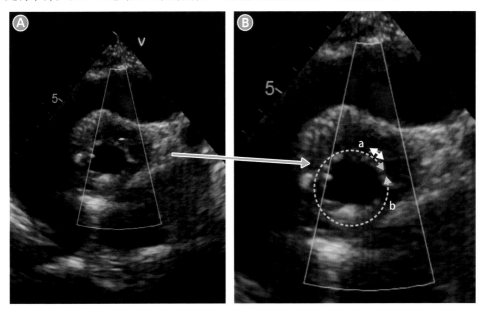

图3.14.20　瓣周漏的评估
Ⓐ：胸骨旁左心室短轴切面显示主动脉瓣位人工瓣环的外部出现反流束。Ⓑ：测量反流束的宽度(a)，求出(a)与人工瓣膜环的全周长(b)的比（a/b）

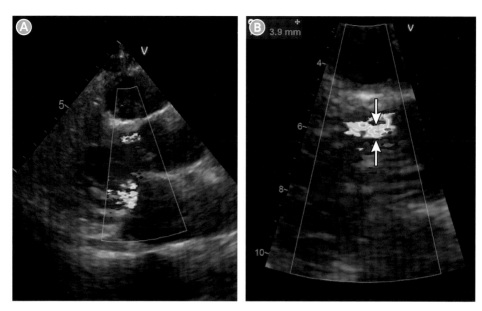

图3.14.21　主动脉瓣位人工瓣膜的瓣周漏

Ⓐ：观察到主动脉瓣位人工瓣膜的瓣环的外部出现反流束。Ⓑ：测量射流紧缩口直径（箭头）

表3.14.9　主动脉瓣位人工瓣膜的瓣膜反流严重程度的评估

评估指标	轻度反流	中度反流	重度反流
定性评估指标			
瓣膜构造及运动	通常正常	通常异常	通常异常
AR反流束宽度	较小	中度	较大（大于左心室流出道直径的65%）
AR反流束的CW信号	不完整或暗淡	清晰	清晰
降主动脉血液反流波形	较短，仅限舒张早期	中度	全舒张期为反流波形（舒张末期反流速度＞20 cm/s）
半定量评估指标			
压力减半时间（ms）	＞500	200～500	＜200
瓣周漏中反流束基部宽度/瓣环周长（%）	＜10	10～29	≥30
射流紧缩口直径（mm）	＜3	3～6	＞6
定量评估指标			
EROA（mm²）	＜10	10～29	≥30
反流量（mL）	＜30	30～59	≥60
反流率（%）	＜30	30～50	＞50

注：在手术后长期预后期慢性瓣膜反流的情况下，无其他原因时也可以参考左心室尺寸。

AR，主动脉瓣反流；CW，连续波多普勒；EROA，有效反流口面积（引自文献8，Table 14）。

二尖瓣位人工瓣膜的瓣膜反流严重程度评估

关于二尖瓣位人工瓣膜的瓣膜反流评估，彩色多普勒中的反流束截面积不一定能反映出人工瓣膜情况下反流的严重程度，因此不推荐用该指标来评估[8]。然而，沿左心房后壁的较大的偏心性反流束则代表着有严重的瓣膜反流。瓣周漏是根据反流束定位于人工瓣环外侧来诊断的，这与主动脉瓣位人工瓣膜相同，短轴切面中反流束基部宽度与瓣环周长之比是评估反流严重程度的有效指标（轻度时该比值 <10%，中度时该比值为10%～29%，重度时该比值≥30%）。此外，出现了瓣环摆动的情况就表示存在40%以上的瓣环分离导致的重度瓣周漏（**表3.14.10**）[8]。

在二尖瓣位人工瓣膜的情况下，射流紧缩口直径（VC）是一种较好的评估指标，人工瓣膜的VC可以通过胸骨旁左心室长轴切面或心尖四腔切面来测量。**VC<3 mm者为轻度反流，VC≥6 mm者为重度反流**，但出于声影等原因而难以测量的情况也不在少数。生物瓣膜的情况下，通过PISA法进行定量评估也十分有效。在定性评估

表3.14.10　二尖瓣位人工瓣膜的瓣膜反流严重程度的评估

评估指标	轻度反流	中度反流	重度反流
定性评估指标			
瓣膜结构及运动	通常正常	通常异常	通常异常
MR反流束	较小	中度	较大的中心性反流束或沿左心房后壁的偏心性反流束
血流汇聚区	无或较小	中度	较大
MR反流束的CW信号	暗淡/呈抛物线形	清晰/呈抛物线形	清晰/呈三角形
半定量评估指标			
肺静脉血流	收缩期为主	收缩期波形下降	收缩期反流波形
二尖瓣流入道血流波形	多种多样	多种多样	最大速度≥1.9 m/s 平均压差≥5 mmHg
多普勒速度指数	<2.2	2.2～2.5	>2.5
射流紧缩口直径（mm）	<3	3～5.9	≥6
瓣周漏反流束宽度/瓣环周长（%）	<10	10～29	≥30
定量评估指标			
EROA（mm²）	<20	20～39	≥40
反流量（mL）	<30	30～59	≥60
反流率（%）	<30	30～50	>50

注：在术后慢性瓣膜反流的情况下，若无其他原因及在急性MR时，还应参考左心室、左心房的大小和收缩期肺动脉压。MR，二尖瓣反流；CW，连续波多普勒；EROA，有效反流口面积（引自文献8，Table 16）。

中，如果在Nyquist速度为50～60 cm/s的情况下观测到血流汇聚区，则可判定为重度反流。表3.14.10总结了二尖瓣位人工瓣膜的瓣膜反流严重程度评估方法[8]。

心得 8 心力衰竭情况下右心室功能的评估与作用

1）右心室容易因肺动脉高压而发生收缩功能不全。

2）肺动脉高压多为左心室功能不全造成的，急性心力衰竭的情况下需要注意。

3）下腔静脉高度扩张且E/e' 低的患者要考虑右心功能不全的可能性。

前负荷、后负荷对右心室的影响

在心力衰竭的诊断和治疗中，右心室比左心室更容易被忽视，但右心功能却是影响心力衰竭预后的重要因子。对于压力负荷，右心室比左心室更容易出现Frank-Starling曲线的下降及收缩功能减低（第3章 秘传8 心得4），因此需要注意肺动脉高压伴右心室功能不全的情况。

肺动脉高压的最常见原因是左心室功能不全，HFrEF和HFpEF瓣膜疾病都是如此。左心功能不全引起的肺动脉压升高可以起到预防肺水肿的作用，但对于右心室来说则意味着后负荷增加。此外，左心功能不全不但会引起右心室缺血，还会因室间隔收缩功能减低造成的两心室相互作用而出现右心室功能减低。

右心室通过扩大以适应容量负荷，但由于容易受到心包的限制，右心室增大的程度不同，舒张功能减低也会对此产生影响。根据Frank-Starling定律，随着右心室的扩大，TAPSE和RV-s'等指标呈正常至轻度上升状态，但随着病情发展，这些指标也会随之下降。在重度容量负荷的情况下，室间隔还会在舒张期向左心室一侧偏移，使左心室表现为"D"字形。

急性心力衰竭情况下右心功能的评估

虽然无须对所有心力衰竭患者进行右心功能评估，但针对右心功能不全症状明显的患者和肉眼可见的右心室收缩功能减低的患者，应该评估其右心室增大及右心室功能情况。评估右心室功能时，TAPSE和组织多普勒成像的RV-s' 是简单而有用的指标。右心室功能减低的患者，右心至左心的循环减弱，前负荷降低，有时即使出现心功能低下也观测不到肺淤血。在左心衰竭的患者中，即使E/e'测值下降，只要下腔静脉内径高度扩张，也应该考虑到右心功能不全的可能性。需要注意的是，HFpEF患者中也有不少并发右心功能不全[10]。

为了评估**肺动脉高压**，需要根据三尖瓣反流患者的血流速度计算肺动脉收缩压（正常值为小于37 mmHg）和肺血管阻力（**第3章 秘传8 心得11和心得12**），但右心室收缩能力减低的患者，由于肺动脉收缩压降低，所以在评估重症右心功能不全患者时，必须尤为注意。

心得 9　心包、心包积液对心功能的影响

1）心脏扩大时，心包引起的舒张功能障碍的影响会变大。

2）在急性心包炎、心包积液的情况下，心包的伸展性可能消失，导致心脏舒张功能障碍。

3）缩窄性心包炎患者在舒张中期之后，左心室充盈压会迅速升高。

心包对血流动力学的影响

心脏被包裹在心包中，心包会影响左心系统的舒张功能。人体内决定左心室舒张功能变化的EDPVR是左心室本身的EDPVR与心包（及心包积液）的EDPVR的总和（图3.14.22）。心包在心脏体积小的时候对左心系统几乎没有影响，一旦心脏扩大到一定程度，心包就会突然对左心系统产生影响。这是因为心包是缺乏伸展性的组织，如果心脏扩大到一定程度，心包就不会再伸展了。

使心包扩张的力量如果是平缓的而不是急剧变化的，心包会慢慢扩张，但是在急剧变化的情况下心包几乎不会扩张。慢性心包炎患者即使存在心包积液也不会出现心力衰竭，而与此相对的，**急性心包炎患者很容易出现舒张功能不全的症状**。在急性心包填塞的情况下，即使有少量心包积液，心包也不会扩张，如此就会严重影响左心室的舒张，人体因其不能产生血压而陷入休克。临床上若怀疑心包填塞，**即使超声心动图中所见的心包积液较少，也不能排除心包填塞**。

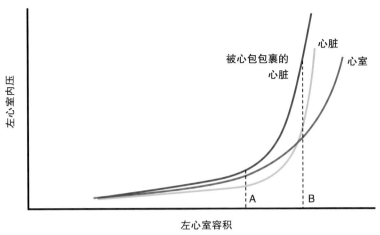

图3.14.22　心脏的EDPVR对心包的影响
左心室容积小时，EDPVR几乎取决于心室的舒张功能（A），而左心室增大时，则取决于心脏和心包效果之和（B）

缩窄性心包炎的超声心动图所见

　　与心包填塞相同，缩窄性心包炎也是受心包影响较大的疾病。除了特发性的，缩窄性心包炎多出现在心脏外科手术之后，有的还会出现在放射治疗后、纵隔炎、自身免疫性疾病等情况中。在心包填塞的情况下，心包腔在心动周期中的压力升高，限制左心室的扩大；而缩窄性心包炎在左心室内径较小的舒张初期，对左心室的舒张没有影响，**但在舒张中期之后就会限制左心室的舒张，造成左心室充盈压迅速增加**。对于心房而言，还会造成后负荷增加，导致心房的收缩能力降低。

　　超声心动图检查中缩窄性心包炎的**特征是心包增厚**（＞3～5 mm，图3.14.23）、**钙化等**，由于心包变性，有时无法获得清晰的心脏图像。这些特征在轻度病例中并不明显，因此即使没有心包增厚和钙化现象，也不能排除缩窄性心包炎。由于心包粘连，在胸骨上窝切面就能看到**心脏长轴方向的整体运动受到了限制**。即使收缩功能保持不变，也能反映出舒张功能障碍并观察到双心房的扩大。由于流向右心室的血液流入障碍，下腔静脉扩张，呼吸性变化减弱或消失。

　　超声心动图检查反映出舒张早期心脏没有受到限制，而中期以后则有显著的舒张受限。**通过M型超声心动图可以观察到，室间隔在舒张早期急剧向左心室一侧偏移，而在舒张中期至舒张后期，左心室后壁平坦化**。两心室的流入血流速度波形显示舒张早期E波急剧增高、E波减速时间缩短、A波下降，呈假性正常化至限制型表

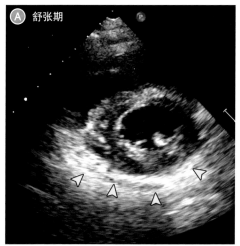
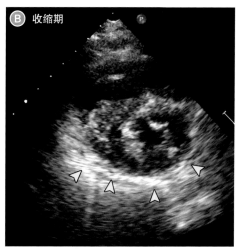

图3.14.23　缩窄性心包炎患者的心包增厚
没有外科手术、放疗等既往病史的患者被诊断为特发性缩窄性心包炎，可见心脏下壁至心脏后壁区域心包增厚

现。E波的呼吸性变化增大，吸气时第一次心搏的等容舒张时间（IVRT）延长20%
以上。肝静脉的血液反流的呼吸性变化也增大。

　　与心包填塞相同，两心室的流入血流速度波形的呼吸性变化增大，左心室流入
血流的E波在呼气时增加25%以上，右心室流入波形的E波在吸气时增加40%以上。
室间隔在吸气时向左心室一侧偏移，在呼气时向右心室一侧偏移（图3.14.24）。

　　缩窄性心包炎与限制性心肌病的鉴别是一个难题。在限制性心肌病的情况下，
组织多普勒成像中可见二尖瓣环速度（e′）下降，而缩窄性心包炎时即使左心室充
盈压上升，e′也会保持正常。限制性心肌病患者的心脏在整个舒张期都存在舒张
功能障碍，而缩窄性心包炎患者的心脏在舒张中期之后才会出现舒张功能障碍，左
心室充盈压急速升高。缩窄性心包炎患者的心脏侧壁侧会受到心包粘连的影响，**从
而出现与通常情况下相反的室间隔e′波比侧壁侧e′波高的情况**。表3.14.11显示了
利用超声心动图鉴别的要点[7]，缩窄性心包炎的超声心动图所见不一定都是特征性
的。确诊缩窄性心包炎需要通过右心导管检查观察高原波等血流动力学特征。

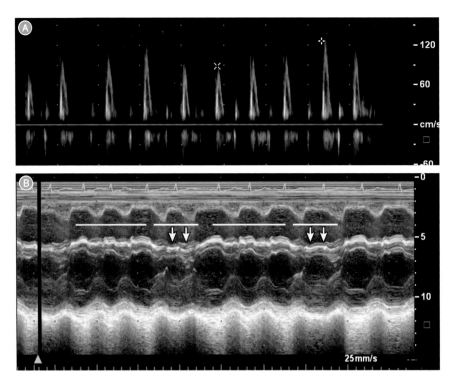

图3.14.24　缩窄性心包炎患者图示

与图3.14.23相同，两位患者都是特发性缩窄性心包炎。Ⓐ：可见左心室流入血流存在30%的呼吸性变化。Ⓑ：利用胸骨旁左心室长轴切面，在左心室乳头肌水平记录M型超声，可见室间隔在呼气时向右心室一侧偏移，吸气时向左心室一侧（箭头）偏移，出现室间隔弹跳征

表3.14.11　缩窄性心包炎与限制性心肌病的鉴别

鉴别要点	缩窄性心包炎	限制性心肌病
二尖瓣流入血流	E波的呼吸性变化≥25% DT≤160 ms	E波无呼吸性变化 DT≤160 ms，E/A≥2
三尖瓣流入血流	E波的呼吸性变化≥40% DT≤160 ms	E波的呼吸性变化≤15% DT≤160 ms，E/A≥2
肝静脉血流	呼气时舒张期波形↓ 吸气时舒张期波形↑ 呼气时舒张期反流↑	收缩期波形＜舒张期波形 吸气时舒张期波形↑ 吸气时舒张期反流↑
肺静脉血流	呼吸性变化≥25%	－
二尖瓣环后退速度	e'≥8 cm/s	e'＜8 cm/s

注：DT减速时间（引自文献7）。

●**参考文献**

1）Ross J Jr & Braunwald E: Circulation, 38: 61–67, 1968

2）Baumgartner H, et al: J Am Soc Echocardiogr, 30:372–392, 2017

3）Pellikka PA, et al: J Am Soc Echocardiogr, 20: 1021–1041, 2007

4）日本循環器学会，日本胸部外科学会，日本心臓血管外科学会，日本心臓病学会：「循環器病の診断と治療に関するガイドライン(2011年度合同研究班報告)：弁膜疾患の非薬物治療に関するガイドライン（2012年改訂版）」［http://www.j-circ.or.jp/guideline/pdf/JCS2012_ookita_h.pdf（アクセス：2019年2月）］

5）Zoghbi WA, et al: J Am Soc Echocardiogr, 30: 303–371, 2017

6）Nishimura RA, et al: Circulation, 129: 2440–2492, 2014

7）「The EACVI Echo Handbook」(Lancellotti P & Cosyns B, eds), Oxford University Press, 2016

8）Lancellotti P, et al: Eur Heart J Cardiovasc Imaging, 17: 589–590, 2016

9）Zoghbi WA: J Am Soc Echocardiogr, 22: 975–1014, 2009

10）Drazner MH, et al: Circ Heart Fail, 3: 202–206, 2010

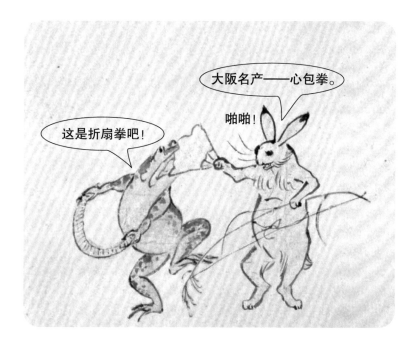

秘传 15 超声心动图诊断心力衰竭的实例

结合实例看心力衰竭患者的超声心动图

从心力衰竭的定义和分类，到超声心动图的收缩功能和舒张功能相关指标的测量和意义解读，再到以心脏力学为中心的血流动力学的思考方式，至此，我们已经针对心力衰竭进行了整体学习。看似绕了远路，但通过综合这些知识，我们应该明白了超声心动图对心力衰竭的意义。本小节将结合实例来展示实际应用中如何通过超声心动图数据评估心力衰竭。

病例 1 突发呼吸困难的陈旧性心肌梗死患者

患者，82岁，男性。主诉：呼吸困难。

身高163 cm，体重56 kg，体表面积1.60 m²。

既往史：陈旧性心肌梗死（前壁）、2型糖尿病、高血压、血脂异常、高尿酸血症。

17年前发生前壁心肌梗死，对左前降支近端（Seg 6）及第2对角支实施了PCI；患者预后良好，没有出现胸痛或疑似心力衰竭的症状；已经多年未做过超声心动图检查。

从1周前开始，该患者劳作时感觉呼吸急促。凌晨4点左右，患者上厕所后出现强烈的呼吸困难感，也出现了出冷汗的症状，但没有感觉到胸痛。

症状出现后2小时30分，患者被救护车送到笔者所在医院。来院时血压为163/63 mmHg，心率为104次/分。双肺可闻及喘鸣，出现了末梢冷感。来院时的血液检查中，肌钙蛋白T、肌酸激酶等心肌损伤标志物含量上升，BNP浓度上升到了225.3 pg/mL。入院时胸部X线片及心电图见图3.15.1。

对患者进行了CS1类心力衰竭的治疗：持续静脉注射硝酸甘油、静脉注射呋塞米20 mg并进行了无创正压通气氧疗。

超声心动图检查是在来院3小时后实施的，此时患者已经得到了充分利尿，血压稳定在123/66 mmHg，心率为74次/分，呼吸困难感消失。

超声心动图检查所见

超声心动图检查的结果见表3.15.1。

肺部超声检查可见左右肺叶存在多条B线，有肺淤血（图3.15.2）。观察到前壁—侧壁—心尖部区域等的室壁运动消失（图3.15.3），左心室射血分数为39%，用二维斑点追踪技术可见GLS下降到−9.2%（图3.15.4Ⓐ）。此外，dP/dt的值也较低，为894 mmHg/s（图3.15.4Ⓑ）。多普勒超声检查发现二尖瓣关闭不全2/4（图3.15.4Ⓒ），反流束截面积/左心房截面积为50%，PISA法测出的ROA为0.13 cm^2，反流量为23 mL，射流紧缩口直径为4 mm，可评估为中度心力衰竭。未见三尖瓣关闭不全。

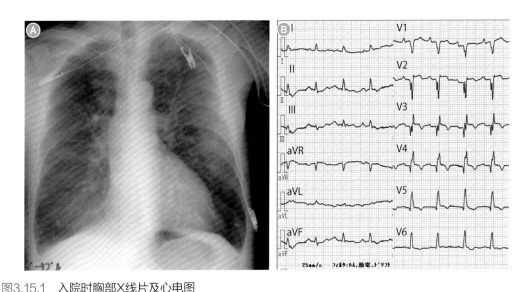

图3.15.1　入院时胸部X线片及心电图
胸部X线检查发现两侧肺淤血，心电图检查发现有陈旧性前壁心肌梗死，与之前相比未见特殊变化

表3.15.1　入院时超声心动图所见

指标	结果	指标	结果	指标	结果
左心室舒张末期内径	5.2 cm	左心室收缩末期内径	4.0 cm		
室间隔	0.8 cm	后壁	1.0 cm		
左心室舒张末期容积	132 mL	左心室收缩末期容积	80 mL	左心室射血分数	39%
左心房内径	3.3 cm	左心房容积系数	36.7 mL/m^2	下腔静脉内径	11/5 mm
每搏输出量	99.6 mL	心脏指数	4.6 L/（min·m^2）		
E/A	0.68	E/e'（平均）	12		

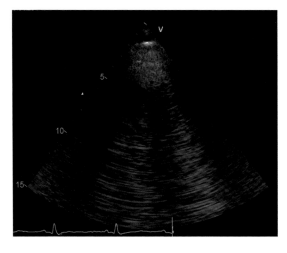

图3.15.2　肺部超声
虽然患者经过了急性期治疗并进行了充分的利尿，但通过肺部超声检查可见两侧有B线，可判断还有肺淤血

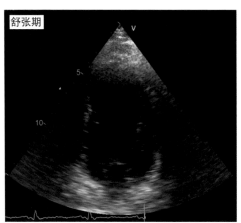

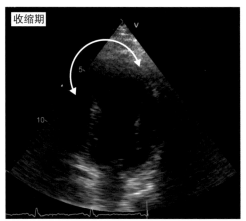

图3.15.3　心尖四腔切面
可见心尖部位（双向弧形箭头）室壁运动消失，形态上似乎未见明显的左心室增大

利用超声心动图评估病情

　　这是长期稳定的陈旧性前壁心肌梗死患者出现心力衰竭恶化的例子。该患者属于CS1类心力衰竭，从身体表现来看，心力衰竭发病与后负荷的增加有关。从病程来看，心力衰竭恶化有可能与心肌缺血有关，但从心电图、超声心动图检查结果来看，没有发现明显的缺血恶化。

　　患者左心室射血分数下降，考虑患者体形影响，可推断左心室稍有扩大。进行超声心动图检查时发现下腔静脉在正常范围内且呼吸性变化正常，这可能是因为入院后给患者用了利尿剂，相关症状才有所改善。入院时患者后负荷较高（虽然仅有

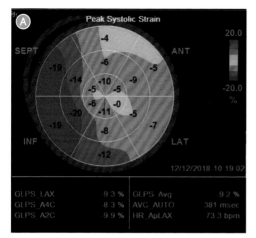
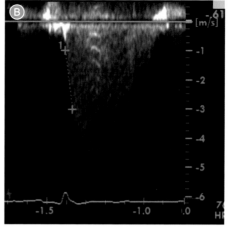
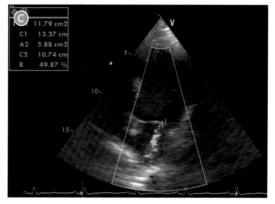

图3.15.4　多普勒超声及二维斑点追踪法所测得的GLS

Ⓐ：用牛眼图表示通过二维斑点跟踪法求得的各节段心尖部纵向峰值应变。左心室的整体长轴应变（GLS）降低到了−9.2%。Ⓑ：dP/dt=894 mmHg/s，数值较低。Ⓒ：多普勒超声检查发现二尖瓣关闭不全，反流束截面积/左心房截面积为50%

心率上升，但Ea确实亢进），每搏输出量比实施超声心动图检查时低（**图3.15.5**）（仅后负荷上升，心输出量减少，参考**"第3章 秘传11 心得5"**）。

笔者认为本例的诊断重点是对舒张功能的评价。在进行超声心动图检查时，E/A=0.68，虽然出现了左心房增大，但E/e′＜14，依据指南不能将其判定为左心室舒张功能障碍（**第3章 秘传5 心得10**）。当然，住院时该患者明显有左心室舒张功能障碍。对此需要进行综合考虑，根据E/e′=12可判断左心房压大致处于临界水平，由于心输出量保持良好，因此需要通过利尿来降低心脏前负荷。

从左心室大小来看，EDPVR虽然不算十分陡峭，但并没有左心室增大严重的患者的EDPVR那样平缓。考虑到左心房有增大，可判断这是一个长期舒张功能减低

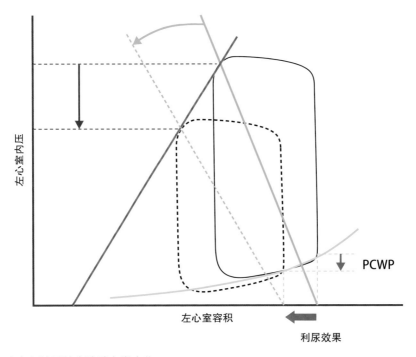

PCWP

左心室内压

左心室容积

利尿效果

图3.15.5　患者入院后的血流动力学变化
从入院时为CS1类可以推定后负荷显著增加。通过实施超声心动图检查时血压降低，可推断后负荷降低了。虽然通过利尿降低了左心室舒张末期压力［≈肺毛细血管楔压（PCWP）］，但这对于患者来说还不够

的患者，相比从左心室大小来考虑，通过左心房增大这一表现似乎更有利于判断左心室舒张功能减低。综上所述，虽然是HFrEF，但考虑到舒张功能障碍的影响也很大，用RAAS抑制剂等充分控制血压是很重要的。

病例 **2**　因心力衰竭而反复住院的人工瓣膜置换术后患者

患者，76岁，女性。主诉：呼吸困难。
身高150 cm，体重49 kg，体表面积1.42 m²。
既往史：二尖瓣人工瓣膜置换术+三尖瓣成形术术后，垂体功能低下，完全性房室传导阻滞（心脏起搏器植入术后）。

该病例16年前进行过二尖瓣人工瓣膜置换术（机械瓣膜）和三尖瓣成形术，10年前由于完全性房室传导阻滞做了心脏起搏器植入术，之后反复因心力衰竭住院。1年前因败血症性休克被救护车送至其他医院急救。9个月前因心力衰竭在笔者所在医院

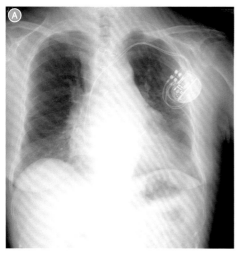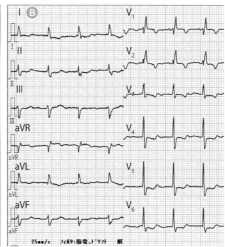

图3.15.6 入院时患者的胸部X线片及心电图

虽然患者植入了起搏器，但入院时患者表现为窦性心律失常

住院。当时对该患者实施了降压疗法、加量使用了袢利尿剂并开了托伐普坦片，但由于出现了血压下降、肾功能减弱（急性肾损伤）等症状，随后停用了托伐普坦片。

　　患者出院后会因步行和做家务等轻度活动而出现气喘。2～3天前开始在步行时出现气喘，随后症状逐渐加重。患者体重增加了约2 kg（但和上次出院时相同）。因就寝时出现端坐呼吸症状而到笔者所在医院急救门诊就诊。来院时的血压为142/71 mmHg，心率为88次/分，出现了轻度的小腿水肿，肺部有轻度的杂音，未见颈静脉曲张。入院时胸部X线片及心电图如图3.15.6所示。

超声心动图检查所见

　　超声心动图的检查结果如表3.15.2所示。

　　左心室的局部室壁运动正常，未见心包积液，但左心室后面有实质性回声（可能是机化血栓）（图3.15.7）。二尖瓣（机械瓣）的开放正常，平均压差为4 mmHg。左心室流入波形、右心室流入波形分别可见37%和60%的呼吸性变化（图3.15.8），未见室间隔弹跳征（既往的超声心动图检查发现过室间隔弹跳征）。

表3.15.2　入院时的超声心动图所见

指标	结果	指标	结果	指标	结果
左心室舒张末期内径	3.6 cm	左心室收缩末期内径	2.4 cm	左心室射血分数	64%
室间隔厚度	1.1 cm	后壁	1.1 cm		
左心室重量指数	87.4 g/m²	相对壁厚（RWT）	0.61		
左心房内径	4.7 cm	左心房容积系数	47.7 mL/m²	下腔静脉内径	17/8 mm
右心室内径	2.6 cm	TAPSE	17 mm		
每搏输出量	31.7 mL	心指数	2.0 L/（min·m²）		
E波速度（单峰性）	1.4 m/s	E/e'（平均）	24.9		
间隔e'	4.0 cm/s	侧壁e'	7.4 cm/s	平均e'	5.7 cm/s
三尖瓣关闭不全	2/4	TR-PG	39 mmHg	PR-PG	5 mmHg

注：TR-PG，三尖瓣跨瓣压差；PR-PG，肺动脉瓣跨瓣压差；TAPSE，三尖瓣环收缩期位移。

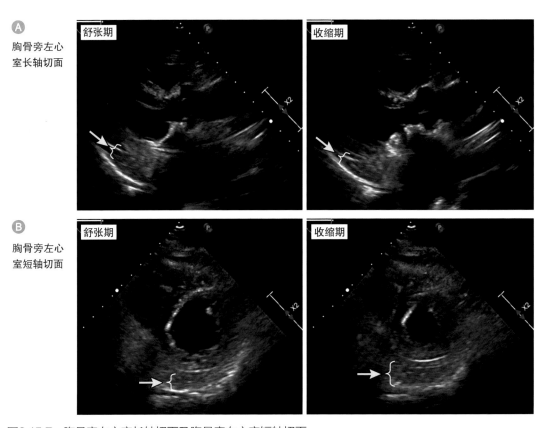

Ⓐ 胸骨旁左心室长轴切面

Ⓑ 胸骨旁左心室短轴切面

图3.15.7　胸骨旁左心室长轴切面及胸骨旁左心室短轴切面

左心室室壁运动良好，但左心室后面可见大量的占位（箭头，血栓？），可以推测这是限制左心室舒张的原因之一

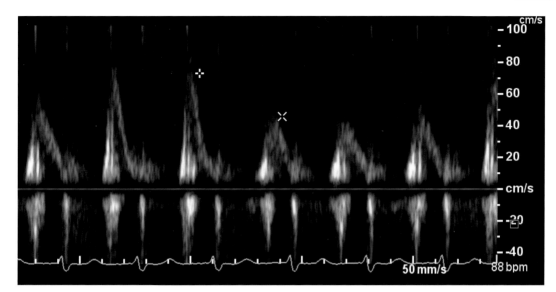

图3.15.8　左心室流入波形的呼吸性变化

可见流入速度随呼吸产生了37%的变化

利用超声心动图评估患者病情

　　这是做过二尖瓣人工瓣膜置换术+三尖瓣成形术的患者，人工瓣膜功能保持良好，却反复因心力衰竭住院。左心室射血分数正常，但具有左心室较小的特征。

　　根据病史和超声心动图检查推测是术后的缩窄性心包炎。然而，利用超声心动图不能充分观察心包的性状，也不能根据其他所见确诊缩窄性心包炎。即使不是缩窄性心包炎，周围的机化血栓的影响也很大，出现了俗称的"血性心包"。出现左心室向心性重塑，可能存在e′波速度缓慢等心肌问题（必须鉴别是否是限制性心肌病）。最终还需要通过CT、右心导管检查等进行诊断。

　　无论哪种原因，都可以归为**"第3章 秘传13 心得3"**所述的"左心室收缩功能正常，左心室较小"的典型血流动力学变化（图3.15.9）。通过左心室较小可推测EDPVR陡峭。还存在周围血栓组织的影响，并且这种倾向很高（与**"第3章 秘传14心得7"**的心包效果类似）。由于左心室小，即使左心室射血分数保持不变，心输出量也处于较低的状态。为了在稳定的状态下也能维持血压，后负荷时常处于亢进状态，导致前负荷增加。由于压力容积环总是位于陡峭的EDPVR的右侧，因此轻度活动时心率加快，Ea也稍有上升，二者会使左心室舒张末期压力升高，从而产生气喘。由于某种原因，后负荷进一步增加，水钠潴留容易引起左心室舒张末期压力进一步升高，心力衰竭进一步恶化。本例中，垂体功能低下引发的低钠血症也是疾病恶化的诱因之一。

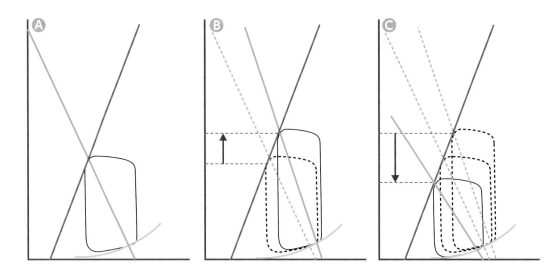

图3.15.9　本例患者的血流动力学变化

Ⓐ：左心室收缩功能正常，但舒张功能出现了障碍，左心室容积较小。因此，可推测该患者血压较低，EDPVR比较陡峭。该患者还疑似存在周围血栓（？）导致的舒张功能障碍，左心室增大时左心室舒张末期压力迅速升高。Ⓑ：后负荷增加时，前负荷也会随血压的升高而增加，但由于左心室的舒张受限，左心室舒张末期压显著升高。Ⓒ：由于Emax正常，前负荷、后负荷降低导致血压下降时，就会与正常心脏一样出现每搏输出量减少。但因为原本的心输出量就比较低，所以更容易导致低心排血量综合征。本例患者之所以容易因感染和利尿剂而出现休克和肾功能不全，也与该机制有关

　　以往的败血症休克及利尿剂引起的急性肾功能不全也可以从血流动力学角度进行说明（图3.15.9Ⓒ）。由于左心室较小、Emax正常，在后负荷降低的情况下，会与正常心脏一样出现血压降低和每搏输出量减少，但因为原本的心输出量就低，所以容易陷入低心排血量综合征。本例患者在这样的机制下，容易因感染症和利尿剂而发生休克和肾功能不全。关于利尿剂，与袢利尿剂相比，托伐普坦片引起肾损伤的可能性较小，然而，本例患者中的肾损伤是由血流动力学变化引起的，不是由药物特性引起的（图3.15.9Ⓒ）。

　　这类患者服用利尿剂容易引起低心排血量综合征，用血管扩张疗法治疗容易出现血压降低，治疗非常困难。如果是缩窄性心包炎，可以考虑通过心包切除术治疗，所以病因的确定是至关重要的。

病例 **3**　　　实施CRT后心力衰竭恶化的扩张型心肌病患者

患者，57岁，男性。主诉：呼吸困难。

身高166 cm，体重58 kg。

既往史：室性心动过速、2型糖尿病、甲状腺功能减退、高尿酸血症、慢性肾病（Ⅲa期）。

患者因主诉呼吸困难，被紧急送到了其他医院，诊断为心力衰竭，进入CCU后出现心脏骤停，进行心肺复苏，但之后心力衰竭病情的控制也比较困难。由于患者反复出现非持续性室性心动过速，为了植入双心室起搏器和植入型除颤器（CRT-D），该患者被转入笔者所在医院。转院时患者的血压为105/62 mmHg，心率为62次/分，胸部X线片和心电图见**图3.15.10**。

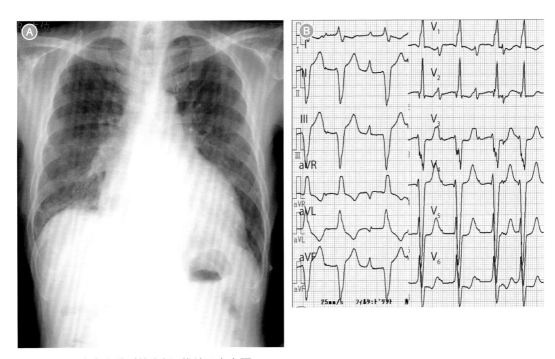

图3.15.10　患者入院时的胸部X线片及心电图

心电图显示QRS波宽度为160 ms，属于完全性左束支传导阻滞

377

超声心动图所见

超声心动图检查的结果如**表3.15.3**所示。

可见左心室整体室壁运动显著减弱，后壁区域运动功能减弱、其余区域为运动功能严重减弱至运动功能消失的状态。左心室呈球形扩大，室间隔在收缩期受到压迫，左心室呈"D"字形。观察到心尖部附近肉柱明显发达，肉柱/壁厚值为3，无法排除左心室致密化不全（**图3.15.11**）。右心室、左心房也明显扩大，下腔静脉也有扩张，呼吸性变化降低。

二尖瓣关闭不全（MR）是继发性的（功能性MR）。虽然用PISA法判断是中度MR（根据记录时的指南判定为重度MR），但从射流紧缩口直径、左心房内反流束的扩大、反流率等来看，该患者接近重度MR（**图3.15.12**）。三尖瓣关闭不全也被评估为中度至重度。相对于TR-PG，存在重度肺动脉高压，舒张功能不全为3级。另外，肺部超声可见存在多条B线，有肺淤血。

基于超声心动图的病情分析①

左心室整体室壁运动减弱，怀疑是扩张型心肌病（之后通过冠状动脉造影否定了缺血性心肌病，但没有进行活检，并未确诊）。这是并发左心室增大的心功能低下、扩张型心肌病等患者常见的表现。

表3.15.3　入院时的超声心动图所见

指标	结果	指标	结果	指标	结果
左心室舒张末期内径	7.6 cm	左心室收缩末期内径	6.3 cm		
室间隔厚度	1.0 cm	后壁	0.8 cm		
左心室舒张末期容积	356 mL	左心室收缩末期容积	267 mL	左心室射血分数	25%
左心房内径	5.1 cm	左心房容积指数	52.6 mL/m²	下腔静脉内径	22/18 mm
右心室内径	4.8 cm	TAPSE	17 mm		
E波速度（单峰性）	1.4 m/s	E/e'（间隔）	16.2		
二尖瓣关闭不全	3/4	反流束截面积/左心房截面积	49%	射流紧缩口直径	5.5 mm
ROA（MR）	0.29 cm²	反流量	26 mL	反流率※	51%
主动脉瓣关闭不全	1/4	肺动脉瓣关闭不全	中度	PR-PG	16 mmHg
三尖瓣关闭不全	3/4	TR-PG	49 mmHg	ROA（TR）	0.57 cm²

注：ROA（MR），二尖瓣反流口面积；ROA（TR），三尖瓣反流口面积；TAPSE，三尖瓣环收缩期位移；TR-PG，三尖瓣跨瓣压差；PR-PG，肺动脉瓣跨瓣压差。
※通过定量多普勒超声求得的反流率。

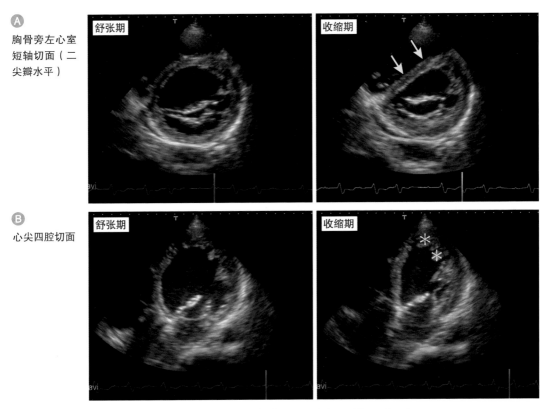

Ⓐ
胸骨旁左心室
短轴切面（二
尖瓣水平）

舒张期　　　　　　　　　　　　收缩期

Ⓑ
心尖四腔切面

舒张期　　　　　　　　　　　　收缩期

图3.15.11　胸骨旁左心室短轴切面（二尖瓣水平）（Ⓐ）及心尖四腔切面（Ⓑ）
左心室呈球状扩大（图Ⓑ左），室间隔在收缩期受到压迫（箭头），左心室呈"D"字形(Ⓐ)。可见心尖部附近肉柱明显发达（＊），无法排除左心室致密化不全

　　由于左心室增大，相对于左心室射血分数，心输出量维持在正常水平。因此，患者一直没有意识到自己有心力衰竭的症状。从右心室和下腔静脉的显著扩大等可以看出，患者入院前有大量的水分潴留。鉴于左心室和下腔静脉扩大，可以预测EDPVR呈比较平缓的上升，正因为如此，即使有大量的水分潴留，呼吸困难等症状仍然出现得较晚。左心室增大伴心功能低下的患者，由于水分潴留进展缓慢且持续存在，水分逐渐向间质组织（第三间隙）移动，经常造成大量水分潴留于此。笔者认为，这是因为EDPVR平缓且肺淤血出现较晚。本例患者血压保持良好，后负荷持续增大。若这种前负荷和后负荷的增加达到极限，就会引发急性失代偿性心力衰竭。接受心力衰竭治疗后，不少患者的体重减轻了10 kg以上（也就是说治疗前有10 L以上的水分潴留）。

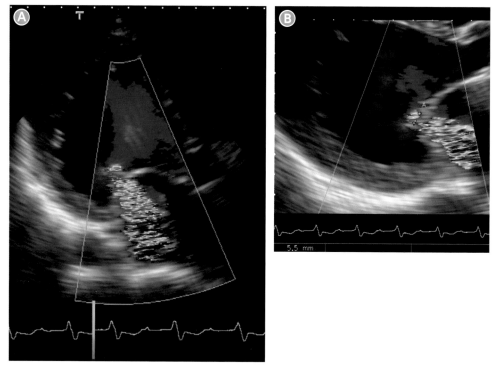

图3.15.12 继发性二尖瓣关闭不全

根据左心房内确认出现大面积的反流（Ⓐ）、射流紧缩口直径等于5.5 mm（Ⓑ）等可判断该患有重度二尖瓣关闭不全

住院后的检查流程

患者在转入笔者所在医院之后的第2周，进行了CRT-D植入手术。手术过程中没有出现特别的问题，静脉补液约100 mL。回到病房时患者的血压为134/86 mmHg，10分钟后再次检测为109/81 mmHg。CRT-D植入后，患者排尿量增多，术后24小时内的排尿量为4600 mL，血压无明显下降。但是患者表示感到呼吸困难，经术后当天的胸部X线检查发现肺淤血明显加重（图3.15.13）。治疗心力衰竭会使用多巴酚丁胺、奈西立肽、托伐普坦片等。植入CRT-D一周后，再次进行心脏超声检查。

表3.15.4是超声心动图的检查结果。室壁运动与刚入院的时候一样，暂时没有得到改善，但入院时检查到的室间隔受压消失，右心室的压力负荷得到改善（图3.15.14），但左心室射血分数降低。此外，左心室流入波形从单峰性改善为假性正常化（图3.15.15）。上次检查中发现的主动脉瓣关闭不全1/4的问题也消失了。

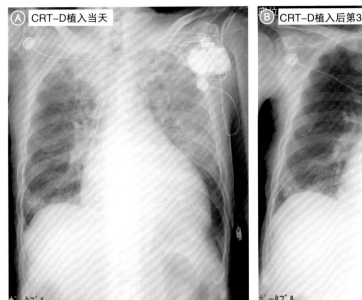
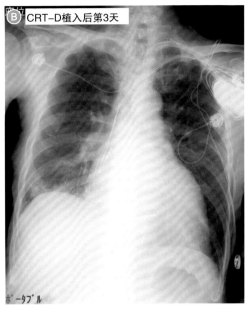

Ⓐ CRT-D植入当天

Ⓑ CRT-D植入后第3天

图3.15.13 CRT-D植入后，胸部X线片的变化

Ⓐ：CRT-D植入当天的胸部X线片与手术前的相比，存在明显的肺淤血。Ⓑ：术后第3天，肺淤血减少

表3.15.4 CRT-D植入后第7天的超声心动图所见

指标	结果	指标	结果	指标	结果
左心室舒张末期内径	7.2 cm	左心室收缩末期内径	6.3 cm		
室间隔厚度	1.1 cm	左心室后壁	1.1 cm		
左心室舒张末期容积	348 mL	左心室收缩末期容积	300 mL	左心室射血分数	14%
左心房内径	4.5 cm	左心房容积指数	50.4 mL/m²	下腔静脉内径	14/8 mm
右心室内径	4.0 cm	TAPSE	19.5 mm		
每搏输出量	2.3 L/min	心脏指数	4.6 L/(min·m²)		
E/A	1.66	E/e'（室间隔）	14.4		
二尖瓣关闭不全	2/4 ~ 3/4	ROA（MR）	0.26 cm²	反流量	38 mL
肺动脉瓣关闭不全	中度	PR-PG	14 mmHg		
三尖瓣关闭不全	3/4	TR-PG	26 mmHg		

注：ROA（MR），二尖瓣反流口面积；TAPSE，三尖瓣环收缩期位移；TR-PG，三尖瓣跨瓣压差；PR-PG，肺动脉瓣跨瓣压差。

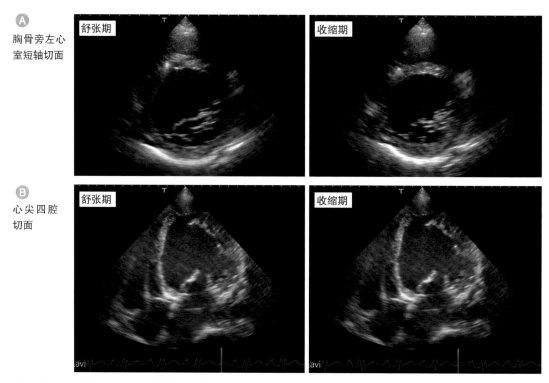

图3.15.14　CRT-D植入术开始后的胸骨旁左心室短轴切面（二尖瓣水平）及心尖四腔切面
CRT-D植入术开始前发现的室间隔受压消失，右心系统的压力负荷得到改善

基于超声心动图的病情分析②

植入CRT-D后的第2天出现肺淤血加重的患者，心脏超声检查要在5天后血流动力学稳定的状态下进行。因此，我们无法知道肺淤血加重时的血流动力学状态，只能通过超声心动图的变化来推测。

补液量只有100 mL，且血压升高在短时间内得到改善，因此后负荷导致的兴奋状态似乎不可能持续很长时间。植入CRT-D后，利尿效果显著，通过术后第7天的超声心动图确认了左心室射血分数降低。左心室收缩末期内径一直保持在6.3 cm没有变化，而相对的左心室舒张末期内径由7.6 cm缩小至7.2 cm，考虑前负荷的降低与左心室收缩功能减低有关（Frank-Starling定律）。

前负荷降低，但血压并没有随之降低，这应该是由ESPVR曲线的斜率——Emax数值低造成的（**第3章 秘传11 心得8**）。存在左心室增大的心肌功能低下的患者，即使注射利尿剂，血压也能保持良好。当然，为了补偿前负荷低下导致的血压降低，后负荷会随之增加。表3.15.4中虽没有记录，但通过辛普森法可知，左心室舒

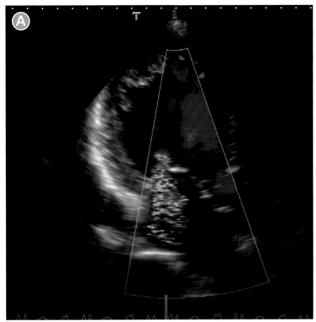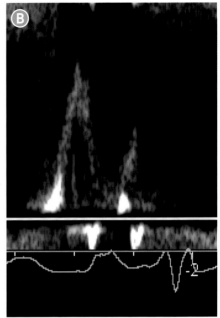

图3.15.15 CRT-D植入后第7天的二尖瓣关闭不全和左心室流入波形
虽没有明确见到二尖瓣关闭不全有所改善（Ⓐ），但左心室流入波形从单峰性改善为假性正常化（Ⓑ），这可能代表左心室舒张末期压力有所改善

张末期容积从356 mL变为348 mL，数值有小幅度下降，但与之相比，收缩末期的容积从267 mL变为300 mL，不降反增，这可能是后负荷增加的表现。除此之外，肺动脉压的降低使室间隔受压得到改善，这也有助于维持心肌功能正常。

前负荷降低意味着左心室舒张末期压力降低，不能说明肺淤血加重。可以推测，CRT-D的效果在初期可能表现为心输出量增加、尿量增多，前负荷（=左心室舒张末期压力）暂时下降。其结果是，肺动脉高压与初期相比得到改善。**"第3章秘传14 心得8"** 中提到过，右心室的特征是与左心室相比更容易受到压力负荷的影响。患者刚住院时，受肺动脉高压的影响，右心室功能减低，而当压力负荷降低，右心室功能比左心室功能更先得到恢复（**图3.15.16**）。因此，在受到限制的肺循环系统的血流量一下子增多，导致肺部出现淤血的同时，从右心室到左心室的血流量也增加，造成前负荷再次增加，左心室舒张压随之升高，使肺淤血进一步加重。术后第7天的超声心动图显示，尿量增多导致前负荷大幅度降低，肺淤血得到改善。

此外，此例患者患有的二尖瓣关闭不全对肺动脉高压也有很大的影响。在超声

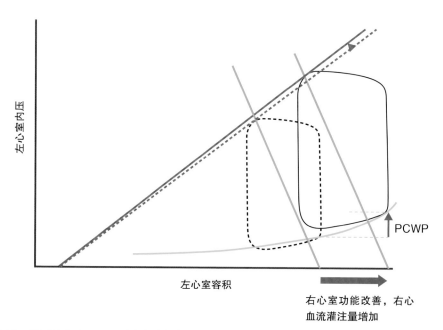

图3.15.16　关于植入CRT-D后心力衰竭加重的假说
CRT可以降低肺动脉压，改善右心室收缩能力，使右心室功能比左心室功能更早恢复；随后右心室→左心室的循环改善，左心室的前负荷短暂增加。由于长期心力衰竭，压力容积环原本向右移动，因此前负荷的增加会导致左心室舒张末期压突然增加，导致肺淤血。右心室功能的改善也会增加肺血流量，进一步加重肺淤血。PCWP，肺毛细血管楔压

　　心动图中未见到CRT-D植入对二尖瓣关闭不全的症状有短期的改善（当然也没有使症状加重），但值得期待的是，随着其长期作用下对左心室大小的改善，二尖瓣关闭不全也会有所好转。

　　植入CRT-D后，右心室的心肌功能比左心室的恢复得更快，肺动脉压下降，右心室的收缩功能得到改善。其结果是，右心室到左心室的循环得到改善，左心室的前负荷暂时再度增加。长期心力衰竭导致最开始的压力-容积曲线向右移动，进一步增加前负荷，使左心室舒张末期压力急速增高，从而导致出现肺淤血。右心室功能的改善会增加肺血流量，使肺淤血加重。

附录 1：超声心动图检查结果的正常值

附表1.1　超声心动图检查结果的正常值一览

收缩功能评价指标			
二尖瓣环s′（平均值）		长轴收缩功能下降	< 6.8 cm/s
长轴方向GLS（二维斑点追踪技术）		正常值	−18% ~ −22%
MAPSE（平均值）		正常值	≥1.0 cm
		左心室功能低下	< 0.7 mm
dP/dt	左心室	dP/dt=32000/T （T：MR反流速度为1 m/s时和3 m/s时的时间差，单位为毫秒）	
		正常	1200 mmHg/s以上
		左心室收缩功能减低	1000 mmHg/s以下
	右心室	dP/dt=15000/T （T：MR反流速度为1 m/s时和2 m/s时的时间差，单位为毫秒）	
心房颤动的测定		·5次以上心跳的平均值（美国ASE指南） ·R-R间期相对稳定的3次心跳中的第3次	
舒张功能障碍的诊断流程			
左心室射血分数保持在正常水平的情况（EF≥50%）	指标（括号内为临界值）		
	①侧壁和室间隔的E/e′值的平均值（E/e′ > 14） ②室间隔及侧壁的e′波速度（室间隔e′ < 7 cm/s，侧壁e′ < 10 cm/s） ③三尖瓣关闭不全的最大反流速度（ > 2.8 m/s） ④左心房容积指数（ > 34 mL/m²）		
	上述测量指标可反映的内容		
	超过2项指标异常	左心室舒张功能障碍	
	2项指标异常	不能清楚地界定左心室舒张功能情况 （需通过其他指标判断，如肺静脉血流速度波形S/D < 1等）	
	1项或无指标异常	左心室舒张功能无障碍	
左心室射血分数偏低（EF < 50%）或患有心肌功能障碍	a）E/A < 0.8且E≤50 cm/s	Ⅰ级（无左心房压上升）	
	b）E/A为0.8 ~ 2.0，或E/A <0.8且E<50 cm/s（指标：上述的①③④项）	·可以测量3个指标	
		1）≥2个指标的数值在临界值以下	Ⅰ级
		2）≥2个指标的数值高于临界值	Ⅱ级
		·可以测量2个指标	
		1）2个指标的数值在临界值以下	Ⅰ级
		2）2个指标的数值高于临界值	Ⅱ级
	c）E/A≥2.0	Ⅲ级	

其他的舒张功能评价指标		
左心室肥大	RWM > 0.42且LVMI > 115（♂）或LVMI > 95（♀）	向心性肥大
	RWM > 0.42且LVMI≤115（♂）或LVMI≤95（♀）	向心性重构
	RWM≤0.42且LVMI > 115（♂）或LVMI > 95（♀）	远心性肥大
左心室流入波形※	正常	E/A：1～2，DT：150～200 ms，IVRT：50～100 ms
	舒张障碍	E/A < 0.8，DT > 200 ms，IVRT≥100 ms
	假性正常化	E/A：0.8～1.5
	限制型	E/A≥2，DT < 160 ms，IVRT < 80 ms
L波速度	< 20 cm/s	正常
	≥20 cm/s	舒张功能障碍
E/e′值（室间隔与侧壁的平均值）	E/e′ < 8	左心室充盈压正常
	E/e′ 为9～14	重叠型
	E/e′ > 14	左心室充盈压上升的可能性较高
肺静脉血流速度波形	S/D > 1	正常
	S/D < 1 DurAr（PV）≥DurAr（左心室流入）+30 ms	假性正常化至限制型
左心室的心肌做功指数（mechanical performance index，MPI）	正常值	0.39 ± 0.05
	左心室功能降低	> 0.60～0.65
	正常值（组织多普勒成像法）	0.46 ± 0.10（♂），0.44 ± 0.10（♀）
心房颤动状态下评价舒张功能障碍的指标	E波的DT < 160 ms（R-R变动在3次心跳平均值的10%～20%及以下）	有舒张功能障碍的可能
人工瓣膜功能评价		
人工瓣膜开放功能障碍	DVI（主动脉瓣处）≤0.3	有开放功能障碍的可能
	最大流速 > 3 m/s和（或）平均跨瓣压差≥20 mmHg（主动脉瓣）	有开放功能障碍的可能
	舒张期最大流速 > 1.9 m/s 和（或）平均跨瓣压差≥6 mmHg（二尖瓣）	有开放功能障碍的可能

注：※本书重点介绍了Lancelloti P，Cosyns B. "*The EACM Echo Handbook*. Oxford University Press，2016" 所探讨的内容。

附表1.2　日本健康人群心脏超声检查的正常值

二维超声心动图测量指标		男性		女性	
		mean ± SD	mean ± 2SD	mean ± SD	mean ± 2SD
主动脉内径	根部（cm）	2.2 ± 0.3	1.6 ~ 2.8	2.0 ± 0.2	1.6 ~ 2.4
	主动脉窦（cm）	3.1 ± 0.4	2.3 ~ 3.9	2.8 ± 0.3	2.2 ~ 3.4
	ST段结合部（cm）	2.6 ± 0.3	2.0 ~ 3.2	2.4 ± 0.3	1.8 ~ 3.0
左心室	室间隔厚度（cm）	0.9 ± 0.1	0.7 ~ 1.1	0.8 ± 0.1	0.6 ~ 1.0
	后壁厚度（cm）	0.9 ± 0.1	0.7 ~ 1.1	0.8 ± 0.1	0.6 ~ 1.0
	左心室内径　舒张末期内径（cm）	4.8 ± 0.4	4.0 ~ 5.6	4.4 ± 0.3	3.8 ~ 5.0
	左心室内径　收缩末期内径（cm）	3.0 ± 0.4	2.2 ~ 3.8	2.8 ± 0.3	2.2 ~ 3.4
	舒张期容积（mL）	93 ± 20	53 ~ 133	74 ± 17	40 ~ 108
	收缩期容积（mL）	33 ± 20	13 ~ 53	25 ± 7	11 ~ 39
	舒张期容积/BSA（mL/m²）	53 ± 11	31 ~ 75	49 ± 11	27 ~ 71
	收缩期容积/BSA（mL/m²）	19 ± 5	9 ~ 29	17 ± 5	7 ~ 27
	左心室射血分数（%）	64 ± 5	54 ~ 74	66 ± 5	56 ~ 76
	左心室重量（g）	133 ± 28	77 ~ 189	105 ± 22	61 ~ 149
	左心室重量指数（g/m²）	76 ± 16	44 ~ 108	70 ± 14	42 ~ 98
左心房	左心房横径（心尖四腔切面）（cm）	3.6 ± 0.5	2.6 ~ 4.6	3.5 ± 0.5	2.5 ~ 4.5
	左心房纵径（心尖四腔切面）（cm）	4.9 ± 0.7	3.5 ~ 6.3	4.6 ± 0.7	3.2 ~ 6.0
	左心房内径（胸骨旁长轴切面）（cm）	3.2 ± 0.4	2.4 ~ 4.0	3.1 ± 0.3	2.5 ~ 3.7
	左心房最大容积（mL）	42 ± 14	14 ~ 70	38 ± 12	14 ~ 62
	左心房最小容积（mL）	20 ± 9	2 ~ 38	17 ± 7	3 ~ 31
	左心房最大容积指数（mL/m²）	24 ± 7	10 ~ 38	25 ± 8	9 ~ 41
	左心房最小容积指数（mL/m²）	11 ± 5	1 ~ 21	12 ± 5	2 ~ 22
右心房	右心房横径（心尖四腔切面）（cm）	3.4 ± 0.5	2.4 ~ 4.4	3.1 ± 0.5	2.1 ~ 4.1
	右心房纵径（心尖四腔切面）（cm）	4.5 ± 0.6	3.3 ~ 5.7	4.2 ± 0.6	3.0 ~ 5.4
右心室	舒张期内径（cm）	3.1 ± 0.5	2.1 ~ 4.1	2.8 ± 0.5	1.8 ~ 3.8
	舒张期面积（cm²）	16 ± 4	8 ~ 24	13 ± 3	7 ~ 19
	收缩期面积（cm²）	9 ± 3	3 ~ 15	7 ± 2	3 ~ 11
	右心室面积变化分数（%）	44 ± 13	18 ~ 70	46 ± 11	24 ~ 68

续表

左心室流入血流	E波速度（cm/s）	70 ± 15	40 ~ 100	80 ± 16	48 ~ 112
	A波速度（cm/s）	52 ± 15	22 ~ 82	54 ± 16	22 ~ 86
	E/A	1.5 ± 0.5	0.5 ~ 2.5	1.6 ± 0.6	0.4 ~ 2.8
	E波减速时间（ms）	195 ± 40	115 ~ 275	185 ± 34	117 ~ 253
二尖瓣环下行速度	e′（室间隔）（cm/s）	10.0 ± 2.8	4.4 ~ 15.6	10.8 ± 3.2	4.4 ~ 17.2
	a′（室间隔）（cm/s）	9.2 ± 2.1	5.0 ~ 13.4	8.2 ± 2.4	3.4 ~ 13.0
	E/e′（室间隔）	7.4 ± 2.2	3.0 ~ 11.8	7.9 ± 2.2	3.5 ~ 12.3
	e′（侧壁）（cm/s）	13.5 ± 3.9	5.7 ~ 21.3	13.7 ± 4.1	5.5 ~ 21.4
	a′（侧壁）（cm/s）	9.0 ± 3.0	3.0 ~ 15.0	8.3 ± 2.7	2.9 ~ 13.7
	E/e′（侧壁）	5.5 ± 1.8	1.9 ~ 9.1	6.2 ± 1.8	2.6 ~ 9.8
心肌做功指数	心肌做功指数	0.35 ± 0.10	0.15 ~ 0.55	0.33 ± 0.09	0.15 ~ 0.51

三维超声心动图测量指标		男性		女性	
		mean ± SD	mean ± 2SD	mean ± SD	mean ± 2SD
左心室	舒张期容积（mL）	86 ± 22	42 ~ 130	67 ± 14	39 ~ 95
	收缩期容积（mL）	34 ± 10	14 ~ 54	25 ± 6	13 ~ 37
	舒张期容积/BSA（mL/m²）	50 ± 12	26 ~ 74	46 ± 9	28 ~ 64
	收缩期容积/BSA（mL/m²）	19 ± 5	9 ~ 29	17 ± 4	9 ~ 25
	左心室射血分数（%）	61 ± 4	53 ~ 69	63 ± 4	55 ~ 71
	左心室重量（g）	113 ± 22	69 ~ 157	83 ± 17	49 ~ 117
	左心室重量指数（g/m²）	64 ± 12	40 ~ 88	56 ± 11	34 ~ 78
左心房	最大容积（mL）	41 ± 11	19 ~ 63	36 ± 9	18 ~ 54
	最小容积（mL）	17 ± 5	7 ~ 27	15 ± 4	7 ~ 23
	最大容积/BSA（mL/m²）	23 ± 6	11 ~ 35	24 ± 6	12 ~ 36
	最小容积/BSA（mL/m²）	10 ± 3	4 ~ 16	10 ± 3	4 ~ 16
	容积变化百分比（%）	58 ± 6	46 ~ 70	58 ± 6	46 ~ 70

注：mean，平均值；SD，标准差；BSA，体表面积。
正常值的参考范围，以（mean ± 2SD）范围为准。基于多家医疗机构应用二维超声心动图以及三维超声心动图测定的日本健康人群的各项指标的正常值的研究（Daimon M, et al: Cric J, 72: 1859–1866, 2008.和Fukuda S, et al: Circ J, 76: 177–1181, 2012.）制成。

附录 2：人工瓣膜的有效瓣口面积（EOA）

附表2.1 典型的人工瓣膜的有效瓣口面积（EOA）

主动脉瓣位人工瓣膜的有效瓣口面积					
尺寸	19	21	23	25	27	29
ATS，双叶瓣	1.1 ± 0.3	1.4 ± 0.5	1.7 ± 0.5	2.1 ± 0.7	2.5 ± 0.1	3.1 ± 0.8
Biocor，带支架猪型			1.3 ± 0.3	1.7 ± 0.4	2.2 ± 0.4	
Carbomedics，标准型，双叶瓣	1.0 ± 0.3	1.5 ± 0.4	1.4 ± 0.3	1.8 ± 0.4	2.2 ± 0.2	3.2 ± 1.6
Carpentier Edwards Pericardial，带支架牛心包型	1.2 ± 0.3	1.5 ± 0.4	1.8 ± 0.3			
Carpentier Edwards Pericardial，带支架猪型	0.9 ± 0.3	1.5 ± 0.3	1.7 ± 0.5	1.9 ± 0.5	2.3 ± 0.6	2.8 ± 0.5
Edwards Mira，双叶瓣	1.2 ± 0.4	1.6 ± 0.4	1.6 ± 0.6	1.9		
Hancock II，带支架猪型		1.3 ± 0.4	1.3 ± 0.4	1.6 ± 0.4		1.6 ± 0.2
MCRI On-X，双叶瓣	1.5 ± 0.2	1.7 ± 0.4	1.9 ± 0.6	2.4 ± 0.6		
美敦力 Freestyle，无支架		1.4 ± 0.3	1.7 ± 0.5	2.1 ± 0.5	2.5 ± 0.1	
美敦力 Mosaic，带支架猪型		1.4 ± 0.4	1.5 ± 0.4	1.8 ± 0.8	1.9 ± 0.1	2.1 ± 0.2
Mitroflow，带支架牛心包型	1.1 ± 0.2					
Sorin Bicarbon，双叶瓣	1.4 ± 0.1	1.2 ± 0.4	1.5 ± 0.2	2.4 ± 0.3		
Sorin Pericarbon，无支架	1.2 ± 0.5	1.3 ± 0.6	1.5 ± 0.5			
圣犹达 Regent，双叶瓣	1.6 ± 0.4	2.0 ± 0.7	2.3 ± 0.9	2.5 ± 0.8	3.6 ± 0.5	
圣犹达，标准型，双叶瓣	1.5 ± 0.1	1.4 ± 0.4	1.6 ± 0.4	1.9 ± 0.5	2.5 ± 0.4	2.8 ± 0.5
圣犹达 Trifacta	1.8 ± 0.1			3.4 ± 0.2		4.3 ± 0.5

尺寸	18	20	22	24	26	
ATS AP, 双叶瓣	1.2 ± 0.3	1.3 ± 0.3	1.7 ± 0.4	2.0 ± 0.6	2.1 ± 0.4	

经导管主动脉瓣植入术（TAVI）用人工瓣膜有效瓣口面积

尺寸	20	23	26	29	31	
SAPIEN	NA	1.56 ± 0.43	1.84 ± 0.52	NA	–	
SAPIEN XT	NA	1.41 ± 0.30	1.74 ± 0.42	2.06 ± 0.52	–	
SAPIEN 3	1.22 ± 0.22	1.45 ± 0.26	1.74 ± 0.35	1.89 ± 0.37	–	
CoreValve	–	1.12 ± 0.36	1.74 ± 0.49	1.97 ± 0.53	2.15 ± 0.72	
Evolut R	–	1.09 ± 0.26	1.69 ± 0.40	1.97 ± 0.54	2.60 ± 0.75	

二尖瓣位人工瓣膜的有效瓣口面积

尺寸	23	25	27	29	31	33
Carpentier-Edwards, 带支架生物瓣			1.1 ± 0.3			
Carpentier-Edwards, Perimount		1.6 ± 0.4	1.8 ± 0.5	2.1 ± 0.5		
美敦力 Mosaic		1.5 ± 0.4	1.7 ± 0.4	1.9 ± 0.5	1.9 ± 0.5	
Hancock II，带支架生物瓣		1.5 ± 0.4	1.8 ± 0.5	1.9 ± 0.5	2.6 ± 0.5	2.6 ± 0.5
MCRI On-X，双叶瓣		1.9 ± 1.1	2.2 ± 0.5		2.5 ± 1.1	
圣犹达，双叶瓣	1	1.35 ± 0.17	1.67 ± 0.17	1.75 ± 0.24	2.03 ± 0.32	

注：在日本，一般用于人工瓣膜的数值为由超声心动图测量的正常值。

〔参考自1）Zoghbi WA, et al: J Am Soc Echocardiogr, 22: 975–1014, 2009；2）Hahn RT, et al: J Am Coll Cardiol Img, 12: 25–34, 2019；3）「The EACVI Echo Handbook」(Lancelloti P & Cosyns B, eds) Oxford University Press, 2016〕。

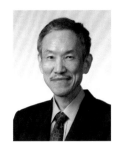

岩仓克臣
特定医疗法人渡边医学会 樱桥渡边医院
心脏·血管中心 院长

1959年 出生
1984年 大阪大学医学部毕业
1989年 大阪大学研究院医学研究科内科第一毕业
1990年 美国约翰斯·霍普金斯大学博士后
1991年 大阪府立大学医院 心脏内科任职
1993年 樱桥渡边医院 循环器官内科任职
2004年 樱桥渡边医院 循环器官内科部长
2009年 樱桥渡边医院 心脏·血管中心院长
2010年 大阪大学医学部 临床教授（兼职）

专业领域：循环器官内科学、超声心动图学
所属学会：日本内科学会综合内科专科医师（地方会评议员），日本
　　　　　循环器官学会专科医师，日本心脏病学会（FJCC），
　　　　　日本冠状疾病学会（评议员），日本超声心动图学会
　　　　　（评议员），日本高血压学会指导医师日本超声波医学
　　　　　会，日本心律不齐学会

※插画使用鸟兽戏画制作工具 beta制作而成。在此，对作画者Uronge先生表示感谢。

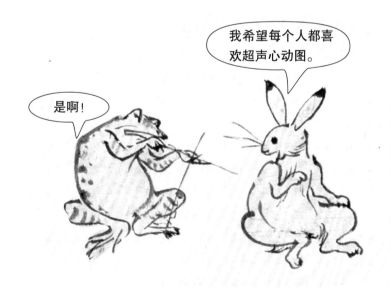